新编21世纪高等职业教育精品教材
婴幼儿托育服务与管理系列

婴幼儿生理基础

主　编/周　绮　李　琼　潘太健
副主编/黄柏岩　薛俊珍　逯　航
参　编/刘钊乐

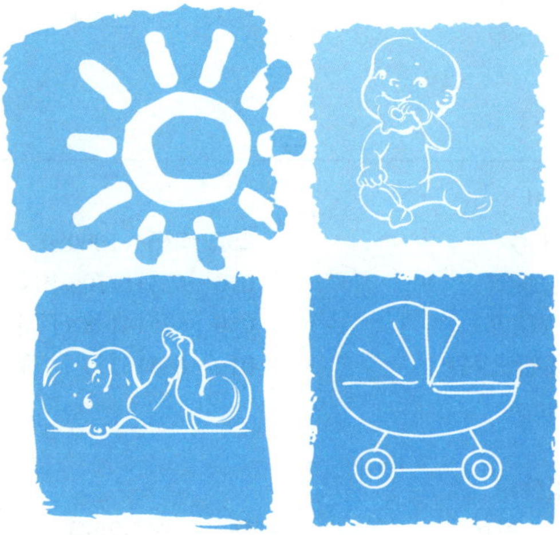

中国人民大学出版社
·北京·

图书在版编目（CIP）数据

婴幼儿生理基础 / 周绮，李琼，潘太健主编．-- 北京：中国人民大学出版社，2023.4

新编 21 世纪高等职业教育精品教材．婴幼儿托育服务与管理系列

ISBN 978-7-300-31494-5

Ⅰ．①婴… Ⅱ．①周… ②李… ③潘… Ⅲ．①婴幼儿－生理卫生－高等职业教育－教材 Ⅳ．① R720.1

中国国家版本馆 CIP 数据核字（2023）第 036111 号

新编 21 世纪高等职业教育精品教材·婴幼儿托育服务与管理系列

婴幼儿生理基础

主　编　周　绮　李　琼　潘太健

副主编　黄柏岩　薛俊珍　逯　航

参　编　刘钊乐

Yingyou'er Shengli Jichu

出版发行	中国人民大学出版社		
社　　址	北京中关村大街 31 号	**邮政编码**	100080
电　　话	010－62511242（总编室）		010－62511770（质管部）
	010－82501766（邮购部）		010－62514148（门市部）
	010－62511173（发行公司）		010－62515275（盗版举报）
网　　址	http://www.crup.com.cn		
经　　销	新华书店		
印　　刷	北京密兴印刷有限公司		
开　　本	787 mm × 1092 mm　1/16	**版　　次**	2023 年 4 月第 1 版
印　　张	13	**印　　次**	2025 年 5 月第 5 次印刷
字　　数	272 000	**定　　价**	39.00 元

前言

近年来，我国年度出生人口数量持续下行，成为人口均衡发展的主要风险。党的十八大以来，以习近平同志为核心的党中央高度重视人口问题，国家出台了一系列生育支持政策。在党的二十大报告中，习近平总书记对“中国式现代化”作了全面深刻的阐释，突出强调人口发展战略的重要意义，提出“建立生育支持政策体系，降低生育、养育、教育成本”，明确了生育支持的导向和目标。

社会形势的变化对婴幼儿养育照护类专业的发展提出了新的要求。2020年，中国妇幼保健协会婴幼儿养育照护专业委员会在参考国际指南和国内外文献的基础上，结合我国实际，提出和制定了婴幼儿健康、营养、安全、回应性照护、早期学习机会五大照护目标和照护核心策略——《婴幼儿养育照护专家共识》，这也是我国婴幼儿照护服务的标准化方案。

生育支持政策体系的不断推进和婴幼儿照护类专业的迅速发展，都对职业院校教学改革以及教材建设产生了重要影响，需要根据职业技能要求对教材进行体系、架构、形式等方面的创新，以适应目前职业院校托育专业人才培养的需要。

婴幼儿并不是缩小版的成人，其生理结构特点和功能与成人有一定差异。婴幼儿五大照护目标是以婴幼儿为中心确立的，因此婴幼儿养育照护服务人员首先应了解婴幼儿，然后才能采取适合婴幼儿的照护措施。婴幼儿的生理结构特点和功能与学前儿童也有所不同，不能将学前儿童卫生保健相关内容照搬套用。因此，我们组织了各职业院校托育相关专业及医疗卫生行业的专家编写了本书。

全书共分为十一章，首先介绍了人体基本结构特点及婴幼儿生长发育特点，然后针对婴幼儿神经系统、呼吸系统、消化系统、运动系统、循环系统、内分泌系统、泌尿系统、生殖系统、感觉器官和皮肤以及免疫系统的生理结构、功能与相应的卫生保健要求等相关知识进行了详细介绍，并与照护操作相衔接。

本书以深化课程体系和教学内容改革为依据，以婴幼儿养育照护要求为立足点，按照案例教学的编写模式，以婴幼儿托育服务人才能力培养为导向，基于应用型人才培养需求，适当取舍理论性内容，增加应用性内容。理论知识以阐述基本问题为主，以够用、实用为度，通俗易懂，便于学生理解和掌握；专业技能以增强学生对婴幼儿健康的敏感性为主，提高学生发现问题、分析问题和解决问题的能力。将理论知识和实践运用紧密衔接，为婴幼儿照护操作、常见疾病的预防和护理、意外伤害的急救处理等课程的学习打下坚实的基础。本书在体例的设置上有利于教和学。每章开头设有“案例导入”，引出本章重点内容和常见问题，使学生带着疑问学习理论知识；每章最后附有“同步练习”，根据本章重点知识设置练习题，有助于学生理解和巩固所学理论知识。

本书由青岛职业技术学院周绮、德阳科贸职业学院李琼、上海行健职业学院潘太健担任主编，青岛职业技术学院黄柏岩、咸宁职业技术学院薛俊珍、青岛市第三人民医院逯航担任副主编，青岛职业技术学院刘钊乐参编。具体编写分工如下：第一章、第九章由潘太健编写，第二章、第七章由逯航编写，第三章、第六章由周绮编写，第四章、第五章由李琼编写，第八章、第十一章由薛俊珍编写，第十章由刘钊乐编写；全书由周绮审校，由黄柏岩进行图谱绘制。编写团队成员包括双师型教师、医师、育婴员和保育师考评员、心理治疗师、心理咨询师、“1+X”幼儿照护考评员、护师等，专业背景涉及临床医学、护理学、心理学、学前教育学，充分体现了托育专业“医育结合”的特点。重庆城市职业学院吴正敏为本书进一步完善提供了建议，在此表示感谢。

本书适合作为高职高专、五年制高专、应用型本科、成人教育、中职院校托育相关专业教材，也可供托育机构工作者、家庭及社区养育指导工作者参考使用。囿于时间和专业探究的深度，书中难免存在诸多不足，读者在使用过程中若遇到问题，望不吝赐教，帮助我们今后不断更新和进步。

编者

2023 年 2 月

目录

第一章 01
人体概述 1
第一节 人体基本结构特点 2
第二节 婴幼儿生长发育特点 12

第二章 02
神经系统 22
第一节 神经系统概述 22
第二节 神经系统的结构 25
第三节 神经系统的功能 31
第四节 神经系统的保健 34

第三章 03
呼吸系统 37
第一节 呼吸系统概述 38
第二节 呼吸系统的结构 39
第三节 呼吸系统的功能 44
第四节 呼吸系统的保健 48

第四章 04
消化系统 53
第一节 消化系统概述 54
第二节 消化系统的结构 55
第三节 消化系统的功能 67
第四节 消化系统的保健 70

第五章 05 运动系统 75

第一节 运动系统概述 75
第二节 运动系统的结构 78
第三节 运动系统的功能 97
第四节 运动系统的保健 102

第六章 06 循环系统 108

第一节 循环系统概述 109
第二节 循环系统的结构 111
第三节 循环系统的功能 116
第四节 循环系统的保健 120

第七章 07 内分泌系统 124

第一节 内分泌系统概述 124
第二节 内分泌系统的结构 126
第三节 内分泌系统的功能 129
第四节 内分泌系统的保健 135

第八章 08 泌尿系统 138

第一节 泌尿系统概述 139
第二节 泌尿系统的结构 140
第三节 泌尿系统的功能 143
第四节 泌尿系统的保健 146

第九章 09 生殖系统 150
第一节 生殖系统概述 151
第二节 女性生殖系统 152
第三节 男性生殖系统 156
第四节 生殖系统的保健 159

第十章 10 感觉器官和皮肤 162
第一节 感觉器官和皮肤概述 163
第二节 感觉器官和皮肤的结构 164
第三节 感觉器官和皮肤的功能 179
第四节 感觉器官和皮肤的保健 183

第十一章 11 免疫系统 188
第一节 免疫系统概述 189
第二节 免疫系统的结构 190
第三节 免疫系统的功能 195
第四节 免疫系统的保健 197

参考文献 200

第一章 人体概述

学习目标

知识目标

1. 了解人体结构的组成。
2. 掌握人体细胞的结构和功能。
3. 掌握人体组织的结构和功能。
4. 掌握人体器官的组成和功能。
5. 掌握人体系统的组成和功能。

能力目标

1. 能够进行人体结构的主题教育活动。
2. 能够画出人体结构的思维导图。

素养目标

1. 通过学习人体结构的组成和功能，树立生命健康意识。
2. 通过对细胞、组织、器官和系统的学习，在婴幼儿养育和教育过程中，培养关爱0～3岁婴幼儿这一“最柔软的群体”的情感。
3. 深入贯彻二十大精神，树立主动超前布局、有力应对变局、奋力开拓新局的理念，结合婴幼儿生长发育特点，加快推进教育现代化。

案例导入

“大体老师”是医学界对遗体捐赠者的尊称，又称“无言老师（无语老师）”，遗体捐赠者在过世8小时内必须急速冷冻到 –30℃保存，在教学使用时再复温到4℃，从而保证遗体的新鲜程度，让学生能在最接近真实的人体上进行模拟手术训练。

医学院校临床专业的学生必须进行基础医学的学习，而人体解剖则是其中最为重要的一部分。这些遗体捐献者用他们的躯体帮助学生掌握和丰富人体基本知识，他们安静地躺着，虽然不说话，但是他们无私的精神深深地感动着一批又一批的医学院校学子，让学生们体会到了救死扶伤的深刻内涵。

资料来源：陈周闻，陈超，张晓明．专业教育与人文教育递进式融合的探索：以人体解剖课程为例［J］．当代教育实践与教学研究（电子刊），2018（9）：663，665.

问题：即将学习“婴幼儿生理基础”，你将如何对待这门课？

第一节　人体基本结构特点

一、人体的基本组成

人体是由细胞、组织、器官和系统构成的。细胞是构成人体的基本单位，成人的体细胞多达40万亿～60万亿个，有几百种。细胞从成分上来看由蛋白质、核酸、脂质和水等化学成分组成，从结构上来看由细胞膜、细胞质和细胞核组成，例如血细胞、上皮细胞等。组织是由细胞与细胞间质组成的，可分为上皮组织、结缔组织、肌组织和神经组织。器官是由几种不同的组织组合成的具有一定形态和功能的结构，比如胃、肠等。系统是若干器官联合起来共同完成某种生理功能的结构，如消化系统、神经系统等。

人体从出生到成熟，在解剖生理方面有很多明显的变化。虽然人一出生就已经具有人体的基本结构和生理功能，正如俗语所说，“麻雀虽小，五脏俱全”，但婴幼儿并不是成人的“缩影”，他们有其独特的生理特征。

二、人体细胞的结构与功能

细胞在显微镜下是由细胞膜、细胞质和细胞核构成的（见图1－1）。细胞膜以液态脂质双分子层为骨架，其中镶嵌着各种蛋白质。细胞核由核膜、染色质、核仁和核基质构成。细胞质由细胞基质和细胞器构成。细胞器由线粒体、核糖体、内质网、高尔基复合体等组成。线粒体是细胞进行氧化磷酸化，产生三磷酸腺苷（ATP）的主要场所，细胞生命活动所需能量的80%由线粒体提供，因此它又被喻为细胞的“动力工厂”。核糖体的主要功能是合成蛋白质和细胞更新。内质网是新合成的蛋白质的运输通道，又是核糖体附着的支架，还参与糖原和脂类的合成以及固醇类激素的合成，并且具有分泌等功能。高尔基复合体是蛋白质加工、包装的场所，由扁平囊、小泡和大泡构成，3～8个扁平囊叠在一起，构成高尔基复合体的主体。

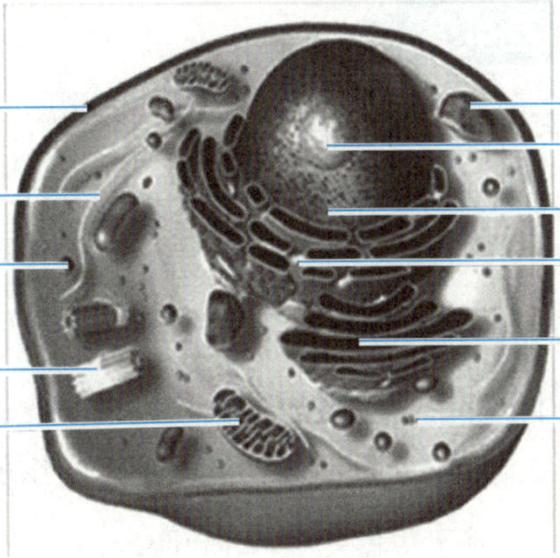

图 1－1 细胞超微结构模式图

知识拓展

染色质与染色体

染色质的基本单位是核小体，由双螺旋的脱氧核糖核酸（DNA）链包绕组蛋白核心（八聚体）1.75 圈而形成（见图 1－2）。许多核小体序贯连接形成核小体链，串珠样的核小体链可螺旋、折叠成高度密集的分裂期染色体。人类染色体可分为常染色体（体染色体）和性染色体（异体染色体）。某些遗传特征与一个人的性别有关，并可通过性染色体传递。

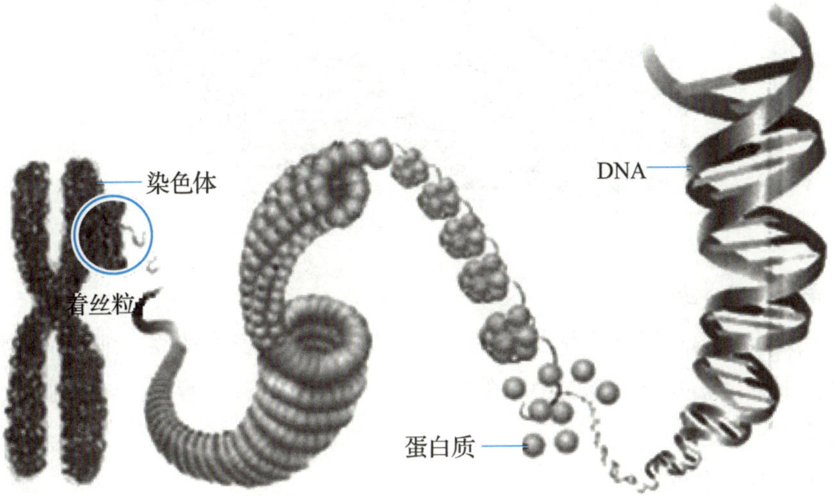

图 1－2 染色体结构

人类细胞有 23 对染色体：22 对常染色体和 1 对性染色体。每个细胞共有 46 条染色单体，人类基因组测序提供了关于每条染色体的大量信息。

三、人体组织的结构与功能

组织是介于细胞与器官之间的细胞架构，由许多形态相似的细胞及细胞间质组成。人体包括四大组织，分别是上皮组织、结缔组织、肌组织和神经组织。

（一）上皮组织

上皮组织由大量密集排列的细胞和少量细胞间质组成，包括被覆上皮和腺上皮。被覆上皮是被覆于体表，或内衬于体腔、空腔脏器内表面的上皮；腺上皮是构成腺体的上皮。上皮组织具有保护、吸收、分泌、排泄等功能。上皮组织的特点是：细胞多、间质少、细胞排列有极性、无血管、有丰富的神经末梢等。

1. 被覆上皮

被覆上皮根据上皮层数和细胞形态可分为单层上皮和复层上皮。单层上皮包括单层扁平上皮、单层立方上皮、单层柱状上皮和假复层纤毛柱状上皮；复层上皮包括复层扁平上皮和变移上皮。

（1）单层扁平上皮。

单层扁平上皮由一层扁平细胞组成（见图 1－3）。从表面观察，细胞呈多边形，核呈椭圆形，位于细胞中央，细胞边缘呈锯齿状，互相嵌合；从侧面观察，细胞扁薄，胞质很少，只有含核的部分稍厚。单层扁平上皮分布于心、血管及淋巴管的腔面，能够减少血液、淋巴液流动的阻力，起到润滑作用。

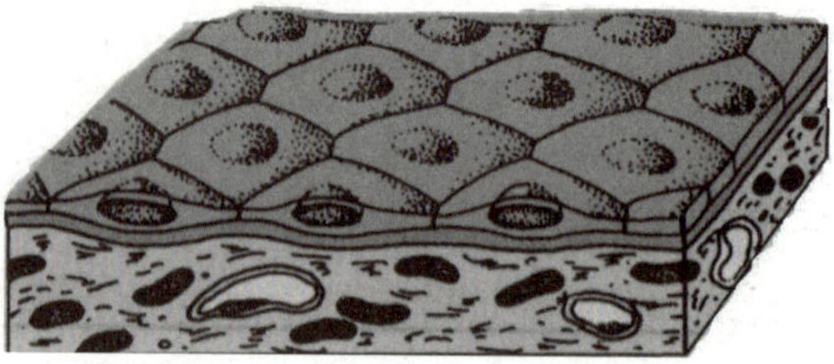

图 1－3　单层扁平上皮

（2）单层立方上皮。

单层立方上皮由一层立方细胞组成（见图 1－4）。从表面观察，细胞呈六角形；从侧面观察，细胞呈立方形，核居中。单层立方上皮分布于肾小管、小叶间胆管，具有分泌和吸收功能。

（3）单层柱状上皮。

单层柱状上皮由一层棱柱状细胞组成（见图 1－5），常夹有杯状细胞。从表面观察，细胞呈多边形；从侧面观察，细胞为柱状，核呈长圆形，位于细胞的基底部。单层柱状上皮分布于胃、肠、胆囊和子宫等，具有分泌和吸收功能。

（4）假复层纤毛柱状上皮。

假复层纤毛柱状上皮由一层柱状、梭形、锥体形和杯状细胞组成（见图 1－6），以柱

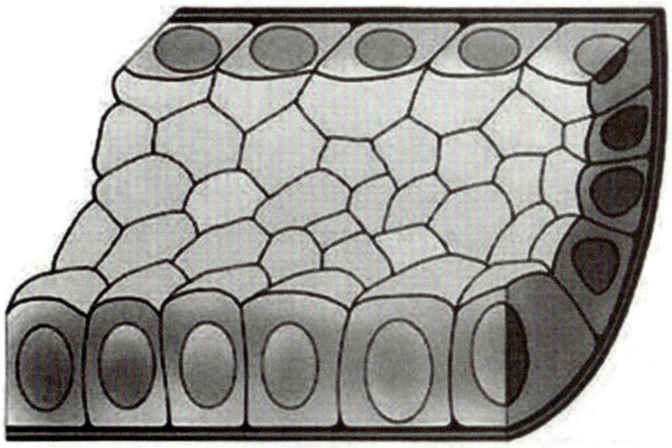

图 1－4 单层立方上皮

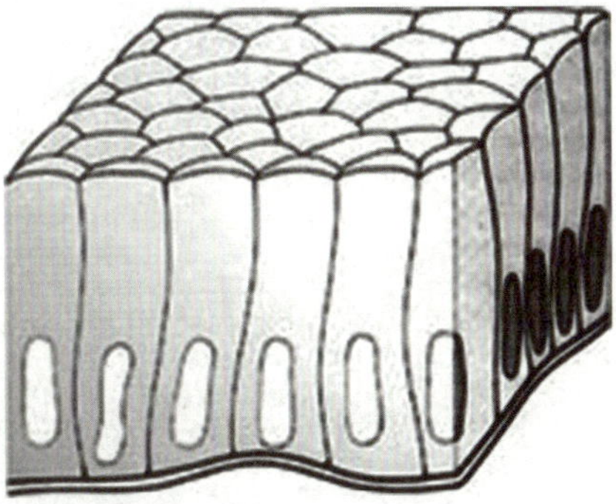

图 1－5 单层柱状上皮

状细胞最多，游离面有大量纤毛。假复层纤毛柱状上皮分布于呼吸道，起到保护作用。

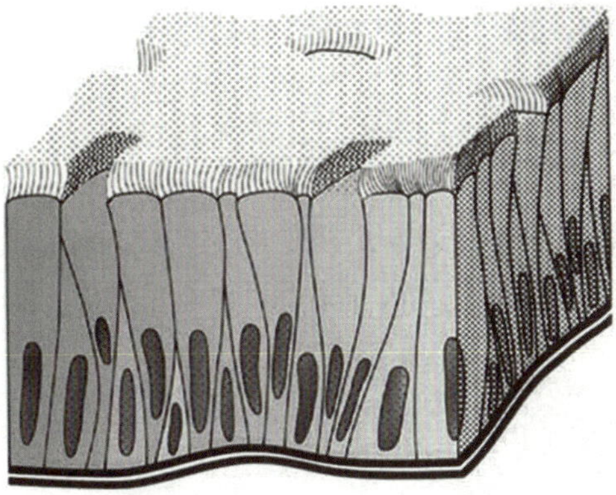

图 1－6 假复层纤毛柱状上皮

（5）复层扁平上皮。

复层扁平上皮由多层细胞组成，形状不一（见图 1－7）。基底层细胞为矮柱状，中间为数层多边形细胞，表层为扁平细胞。复层扁平上皮分布于表皮、口腔、食管、阴道（未角化），其特点是耐摩擦，能起到保护作用。

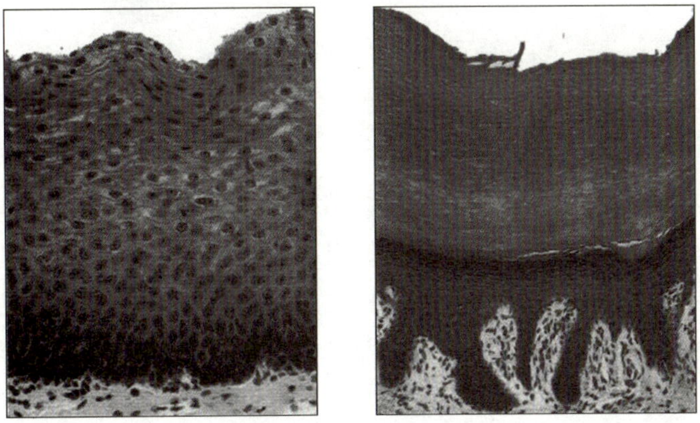

图 1－7 复层扁平上皮

（6）变移上皮。

变移上皮由多层细胞组成（见图 1－8），其特点是细胞的形状和层数可以随器官的收缩与扩张状态而变化。变移上皮分布于膀胱、肾盂、输尿管。

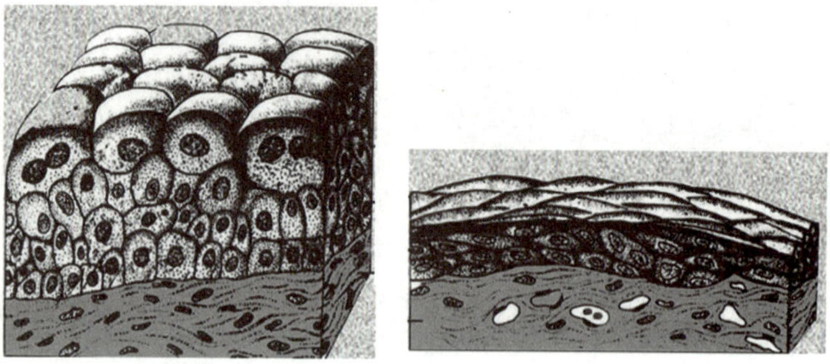

图 1－8　变移上皮（膀胱变移上皮，膀胱空虚与充盈时）

2. 腺上皮

腺上皮是指由一些具有分泌功能的上皮细胞构成的组织（见图 1－9）。单个的腺细胞一般分散在上皮中，如肠、呼吸道等处上皮中的杯状细胞，其所分泌的黏性物质具有重要保护作用；多细胞腺大多陷入深部的结缔组织中，形成一种互相连接的腔性系统。

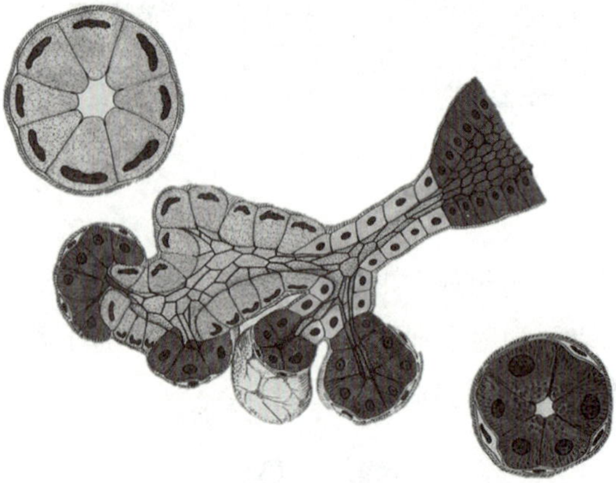

图 1－9　腺上皮构成的腺体

（二）结缔组织

结缔组织由细胞和大量细胞间质构成，结缔组织的细胞间质包括液态、胶体状或固态的基质、细丝状的纤维和不断循环更新的组织液。细胞散居于细胞间质内，分布无极性。广义的结缔组织，包括血液、淋巴、松软的固有结缔组织和较坚固的软骨与骨。一般所说的结缔组织是指狭义的结缔组织，即仅指固有结缔组织。结缔组织在体内分布广泛，具有连接、支持、营养、保护等多种功能。① 固有结缔组织包括疏松结缔组织、致

① 高中玉. 腰椎对不同后部结构损伤后稳定性修复能力及机制的研究［D］. 天津：天津医科大学，2008.

密结缔组织、脂肪组织、网状组织。

1. 疏松结缔组织

疏松结缔组织细胞种类多而分散，纤维种类全而排列稀疏，分布广泛，功能多样。细胞包括成纤维细胞、浆细胞、脂肪细胞、肥大细胞、白细胞等。细胞间质有纤维与基质。纤维有胶原纤维、弹性纤维和网状纤维等；基质包括蛋白多糖、水等。细胞与血液之间可以进行物质交换。蛋白多糖中的主要成分是透明质酸，具有屏障功能。

2. 致密结缔组织

致密结缔组织细胞种类单一，主要是成纤维细胞，纤维粗大，排列致密，含有胶原纤维，主要功能是支持和连接。

3. 脂肪组织

脂肪组织由大量脂肪细胞聚集而成，有储能、维持体温、缓冲、保护、填充的作用。

4. 网状组织

网状组织由网状细胞、网状纤维和基质构成，主要参与构成造血组织和淋巴组织。

（三）肌组织

肌组织是由具有收缩功能的肌细胞构成的组织，其间有少量结缔组织、血管、淋巴管和神经。肌细胞的结构特点是肌浆内含有大量的肌丝。肌组织分为骨骼肌、平滑肌和心肌。骨骼肌是随意肌，大多数借肌腱附着在骨骼上，收缩迅速有力，呈细长圆柱形；平滑肌是不随意肌，收缩缓慢持久；心肌收缩具有节律性，不易疲劳。

（四）神经组织

神经组织由神经细胞和神经胶质细胞构成。神经细胞（神经元）由胞体、树突和轴突构成。胞体大小不一，形态各异，是接受刺激、代谢和营养中心；树突粗、短、粗糙、多，有尼式体，能接受刺激和传导冲动；轴突细、长、光滑，每个神经元只有一根，无尼式体，能传导冲动。

神经胶质细胞数目多，有突起，但不分树突、轴突，不形成突触，无尼式体，有分裂能力。神经胶质细胞包括星形胶质细胞、神经膜细胞和卫星细胞。星形胶质细胞大，呈星形，突起多，起到支持、营养、绝缘、修复的作用；神经膜细胞又称施万细胞，是构成周围神经系统的主要细胞，能诱导神经再生；卫星细胞又称被囊细胞，起到营养和保护的作用。

四、人体器官的组成与功能

由多种组织构成的能行使特定功能的结构单位称作器官，比如眼、耳、鼻、舌等感觉器官，心、肝、肺、胃、肾等内脏器官。人体器官如图 1－10 所示。

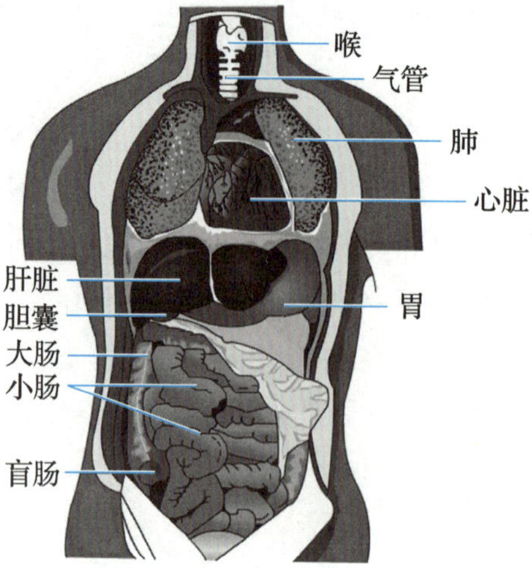

图 1－10 人体器官

（一）器官的组成

人体的器官可分属于运动系统、消化系统、呼吸系统、循环系统、泌尿系统等。运动系统包括骨架、关节、韧带和肌肉等；消化系统包括口部、牙齿、舌、唾腺、腮腺、下颌下腺、舌下腺、食管、胃、小肠、十二指肠、空肠、回肠、大肠、肝脏、胆囊、肠系膜和胰脏等；呼吸系统包括鼻腔、咽、喉、气管、支气管、肺、横膈膜等；泌尿系统包括肾、输尿管、膀胱和尿道等；女性生殖系统包括卵巢、输卵管、子宫、阴道、外阴等，男性生殖系统包括睾丸、附睾、输精管、精囊、前列腺、尿道球腺和阴茎、阴囊等；内分泌系统包括脑下垂体、松果体、甲状腺、副甲状腺、胸腺、肾上腺、胰岛等；循环系统包括心脏、动脉、静脉和毛细血管等；神经系统包括大脑半球、间脑、脑干、中脑、脑桥、延髓、小脑、脊髓、脉络丛、脑神经、脊神经等；免疫系统包括脾脏等；感觉器官包括眼、耳和舌等。

（二）器官的功能

人体各器官都发挥着重要的生理功能，下面重点阐述人体几个重要器官的功能。

1. 心脏

心脏负责“泵血”，心肌收缩时把动脉血输送到全身各个器官和组织，同时也把氧气和其他营养物质带到器官和组织；心肌舒张时，静脉血回流入心脏。因此，心脏在维持其他组织器官的正常功能和代谢方面发挥着重要作用。

2. 脑

脑支配和管理着人的一切生命活动，包括运动、情感、逻辑思维、学习等。可以说人与动物最主要的区别就在于脑。

3. 肺

肺的主要功能是对人类机体的气体进行交换，将新鲜的氧气带入机体内，同时将人体产生的二氧化碳排出体外。如果肺功能衰竭，生命很快就会终止。

4. 肝

肝是重要的代谢器官和解毒器官，不仅主导脂肪、蛋白质、糖类等物质的代谢和转化，还负责大部分毒素和药物的代谢和分解。

5. 肾

肾脏最主要的功能是排泄体内产生的各种代谢废物，同时维持机体电解质和酸碱的平衡。因此，肾功能衰竭时机体的各种废物不能排出，将严重影响机体的正常运行。

五、人体系统的组成与功能

（一）神经系统

神经系统是人体内起主导作用的系统。神经系统由脑、脊髓、脑神经、脊神经、自主神经，以及各种神经节组成，能协调体内各器官、各系统的活动，使之成为完整的一体，并与外界环境发生相互作用。神经的基本单位是神经元，基本的调节方式是反射。一个完整的反射弧由感受器、传入神经、神经中枢、传出神经、效应器组成，反射的基本结构或结构基础是反射弧。

（二）内分泌系统

内分泌系统由内分泌腺和分布于其他器官的内分泌细胞组成。内分泌腺是人体内一些无输出导管的腺体。它的分泌物称为激素，对整个机体的生长、发育、代谢和生殖起着调节作用。人体主要的内分泌腺有：下丘脑、垂体、甲状腺、肾上腺、胰岛、胸腺和性腺等。

（三）免疫系统

免疫系统是人体抵御病原菌侵犯最重要的保卫系统，由免疫器官（骨髓、胸腺、脾脏、淋巴结、扁桃体、小肠集合淋巴结、阑尾、胸腺等）、免疫细胞（淋巴细胞、单核吞噬细胞、中性粒细胞、嗜碱性粒细胞、嗜酸性粒细胞、肥大细胞、血小板），以及免疫分子（抗体、免疫球蛋白、干扰素、白细胞介素、肿瘤坏死因子等细胞因子）组成。人体免疫分为固有免疫和适应性免疫，其中适应性免疫又分为体液免疫和细胞免疫。

（四）循环系统

循环系统是生物体的体液（包括细胞内液、血浆、淋巴和组织液）及其借以循环流动的管道组成的系统。循环系统分为心脏和血管两大部分，称为心血管系统。循环系统是生物体内的运输系统，它将消化道吸收的营养物质和氧气输送到各组织器官，并将各组织器官的代谢产物通过同样的途径输入血液，经肺、肾排出体外。

（五）呼吸系统

呼吸系统包括呼吸道（鼻腔、咽、喉、气管、支气管）和肺。机体在新陈代谢过程中要不断消耗氧气，产生二氧化碳。机体与外界环境进行气体交换的过程称为呼吸。在高等动物和人体中，呼吸过程由三个相互衔接并且同时进行的环节来完成：一是外呼吸或肺呼吸，包括肺通气（外界空气与肺之间的气体交换过程）和肺换气（肺泡与肺毛细血管之间的气体交换过程）；二是气体在血液中的运输；三是内呼吸或组织呼吸，即组织换气（血液与组织、细胞之间的气体交换过程）。有时也将细胞内的氧化过程包括在内。

（六）消化系统

消化系统由消化道（包括口腔、咽、食管、胃、小肠、大肠等）和消化腺（包括唾液腺、胃腺、肠腺、胰腺等）两部分组成，负责食物的摄取和消化，使机体获得糖类、脂肪、蛋白质和维生素等营养。其中，糖、脂肪、蛋白质被称为"三大产热营养素"。糖类最终被消化为葡萄糖，脂肪最终被消化为甘油和脂肪酸，蛋白质最终被消化为氨基酸；葡萄糖是人体的供能物质，脂肪是储能物质，蛋白质则是修复细胞的物质。

（七）泌尿系统

泌尿系统由肾、输尿管、膀胱及尿道组成。其主要功能为排泄。排泄是指机体代谢过程中所产生的各种不为机体所利用或者有害的物质向体外输送的生理过程。被排出的物质一部分是营养物质的代谢产物，另一部分是衰老的细胞破坏时所形成的废物。此外，排泄物中还包括一些随食物摄入的多余物质，如多余的水和无机盐类。

（八）运动系统

运动系统由骨、关节和肌肉组成，约占成人体重的 60%。全身各骨借关节相连形成骨骼，起支持体重、保护内脏和维持人体基本形态的作用。骨骼肌附着于骨，在神经系统支配下收缩和舒张，收缩时，以关节为支点牵引骨改变位置，产生运动。骨和关节是运动系统的被动部分，骨骼肌是运动系统的主动部分。骨中的空腔部分称骨髓腔，其中充满骨髓。胎儿和幼儿的骨髓都是红骨髓，为造血器官。随着年龄增长，长骨骨髓腔内的红骨髓逐渐被脂肪组织代替，变成黄骨髓。运动系统的第一个功能是运动，这也是其最主要的功能，简单的移位和高级活动如语言、书写等，都是由骨、关节和骨骼肌实现的。运动系统的第二个功能是支持，构成人体基本形态，维持体姿。运动系统的第三个功能是保护，由骨、关节和骨骼肌形成多个体腔，如颅腔、胸腔、腹腔和盆腔，保护脏器。能在体表看到或摸到的一些骨的突起或肌的隆起，称为体表标志。它们对于定位体内的器官、结构等具有标志性意义。

（九）生殖系统

生殖系统是生物体内和生殖密切相关的器官、成分的总称。生殖系统的功能是产生生殖细胞、繁殖新个体、分泌性激素和维持第二性征。人体生殖系统有男性和女性两类；按生殖器所在部位，又分为内生殖器和外生殖器两部分。

六、人体生理功能的调节

人体细胞大部分不与外界环境直接接触，而是浸浴在细胞外液（血液、淋巴、组织液等）之中。细胞外液是细胞生存的体内环境，称为机体的内环境。细胞的正常代谢活动需要内环境理化因素的相对恒定，使其处于相对稳定的状态，这种状态称为稳态。保持机体内环境稳态在保证生命活动顺利进行的过程中有着重要的生理意义：一方面为机体细胞的生命活动提供各种必要的理化条件，使细胞的各种酶促反应和生理功能得以正常进行；另一方面为细胞的新陈代谢提供各种必要的营养物质，并接受来自细胞的代谢产物，通过体液循环将其运走，以保证细胞新陈代谢的顺利进行。内环境及其稳态一旦遭到严重破坏，势必会引起人体发生病理变化，甚至危及生命。

稳态是一个复杂的动态平衡过程，代谢过程本身使稳态不断受到破坏，机体又通过各种调节机制使其不断恢复平衡。人体生理功能的调节方式主要有三种。

（一）神经调节

神经调节是人体最重要的调节方式，是通过神经中枢的整合以及神经冲动在神经纤维的传导、传递的反射活动来实现的。神经元受到刺激后能够产生兴奋，并且把兴奋传导出去，兴奋在神经元之间是通过突触来传递的。神经调节的基本方式是反射，分为条件反射和非条件反射。神经调节具有反应迅速，历时短暂，作用准确、局限的特点。

（二）体液调节

体液调节是指体内细胞产生的可以影响机体内其他细胞活动的化学物质（例如激素和代谢产物等），可随血液循环或体液运送到靶器官或靶细胞，对其功能活动进行调节的方式。体液调节以激素调节为主，具有效应出现缓慢、作用部位广泛、持续时间持久、精确性差的特点。

（三）自身调节

自身调节是指某些组织、细胞不依赖于外来神经和体液因素的作用，自身能对周围环境的变化产生适应性反应的内源性调节。自身调节具有调节准确、稳定的特点，但调节幅度和范围较小，常局限在一个器官、一部分组织或细胞内，对维持机体细胞的稳态具有重要意义。

第二节　婴幼儿生长发育特点

生长发育是指从生命开始，受遗传、环境、学习等因素的影响，进行有序、连续、阶段性、渐进、方向性、由分化到完整的生理和心理变化的过程。生长是身体器官系统的体积和形态变化，用测量值表示，是量的改变；发育是细胞、组织和器官的分化和成熟，是质的改变。

一、新生儿生长发育特点

（一）新生儿的概念

足月新生儿是指胎龄满 37 ～ 42 周（259 ～ 294 天）出生，体重 2.5kg 以上，身长 47cm 以上，无任何畸形和疾病的活产新生儿。新生儿期是指胎儿从母体娩出到出生后的 28 天，是最脆弱的生命阶段，发病率高、死亡率高。

（二）新生儿的分类

新生儿有不同的分类依据，可以根据胎龄、出生体重和胎龄的关系、出生后周龄分类。

1. 根据胎龄分类

胎龄（gestational age，GA）是从最后一次正常月经第一天起至分娩时止，通常以周表示。根据胎龄可将新生儿分为足月儿、早产儿和过期产儿。足月儿：37 周≤ GA < 42 周（259 ～ 293 天）；早产儿：胎龄 < 37 周（< 259 天）；过期产儿：胎龄≥ 42 周（≥ 294 天）。

2. 根据出生体重分类

出生体重（birth weight，BW）是指新生儿出生 1 小时内的体重。根据出生体重可将新生儿分为正常出生体重儿、巨大儿、低出生体重儿。正常出生体重儿：2 500g ≤ BW ≤ 4 000g；巨大儿：BW > 4 000g；低出生体重儿：BW < 2 500g，这类大多是早产儿，也有足月或过期小于胎龄儿。其中，BW < 1 500g 称极低出生体重儿，BW < 1 000g 称超低出生体重儿。

3. 根据出生体重和胎龄的关系分类

根据出生体重和胎龄的关系，可以将新生儿分为以下三类：第一，小于胎龄儿，是指婴儿的出生体重在同胎龄儿平均出生体重的第十百分位以下；第二，适于胎龄儿，是指婴儿的出生体重在同胎龄儿平均出生体重的第十到九十百分位之间；第三，大于胎龄儿，是指婴儿的出生体重在同胎龄儿平均出生体重的第九十百分位以上。

4. 根据出生后周龄分类

出生后 1 周以内的新生儿，称为早期新生儿，也属于围生儿，其发病率和死亡率在整个新生儿期最高，需要加强照护。出生后第 2 ～ 4 周的新生儿，称为晚期新生儿。

（三）新生儿的外观特点

新生儿头部约占身长的 1/4，刚出生时头部可能因分娩时产生挤压，出现局部水肿形成产瘤；刚出生时皮肤上覆盖着一层胎脂，皮肤红润、薄嫩；硬腭中线有黄白小点，称上皮珠，1 个月左右自行消失；颈部短小，要注意颈部是否有胸锁乳突肌血肿；胸部窄小，乳晕清楚；腹部微隆，脐带部有残端断痕，要注意渗血、渗液、分泌物有无臭味；四肢呈屈曲状，指甲达边缘，足纹多。

（四）新生儿的生理特点

新生儿呼吸为 40 ～ 60 次 / 分钟，以腹式呼吸为主；心率为 120 ～ 140 次 / 分钟，血液多集中于躯干，故四肢常易冷；胃容量小、食管短，所以常出现溢奶现象；尿次多，一般在出生后 12 小时内排尿；出生后 12 ～ 24 小时，体温在 36 ～ 37℃；免疫力主要是在出生前通过胎盘获得的，从初乳中也可获得一部分；充足的睡眠时间在婴幼儿早期发育中具有重要作用。

（五）新生儿的护理

新生儿居室要清洁，阳光充足，空气流通，一般室温为 22 ～ 24℃，湿度为 55% ～ 65%。新生儿衣物要宽松、柔软，最好选用白色或浅色棉布材质的衣物。应选用柔软、吸水性强、耐洗的棉织品做尿布。新生儿的喂奶器具一定要做好消毒，吃剩的奶不可留着下一次吃，以防奶液变质。同时，要与新生儿多进行交流，以促进母婴感情的建设，这对婴儿以后的心理发育是非常有益的。此外，要注意保暖，防止过热，做好清洁护理，预防感染。

二、婴儿生长发育特点

（一）婴儿的概念

婴儿是指小于 1 周岁的儿童。婴儿在这个阶段生长发育特别迅速，是人一生中生长发育最旺盛的阶段。

（二）婴儿期的生长发育特点

1. 体格生长较快

生长发育是一个连续的过程，但非等速的增长，年龄越小，增长越快，婴儿期是生长发育的加速期。

婴儿期，尤其是头 6 个月生长最快，新生儿平均体重为 3.2 ～ 3.3kg，6 个月内平均每月增长 0.6kg，3 个月末体重约等于出生体重的 2 倍。6 个月以后体重平均每月增长 0.5kg，1 周岁体重约为出生体重的 3 倍。生后第一年是体重增长最快的时期，是第一个生长高峰。婴儿体重可按下列公式估算：

前 6 个月体重（kg）= 出生体重（kg）+ 月龄 ×0.6

后 6 个月体重（kg）= 出生体重（kg）+ 3.6 +（月龄 − 6）×0.5

身长是反映婴儿骨骼系统生长状况的指标，是从头顶部至足底的垂直长度。3 岁前称作身长，3 岁后称作身高。足月新生儿平均身长约 50cm，出生后 1 年内会增长 25cm，1 岁时身长平均增至 75cm。出生后的前 3 个月生长发育速度最快，平均每月增长约 3cm，4 ～ 6 个月时平均每月增长 2cm，以后生长速度变慢，平均每月增长约 1cm。早产儿和低月龄的婴儿生长发育相对于足月儿缓慢一些，应综合判断。

头围反映婴儿脑及颅骨的发育状态。婴儿出生时头围约 34cm，婴儿期头围平均每月增加 1cm，1 岁时头围约 46cm。

胸围是判断婴儿胸廓及胸肌发育程度的指标。婴儿出生时胸围比头围小 1 ～ 2cm，但增长速度快，7 个月至 1 岁时胸围与头围基本相等，称之为胸围交叉。胸围交叉的时间与婴儿营养、胸廓的发育有关。

2. 各系统发育不均衡，营养需求多

婴幼儿生长速度快，各种营养的需要量大，食欲较旺盛。而消化器官尚未完全发育成熟，胃容量小，各种消化酶的活性也较低，消化功能与成人相比明显不全，对乳汁以外的食品不易耐受，如果喂养不当，容易发生腹泻而导致营养素丢失，引起营养不良等疾病。婴儿期最易缺乏的营养素是铁，缺铁性贫血不仅影响婴儿大脑发育，还影响发育阶段的认知能力，同时降低机体免疫功能，造成反复感染。6 个月内应纯母乳喂养，6 个月至 1 岁应以乳类为主要食物，及时科学合理地添加辅助食品，特别注意含铁量高的食物的补充。

神经系统发育较早，特别是大脑皮层的结构和功能在生后 2 年内发育较快。婴儿出生前，主要是脑细胞数量的增长，新生儿脑细胞数量已经接近成人。婴儿出生后，神经纤维髓鞘形成非常少，神经纤维也非常短、非常少。婴儿期的各种训练使神经通路有了髓鞘的形成而快捷畅通。进入幼儿期，神经系统的发育将进一步完善。

3. 睡眠周期短

睡眠主要有两个基本阶段，即浅层睡眠与深度睡眠。浅层睡眠又被称为“快速动眼睡眠”，通常表明婴儿正在做梦，这样可以刺激大脑发育，促进学习记忆活动。深度睡眠又被称为“非快速动眼睡眠”，可促进体力恢复和生长激素的分泌。婴儿的睡眠周期短，约 60 分钟，年龄越小，其浅层睡眠所占比例就越大。因此，大多数婴儿 3 个月前晚上要醒几次，一般一天睡 14 ～ 18 小时；有时 3 个月内的婴儿可睡 4 个小时以上不进食。3 个月后白天醒的时间长些，深睡眠时间延长，晚上醒的时间减少，可睡 5 个小时。婴儿猝死症往往是由于婴儿睡得太沉，以至于在呼吸出现问题时大脑不能及时做出反应

而发生意外。表 1－1 为美国国家睡眠基金会和美国睡眠医学会推荐的婴幼儿每日睡眠时间。

表 1－1　婴幼儿每日睡眠时间（小时）

年龄	2015 年美国国家睡眠基金会（NSF）推荐	2016 年美国睡眠医学会推荐
0～3 月龄	14～17	/
4～11 月龄	12～15	12～16
1～2 岁	11～14	11～14
3～5 岁	10～13	10～13

4. 情绪开始分化

观察和研究普遍表明，婴儿出生后就有情绪。初生婴儿或哭、或安静、或四肢舞动等，都是原始的情绪反应，这些情绪反应与生理需要是否得到满足有直接关系。婴儿的情绪类型如表 1－2 所示。

表 1－2　婴儿的情绪类型

情绪类型	最早出现时间	诱因	经常出现时间	诱因
痛苦	出生后 1～2 天	机体生理刺激	出生后 1～2 天	同前
厌恶	出生后 1～2 天	不良气味或味道	出生后 3～7 天	同前
微笑反应	出生后 1～2 天	睡眠中机体生理过程的节律反应	1～3 周	同前或触及面颊
兴趣	出生后 4～7 天	适宜的光、声刺激	3～5 周	适宜的光、声刺激，或运动物体
愉快（社会性微笑）	3～6 周	高频语音和人的面孔	2.5～3 个月	人的面孔刺激或面对面玩耍
愤怒	4～8 周	持续痛刺激	4～6 个月	同前，或身体活动持续受限制
悲伤	8～12 周	持续痛刺激	5～7 个月	与熟人分离
惧怕	3～4 个月	高处降落	7～9 个月	陌生人或十分新奇的物体
惊奇	6～9 个月	新异刺激突然出现	12～15 个月	同前
害羞	8～9 个月	熟悉环境中有陌生人接近	12～15 个月	同前

三、幼儿生长发育特点

（一）幼儿的概念

1岁的孩子度过了婴儿期，便进入幼儿期，幼儿一般指1～3岁儿童。

（二）幼儿期的生长发育特点

1. 体格生长减慢

在幼儿期，个体的生理不断地发展变化，身高、体重在增长，身体各部分的比例逐渐接近于成人，肌肉、骨骼越来越结实有力，但生长速度较婴儿期减慢。1岁后平均每月增长0.25kg，至2岁时体重约12kg，为出生体重的4倍。2岁以后体重增长更慢，每年保持增长2kg，至青春期。2～12岁儿童体重标准测量公式为：

2～12岁儿童体重（kg）= 年龄 ×2 + 8

幼儿期身长增长速度也有所减慢，1～2岁全年增加10～14cm，2岁平均身高约88cm，2岁以后每年增长7～8cm，3岁平均身长约96cm。2～12岁儿童身高标准测量公式：

2～12岁儿童身高（cm）= 年龄 ×7 + 75

幼儿期头围增长明显减慢，生后第二年仅增长2cm，2岁头围48cm，5岁为50cm，15岁时头围接近成人，为54～58cm。上臂围包括上臂的肌肉、骨骼、皮下脂肪和皮肤的综合测量，可以反映皮下脂肪的厚度。上臂围在婴儿生后第一年内从1cm增至16cm，之后维持到5岁左右。

2. 各系统发育较婴儿期功能更加完善

幼儿大脑重量持续增加，出生时脑重平均为350g，占体重的1/8左右；6个月时脑重600～700g；1岁时脑重达900g，为出生时的2.5倍；3岁达1 011g，约为出生时的3倍；到6～7岁时能达到1 280g，为出生时的4～5倍，占体重的1/40。皮层细胞的纤维继续增长，分支增多，并不断地髓鞘化；皮层细胞之间的联系增多，分析综合活动日益完善，皮层各叶相继成熟，皮层抑制功能迅速发展。至3～4岁，基本完成神经纤维髓鞘化的过程。

幼儿的食欲与婴儿时期相比略为下降。从会走、会跳、会跑开始，接触外界环境相对增多。年幼时皮下脂肪较发达，以保护婴幼儿不易受伤，随着年龄的增长和生活自理能力的提高，皮下脂肪逐渐减少，肌组织逐渐增长，以利于完成更多的运动。神经心理发展迅速：语言、记忆及思维想象力、精细运动等发展增快，对外界环境产生好奇心，好模仿，向智力发展过渡。随着年龄的增长和与周围交往的增多，对客观事物的认识与情感多样化，易产生同情感、荣誉感、信任感，在正确引导下可逐步区别好与坏、喜欢与不喜欢。

生长发育通常遵循由上到下、由近端到远端、由粗大到精细、由低级到高级、由简单到复杂的规律。比如在姿势运动发育方面：先抬头，后抬胸，再逐渐向坐位、立位和步行发育；由臂的活动发展到手的活动，从腿的活动发展到脚的活动；从全手掌的抓握到拇食指的捏取。在言语方面：从喃喃自语到与他人能用言语交流。在认知方面：从辨认生熟人到分辨出每一个人。

婴幼儿的发育虽然遵循一定的规律，但在一定的范围内，由于遗传、环境、教养等因素的影响而存在相当大的个体差异。比如从养育方式方面来看，我国大多数母亲是常让婴幼儿处于仰卧位，而西方国家的母亲常让婴幼儿处于俯卧位，这样西方婴幼儿的俯卧位发育一般早于我国。又如大多数婴幼儿从坐位的发育经过爬行再发展到站立、步行，但也有少部分婴幼儿未经过爬行，即从坐位直接发展到站立、步行。

四、影响婴幼儿体格生长发育的因素

生长发育是先天遗传、后天环境交互作用的结果。遗传为生长发育提供了可能性，决定了生长发育的潜力或者最大限度；环境中的诸多因素则影响着生长发育潜力的发挥，决定了发育的速度及可能达到的程度，即决定了生长发育的现实性。

（一）遗传

遗传因素对婴幼儿的生长发育有一定影响。如父母身材的高矮、皮肤的颜色、毛发的多少以及形态等，对子女都有一定程度的影响。父母的遗传因素不仅能预示子女的身高、体重，甚至能决定子女的智力。男孩和女孩的生长发育各有各的特点，一般女孩的身高、体重比同龄男孩小，女孩的青春期比男孩要早 2 年，还有其他指标也有所不同，所以在进行生长发育评价时，需要区分男女。

（二）营养

营养对生长发育至关重要，是保证婴幼儿生长发育的物质基础，尤其是优质蛋白质、维生素、矿物质和微量元素等，都是婴幼儿生长发育所必需的。年龄越小，营养对生长发育的影响越大。长期营养不良，不仅会导致婴幼儿生长迟缓，还会引发各种营养性疾病；营养过剩或者不均衡，在导致肥胖的同时，还会引发高血压、糖尿病等并发症。

（三）神经内分泌

神经和体液是人体生理功能的两种调节方式，全身各器官、系统在二者的协同下成为统一的整体，其中影响生长发育的激素主要有生长激素、甲状腺素和性激素。缺乏生长激素是导致侏儒症的原因之一，缺乏甲状腺素是导致呆小症的原因之一。

（四）疾病与药物

疾病是机体功能异常的表现，会影响婴幼儿的生长发育，比如长期消化功能紊乱、反复呼吸道感染、内分泌系统疾病以及大脑发育不全等，对婴幼儿生长发育都有直接影响，有些疾病会导致严重的后遗症，还会危及生命。药物对婴幼儿生长发育也有一定的影响，如氯霉素可影响新生儿的呼吸循环，甚至造成死亡；链霉素会造成患儿听力下降或耳聋。婴幼儿用药须谨慎，做好婴幼儿常见病的预防很关键。

（五）生活制度

合理的生活制度是婴幼儿生长发育的保障，它可以保证婴幼儿足够的户外活动、适当的学习与劳动、定时进餐和充足的睡眠，使婴幼儿身体各部分有规律地活动，不仅能促进生长发育，还有利于良好生活习惯的养成。婴幼儿入睡后，脑垂体的前叶就能分泌出生长激素，如果睡眠不足，生长激素的分泌就可能受阻，导致精神性侏儒症。所以，为婴幼儿制定合理的生活制度并严格执行是非常必要的，会使其受益终生。

（六）环境和气候

合理的生活作息制度、清新的空气、没有噪声和污染的环境，均有利于婴幼儿体格和精神的发育。家庭环境和社会环境也会影响婴幼儿体格。研究表明，生活条件比较优越的婴幼儿，身高增长速度比较快。

（七）体育锻炼

利用自然条件进行体育锻炼对增强婴幼儿体质、提高婴幼儿发育水平和降低发病率有很大作用。日光、空气、水能促进新陈代谢、消化、吸收和血液循环，有利于婴幼儿生长发育，增强机体对外界的适应能力和对疾病的抵抗能力，增强体质，还有利于培养婴幼儿乐观开朗的性格。

（八）精神因素

专家认为，得不到抚爱的婴幼儿，由于体内分泌的生长激素比较少，因此他们的平均身高可能低于同龄儿童。

知识拓展

小儿唐氏综合征

唐氏综合征（Down syndrome）即21－三体综合征，又称先天愚型，是最早被确定的染色体病，60%的患儿在胎内早期即流产，主要特征为智能低下、体格发育迟缓和特殊面容（见图1－11）。随着年龄的增长，其智能低下表现逐渐明显，动作发育和性发育延迟。患儿在面容和体格上主要有以下特点：眼距宽，鼻梁低平，眼裂小，眼外侧上斜，有内眦赘皮，外耳小，硬腭窄小，舌常伸出口外，流涎多；身材矮小，头围小于正常儿童，骨龄常落后于年龄，出牙延迟且常错位；头发细软而较少；四肢短，由于韧带松弛，关节可过度弯曲，手指粗短，小指向内弯曲。皮肤纹理特征：通贯掌纹、跖纹中拇趾球区胫侧弓状纹和第5指只有一条指褶纹等。

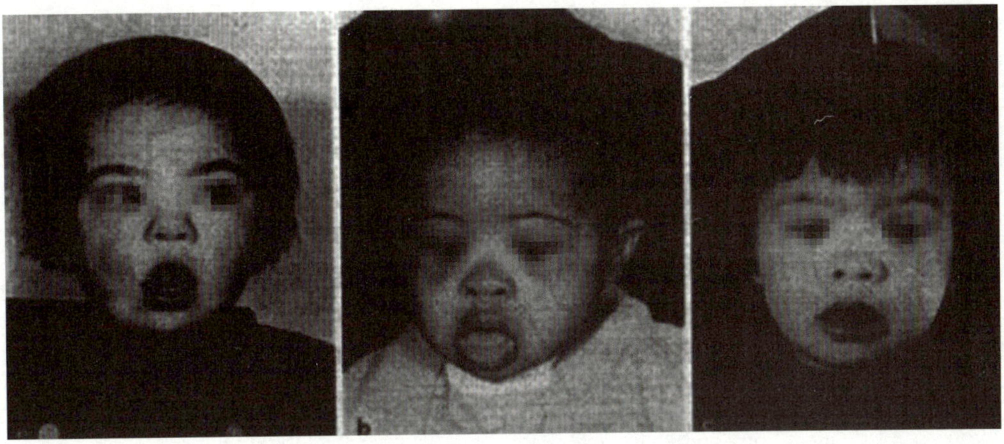

图 1-11 唐氏综合征患儿的特殊面容

唐氏筛查是通过抽取孕妇血清，检测母体血清中甲型胎儿蛋白、人绒毛膜促性腺激素和游离雌三醇的浓度，并结合孕妇的预产期、年龄、体重和采血时的孕周等，计算生出先天缺陷胎儿的危险系数。医院一般规定在孕14～20周进行。如果唐筛检查结果显示胎儿患有唐氏综合征的危险性比较高，就应进行确诊性的检查——羊膜穿刺检查或绒毛检查。唐氏综合征是一种偶发性疾病，所以每一个孕妇都有可能生出“唐氏儿”。尽管很多人对唐氏筛查提出质疑，尽管唐筛结果不能十分准确地判断胎儿是否愚型，但毕竟这是判断胎儿是否愚型的最简便和对胎儿无损伤的检测方法，建议每位孕妇都要重视唐氏综合征筛查。

21-三体综合征没有相应的治疗方法。在并发症无法进行外科治疗的几十年前，患者平均寿命只有20岁左右，现在如果对其并发的畸形进行治疗能保持患者的身体健康状态，平均寿命已经增加到50岁左右，甚至有的患者还通过努力完成了四年制大学学业。另外，早期的养育护理有助于患者的发育。唐氏综合征没有根治的方法，其康复目标只能是通过代偿和替代的方式，解决患者日常生活自理方面的一些问题。

本章小结

本章通过对人体细胞、组织、器官、系统的介绍帮助学生全面认识人体。人体是由细胞、组织、器官和系统组成的。细胞由细胞膜、细胞质和细胞核组成。四大基本组织包括上皮组织、结缔组织、肌组织、神经组织。器官是指由多种组织构成的能行使特定功能的结构单位，主要介绍了人体几种重要的器官——心脏、脑、肺、肝、肾的结构和功能。系统是若干个功能相关的器官联合起来，共同完成某一特定的连续性生理功能的结构，人体有九大系统。最后介绍了新生儿、婴儿、幼儿的概念和生长发育特点，为后续各章的内容做引领。

同步练习

一、选择题

1. 细胞的基本结构不包括（　　）。

A. 细胞壁　　B. 细胞膜　　C. 细胞器

D. 细胞核　　E. 染色体

2. 下面哪一项不是人体组织？（　　）

A. 上皮组织　　B. 结缔组织　　C. 神经组织

D. 肌组织　　E. 血管组织

3. 下面哪个器官在幼儿期处于幼稚状态？（　　）

A. 肺　　B. 脑　　C. 心

D. 卵巢　　E. 肾

4. 人体九大系统中一般不包括（　　）。

A. 呼吸系统　　B. 脉管系统　　C. 生殖系统

D. 消化系统　　E. 淋巴系统

5. 下列哪一项不是影响婴幼儿生长发育的因素？（　　）

A. 遗传　　B. 营养　　C. 疾病

D. 环境　　E. 金钱

二、判断题

1. 细胞膜的结构也称液态脂质双层镶嵌式模型。（　　）

2. 血液属于上皮组织。（　　）

3. 心脏是人体非常重要的器官，起着泵血和维持基本生命功能的作用。（　　）

4. 呼吸系统是婴幼儿时期发生疾病最多的系统。（　　）

5. 新生儿时期是人体最脆弱的时期，需要加强护理和保健，预防一些并发症。（　　）

三、简答题

1. 简述细胞的结构和功能。

2. 简述人体四大组织的结构和功能。

3. 简述人体各个系统的组成和功能。

四、思考题

1. 除了本章中讲到的细胞、组织、器官和系统，你觉得还可以从哪些层面认识人体结构？

2. 如果你是托育机构的教师，你觉得在工作中应如何渗透人体结构知识教育？

第二章 神经系统

学习目标

知识目标

1. 熟悉神经系统的结构。
2. 掌握神经系统的生理功能。
3. 掌握婴幼儿神经系统的特点。
4. 了解婴幼儿神经系统的保健要求。

能力目标

能够根据婴幼儿神经系统发育特点，有效、高质量地开展保育工作。

素养目标

培养托育服务工作人员严谨、科学的工作作风。

案例导入

3 岁的小铭正在和小朋友玩游戏，他的右手突然开始不自主地抖动。小铭被自己的异常动作吓了一跳，刚想求助老师，一张口想说的话却变成了咿咿呀呀的怪声。这可把小铭吓坏了，过了几分钟后他才逐渐恢复正常。当天放学回家后，小铭把这件“怪事”告诉了父母，父母立即带小铭至医院就诊。

问题：小铭这是怎么了？身体出现了什么问题？

第一节　神经系统概述

神经系统是人体中结构和功能最为复杂的系统，也是人体最重要的功能调节系统。

人体内各系统器官在神经系统的协调控制下，完成统一的生理功能。人类神经系统的形态和功能是在漫长的进化过程中逐渐形成的，它既有与脊椎动物神经系统的相似之处，也有其特点。在漫长的生物进化过程中，人类由于生产劳动、语言交流和社会生活的发生和发展，大脑发生了质的变化。人脑不仅含有与高等动物相似的感觉和运动中枢，而且有了语言分析中枢以及与思维、意识活动相关的中枢。人脑远远超越一般动物脑的范畴，不仅能被动地适应环境的变化，而且能主动地认识客观世界。总之，神经系统协调人体各系统器官的功能活动，使人体成为一个有机的整体，能维持内环境的稳定，适应外环境的变化，并且能认识及改造外界环境。

在胎儿期，神经系统的发育领先于其他各系统。新生儿脑重已达成人脑重的 25% 左右，此时神经细胞数目已与成人接近，但其树突与轴突少而短。出生后脑重的增加主要缘于神经细胞体积的增大和树突的增多、加长，以及神经髓鞘的形成和发育。神经髓鞘的形成和发育约在 4 岁完成，在此之前，尤其在婴儿期，各种刺激引起的神经冲动传导速度缓慢，表现为反应不灵敏，易于泛化，从而表现为情绪波动特别明显，且不易控制；大脑不易形成兴奋灶，易疲劳而进入睡眠状态，表现为注意力不集中。这些表现都与神经髓鞘发育不完全有关。

新生儿脑重约 350g，1 岁时脑重约 900g，6 岁时约 1 200g，已达成人脑重的 85% ～ 90%。许多研究表明：整个幼儿期，特别是 5 岁前是智力发展的重要时期。婴幼儿大脑皮层功能的发育较形态发育缓慢，出生时存在某些维持生命的生理功能的反射活动，以后随大脑及各感觉器官的发育，在先天性非条件反射的基础上产生后天的条件反射。

脊髓随年龄的增长而增长。在胎儿期，脊髓下端在第 2 腰椎下缘，4 岁时上移至第 1 腰椎，在进行腰椎穿刺时应注意。握持反射应于 3 个月时消失。婴儿肌腱反射较弱，腹壁反射和提睾反射也不易引出，到 1 岁时才稳定。3 ～ 4 个月前的婴儿肌张力较高，凯尔尼格征可为阳性。2 岁以下婴幼儿巴彬斯基征阳性亦可为正常生理现象。

知识拓展

凯尔尼格征与巴彬斯基征

凯尔尼格征（Kernig sign）是神经科常用的一种检查方法。病人仰卧，一侧下肢髋、膝关节屈曲成直角，检查者将病人小腿抬高伸膝。正常人膝关节可伸达 135° 以上。如果伸膝受阻且伴疼痛与屈肌痉挛，则为阳性。

巴彬斯基征（Babinski sign），是神经科常用检查之一，因最早由法国神经学家巴彬斯基发现而得名。用一钝物划足跖外侧，出现趾背屈和其他四趾外展呈扇形散开的体征称为巴彬斯基征阳性，是一种异常的跖伸肌反射，常提示皮层脊髓束受损。成年人的正常表现是所有足趾均发生跖屈，称为巴彬斯基征阴性。正常人的巴彬斯基征（即阴性）是一种屈肌反射，由于脊髓平时受高位中枢的控制，这一原始反射被抑制而不表现出来。婴儿因皮层脊髓束发育尚不完全而呈阳性。成年人在深睡或麻醉状态下，也都可出现巴彬斯基阳性体征。

婴幼儿神经精神发育进程见表 2－1。

表 2－1　婴幼儿神经精神发育进程

年龄	粗、细动作	语言	适应周围人物的能力与行为
新生儿	无规律、不协调动作；紧握拳	能哭叫	铃声使全身活动减少
2 个月	直立及俯卧位时能抬头	发出和谐的喉音	能微笑，有面部表情；眼随物转动
3 个月	仰卧位变为侧卧位；用手摸东西	咿呀发音	头可随看到的物品或听到的声音转动 180°；注意自己的手
4 个月	扶着髋部时能坐；可在俯卧位时用两手支撑抬起胸部；手能握持玩具	笑出声	抓面前物体；自己玩弄手，看到食物表示喜悦；较有意识地哭和笑
5 个月	扶腋下能站得直；可两手各握一玩具	能喃喃地发出单词音节	伸手取物；能辨别人声；望镜中人笑
6 个月	能独坐一会儿；用手摇玩具	同上	能认识熟人和陌生人；自拉衣服；自握足玩
7 个月	会翻身，自己独坐很久；将玩具从一手换入另一手	能发“爸爸”“妈妈”等复音，但无意识	能听懂自己的名字
8 个月	会爬；会自己坐起来、躺下去；会扶着栏杆站起来；会拍手	重复大人所发简单音节	注意观察大人的行动；开始认识物体；会两手传递玩具
9 个月	能试着独站；会从抽屉中取出玩具	同上	能懂几个较复杂的词句，如“再见”等；看见熟人会伸出手来要人抱；能与人合作游戏
10～11 个月	能独站片刻；扶椅或推车能走几步；能拇指、食指对指拿东西	开始用单词，用一个单词表示很多意义	能模仿成人的动作，如招手、“再见”；能抱奶瓶自食
12 个月	能独走；能弯腰拾东西；会将圆圈套在木棍上	能叫出物品的名字，如灯、碗；能指出自己的手、眼	对人和事物有喜憎之分；穿衣能配合；会用杯喝水
15 个月	走得好；能蹲着玩；能叠一块方木	能说出几个词和自己的名字	能表示同意、不同意

续表

年龄	粗、细动作	语言	适应周围人物的能力与行为
18 个月	能爬台阶；能有目标地扔皮球	能认识和指出身体各部分	会表示大小便；能听懂命令；会自己进食
2 岁	能双脚跳；手的动作更准确；会用勺子吃饭	会说 2 ～ 3 个字构成的句子	能完成简单的动作，如拾起地上的物品；能表达喜、怒、怕
3 岁	能跑；会骑三轮车；会洗手、洗脸；能脱、穿简单的衣服	能唱短歌谣；会数几个数	能认识画上的东西；能认识男、女；能自称“我”；能表现自尊心、同情心、害羞
4 岁	能爬梯子；会穿鞋	能唱歌	能画人像；能初步思考问题；记忆力强、好发问
5 岁	能单足跳；会系鞋带	开始识字	能分辨颜色；能数 10 个数；能知道物品用途及性能
6 ～ 7 岁	能参加简单劳动，如扫地、擦桌子、剪纸、做泥塑、结绳等	能讲故事	开始写字；能数几十个数；可简单加减；喜独立自主

资料来源：王卫平，孙锟，常立文 . 儿科学［M］. 9 版 . 北京：人民卫生出版社，2018.

第二节 神经系统的结构

神经系统的复杂功能是与神经系统特殊的形态结构分不开的。组成神经系统的细胞以特殊的方式连接起来，使神经系统组合成具有高度整合功能的结构形式，同时把全身各器官、组织联系在一起。在此基础上，通过各种反射，机体得以进行多种多样的复杂活动。

一、神经系统的组成

神经系统（见图 2－1）分为中枢部和周围部，在结构和功能上二者是一个整体。中枢部包括位于颅腔内的脑和位于椎管内的脊髓，也称中枢神经系统；周围部是指遍布全身各处与脑相连的脑神经和与脊髓相连的脊神经，又称周围神经系统。周围神经又可根据其在各器官、系统中分布的不同位置，分为躯体神经和内脏神经。躯体神经分布于体表、骨、关节和骨骼肌；内脏神经分布于内脏、心血管、平滑肌和腺体。周围神经根据其功能又可分为感觉神经和运动神经。感觉神经将神经冲动自感受器传向中枢，故又称传入神经；运动神经是将神经冲动自中枢传向周围的效应器，故又称传出神经。内脏神经中的传出神经（内脏运动神经）支配心肌、平滑肌和腺体，其活动不受人的主观意志控制，故又称自主神经或植物神经，它们又可分为交感神经和副交感神经。

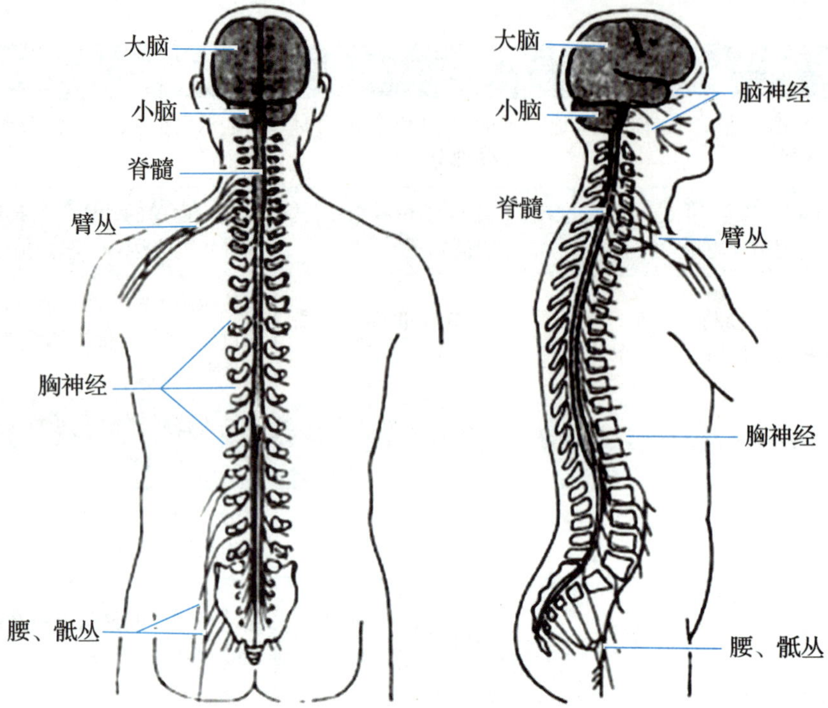

图 2－1 神经系统

神经系统主要由神经组织构成，神经组织有两种主要的细胞成分，即神经细胞（神经元）和神经胶质细胞（神经胶质）。

神经元是神经系统结构和功能的基本单位，具有感受刺激和传导神经冲动的功能。神经元的大小和形态差异较大，其胞体有圆形、梭形和锥体形等，胞体的直径从 4μm 到 150μm 不等。尽管神经元的形态各异，但每个神经元都可以分为胞体和突起两部分。胞体为神经元的代谢中心，突起是神经元的胞体向外突起的部分。

神经元较长的突起被髓鞘和神经膜所包裹，称为神经纤维。若被髓鞘和神经膜共同包裹为有髓纤维（见图 2－2）；若仅为神经膜所包裹则为无髓纤维（见图 2－3）。

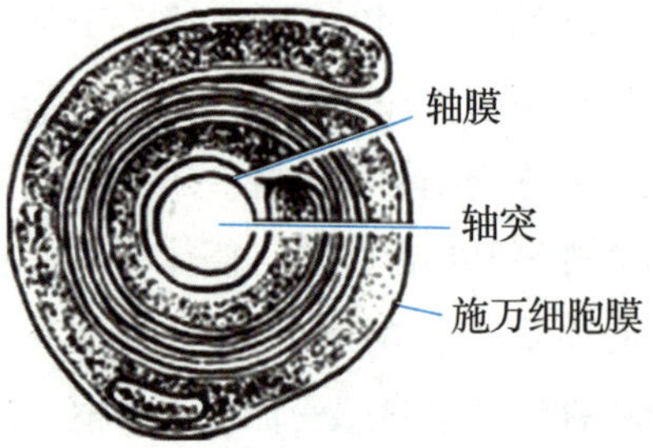

图 2－2 有髓纤维

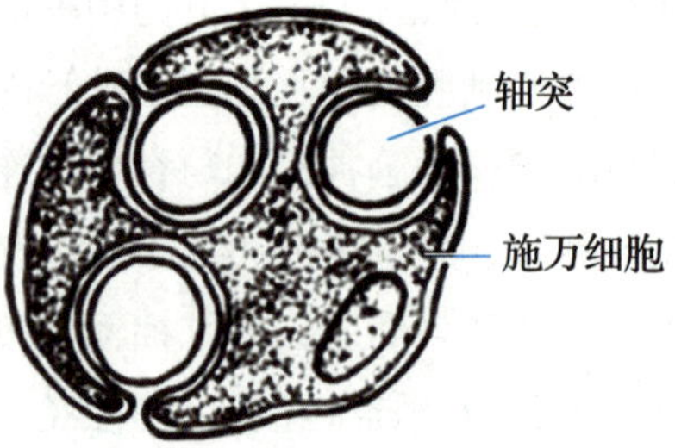

图 2－3 无髓纤维

神经元与神经元之间或神经元与效应细胞之间传递信息的特化的接触区域为突触，通过它可实现细胞与细胞间的通信。一个神经元可以与一个或多个神经元发生接触，如人的大脑皮质每个神经元平均有 30 000 个突触。

知识拓展

什么是突触?

突触（synapse）是神经元与神经元之间或神经元与其他类型细胞之间的功能联系部位或装置，由英国生理学家、1932 年度诺贝尔生理学或医学奖获得者谢灵顿（Sherrington）爵士于 1897 年提出，原指反射弧中神经元之间或神经元与效应细胞（如骨骼肌、电器官）之间联系的环节（nexus）。显然，突触是跨细胞的结构。传出神经元与效应细胞之间的突触又称接头（junction）。按照所使用的信息传递媒质的不同，突触可分为电突触（electrical synapse）和化学性突触（chemical synapse）两大类。中枢内突触总数是个天文数字，这从一个侧面反映出中枢内神经元之间通信的极端复杂性。

神经胶质细胞也称神经胶质，是广泛分布于中枢神经系统内的除了神经元以外的所有细胞。神经胶质细胞具有支持、滋养神经元的作用，也有吸收和调节某些活性物质的功能。神经胶质细胞虽有突起，但不具轴突，也不产生动作电位。神经胶质细胞有分裂的能力，能够吞噬因损伤而解体破碎的神经元，并能修补填充、形成瘢痕。大脑和小脑发育中细胞构筑的形成都有赖胶质细胞作前导，提供原初的框架结构。神经轴突再生过程必须有胶质细胞的导引才能成功。

二、神经系统的基本活动方式

神经系统的基本活动方式是反射。反射是人体在神经系统的参与下对外界和内部的刺激做出的反应。参与反射活动的神经结构叫反射弧，机体中的任何反射活动都是在反射弧的基础上实现的。一个完整的反射弧由感受器、传入神经、神经中枢、传出神经、效应器五个部分组成。

反射分为非条件反射和条件反射两类。非条件反射是先天固有的，是较低级的神经活动。条件反射是后天获得的，是在生活过程中逐渐建立起来的，是一种高级神经活动。条件反射的建立提高了人适应环境的能力。比如，“望梅止渴”就是一种条件反射。一切学习和生活习惯的养成都是建立条件反射的过程。

中枢神经系统高级活动指大脑皮层的活动。大脑皮层活动有它的规律，了解和掌握这些规律对促进婴幼儿大脑发育，指导婴幼儿科学用脑、开发智力都有很大的帮助。

（一）优势原则

人们学习和工作的效率与有关的大脑皮质区域是否处于“优势兴奋”状态有关。人能从作用于自身的大量刺激中，选择出最强的或最符合本身目的、愿望和兴趣的少数刺激，这些刺激在皮层所引起的兴奋区域称为优势兴奋灶。优势兴奋区域的兴奋性高于其他区域，优势兴奋灶的形成，使机体具有良好的应激功能，从而使条件反射更容易形成，学习效率更高。婴幼儿大脑皮层优势兴奋灶的形成与其对活动的兴趣有关，能引起婴幼儿兴趣的活动，能使婴幼儿保持较长时间的注意力，促进“优势兴奋”状态的形成。

（二）镶嵌式活动原则

脑是人体的“司令部”，在“司令部”里有着十分细致的分工（大脑皮质被分为52个区）。例如，就语言中枢而言，在大脑皮质中就分为四区，分别与听、说、读、写有关，若某一区域受损，相应的功能则会丧失。当人在从事某一项活动时，只有相应区域的大脑皮质在工作（兴奋），与这项活动无关的区域则处于休息（抑制）状态。随着工作性质的转换，大脑皮质的工作区与休息区不断轮换。这种“镶嵌”式活动方式，使大脑皮质的神经细胞有劳有逸，以逸待劳，维持高效率。

（三）动力定型

当身体内、外部的条件刺激按照一定的顺序重复出现，多次以后，大脑皮质的兴奋和抑制过程在时间上、空间上的关系就会“固定”下来，使条件反射的出现越来越恒定和精确，这就是动力定型。大脑皮层动力定型的形成，使神经细胞能以最经济的能量消耗收到最高的工作效率。婴幼儿一切技能和习惯的训练和培养，都是动力定型的形成过程。

（四）睡眠

睡眠是大脑为维持正常功能而产生的抑制状态，有规律的、充足的睡眠是生理上的需要，可以促进精力和体力的恢复。

睡眠由两个交替出现的不同时相组成，即深度睡眠（又称“非快速动眼睡眠”）和浅层睡眠（又称“快速动眼睡眠”）。在深度睡眠阶段，生理功能发生一系列变化，如感觉功能减退、骨骼肌紧张性降低、血压下降、心率减慢、代谢率降低、体温下降等。深度睡眠有利于促进生长发育以及体力的恢复。浅层睡眠为睡眠过程中出现的一种激动状态，这一阶段的生理功能变化表现为：骨骼肌紧张性进一步降低，但血压上升，心率及呼吸加快，脑血流量及耗氧量增加等。在此时相内会出现眼球快速运动、肌肉抽动等表现。浅层睡眠阶段是神经细胞活动增强时期，可能对神经系统发育成熟、新突触的建立以及记忆活动具有促进作用。

三、中枢神经系统

中枢神经系统是神经系统中神经细胞集中的结构。脊椎动物的中枢神经系统包括脑和脊髓，在胚胎时由身体背侧的神经管发育而来。神经管一端成为脑，另一端成为脊髓。

（一）脑

脑位于颅腔内，由胚胎时期神经管的前部分化发育而成，是中枢神经系统的最高级部位。一般将脑分为六部分：端脑、间脑、小脑、中脑、脑桥和延髓。大脑两半球组成端脑，中脑、脑桥和延髓组成脑干，中间神经细胞团与神经纤维交错组成脑干网状结构。人脑经过长期的进化和高度发展，两半球受到体积限制，而表面积随着大脑的复杂化而逐渐扩大，所以产生了深深的沟回。灰质表层、白质和皮下神经节，即大脑皮质、神经纤维髓质和基底神经节组成了大脑两半球，它又被划分为额叶、顶叶、枕叶、颞叶与岛叶。脑的80%是血液，它的形状像核桃，质地柔软像豆腐，脑组织整体呈淡粉色。大脑的断面有两种，分别为白质与灰质，其中灰质又被称为大脑皮层、大脑皮质。

（二）脊髓

在脊椎中，有髓鞘的神经纤维聚集在一起呈白色，叫白质，有大量神经细胞体和突触的地方呈灰色，叫灰质。在脊髓中进行的神经活动主要是按节段进行的反射性活动，具有整体性。

脊髓是中枢神经的低级部分，起源于胚胎时期神经管的末端，原始神经管的管腔形成脊髓中央管，在构造上保留着节段性，与分布于躯干和四肢的31对脊神经相连。脊髓与脑的各部之间有着广泛的纤维联系，正常状态下脊髓的活动是在脑的控制下进行的。

脊髓呈前、后稍扁的圆柱形，全长粗细不等，有两个梭形膨大。上方的称颈膨大，从第4颈髓节段至第1胸髓节段；下方的称腰骶膨大，从第1腰髓节段至第3骶髓节段（见图2－4）。两个膨大的形成是此处神经细胞和纤维数目增多所致，与四肢的出现有关。膨大的发展与四肢的发展相适应，人类的上肢功能特别发达，因而颈膨大比腰骶膨大明显。

四、周围神经系统

周围神经系统是指除中枢神经系统以外分布于全身各处的神经结构和神经组织。根据周围神经的结构特点可以将其划分为四个部分：脊神经、脑神经、躯体神经、内脏神经。

脊神经是与脊髓相连的周围神经部分，由31对成对分布的神经组成。脑神经是指与脑干和端脑相连的周围神经部分，由12对成对分布的神经组成。脊神经和脑神经在结构上与中枢神经系统的脊髓和脑相连，同时借各种末梢装置分布于全身各处，从而实现中枢神经系统与身体各系统器官和组织的功能联系。躯体神经和内脏神经是分布于身体不同部位的周围神经纤维成分，其中躯体神经是指分布于躯干、四肢的骨骼肌和皮肤的神经纤维，内脏神经则分布于内脏、心血管、平滑肌和腺体组织。

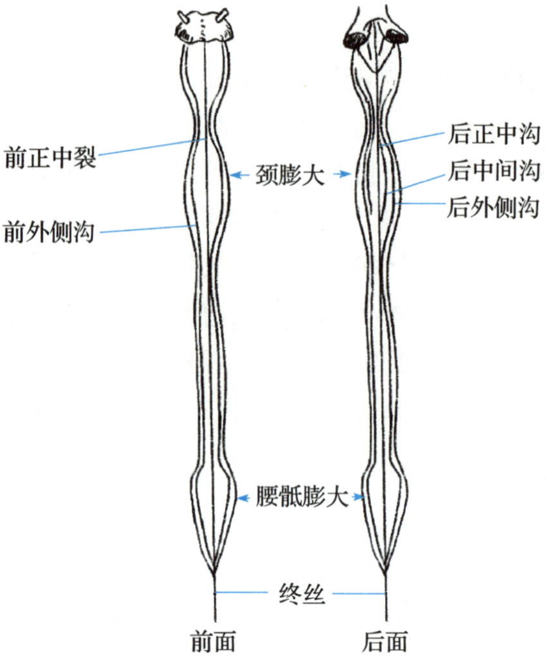

图 2－4　脊髓的形态和结构

无论是脊神经还是脑神经都含有躯体神经纤维和内脏神经纤维，因此为了叙述方便，往往将周围神经系统分为三大部分来描述，即脊神经、脑神经和内脏神经。内脏神经部分是将存在于脊神经和脑神经中的内脏神经周围部分抽提出来，将与之相关联的中枢部分组织成一个完整体系来进行描述。

周围神经系统主要由分布于身体各处的神经、神经节、神经丛和神经末梢装置等构成。神经元胞体发出的长突起与包裹在其外面的由神经胶质细胞（施万细胞）形成的被膜（髓鞘）组成了神经纤维，多条神经纤维由神经束膜所包被形成神经束，粗细不等的神经束由一层疏松结缔组织构成的神经外膜包被，组成神经。躯体神经多呈条索状走行并分布于全身的骨骼肌和皮肤，内脏神经大部分以相互交织形成的神经丛分布于平滑肌、心肌和腺体。在周围神经系统的某些特定部位有神经元胞体聚集形成的结构，称为神经节。神经节可分为脑神经节、脊神经节和内脏运动神经节，其中脑、脊神经节属于感觉性神经节，内脏运动神经节又可以分为交感神经节和副交感神经节。

五、婴幼儿高级神经活动的特点

（一）抑制过程不够完善

婴幼儿高级神经活动的抑制过程不够完善，兴奋过程强于抑制过程，兴奋占优势，且易扩散，往往形成较大的大脑皮层兴奋区。而抑制过程形成较慢，故婴幼儿的控制能力比较差。例如，让孩子干什么，他乐于接受；而让他别干什么，往往难以做到，因为“别干什么”是一种抑制过程。随着年龄的增长，大脑皮层的功能日趋完善，兴奋过程和抑制过程也都不断加强。抑制过程的加强，使幼儿学会控制自己的行为和进行各种较精细的活动。一般儿童在 8 岁左右就能较好地控制活动了。因为幼儿大脑皮质的神经细胞很脆弱，易疲劳，加之易兴奋，抑制过程发育不完善，所以注意力很难持久。因此，在教孩子做某事或学习知识、本领的时候，要想方设法引起他的兴趣。托育机构组织活动需要经常变换活动的内容和方式，使幼儿不会觉得疲劳。

（二）充足的睡眠时间

睡眠可以帮助婴幼儿进行休整、恢复，尽早开始培养婴幼儿的睡眠技能、养成良好的睡眠习惯非常重要。婴幼儿居室应安静、光线应柔和。婴幼儿应有相对固定的作息时间，睡前避免过度兴奋，可利用固定乐曲催眠入睡，不拍、不摇、不抱，不可用喂哺催眠，保证婴幼儿有充足的睡眠时间。

第三节 神经系统的功能

神经系统的主要功能可概括为“对机体内外环境的变化进行感觉和分析，并通过其传出信息的变化调控整个机体予以应对”。按照过程，神经系统的调节功能可分为信息接收（感觉）、处理（分析）和输出（如运动调控）三个阶段或环节；按照接受调控的机体功能的类型，又可大致分为躯体功能调节和内脏功能调节。相较于其他动物，人类神经系统更为发达，还可对语言、艺术、科学以及个体和族群历史等复杂抽象信息进行学习、记忆、思维和判断，并产生心理、情绪、创造等复杂行为反应。这些更为复杂或独特的高级功能，为人类的生存、繁衍和其他生命活动创造了更为丰富和舒适的物质与精神环境。

一、脊髓的功能

脊髓是神经系统的低级中枢，其功能基本且重要，是高级中枢功能的基础，一些高级中枢功能通过脊髓得以实现。脊髓的功能有以下几个方面：

（1）经后根接收身体大部分区域的躯体和内脏感觉信息，这些信息在脊髓中继，进行初步的整合和分析。中继后的信息一部分向上传递至高级中枢，一部分传给运动神经元和其他脊髓神经元。

（2）发出上行传导通路将中继后的感觉信息以及脊髓自身的信息上传到高级中枢。

（3）经前根发出运动纤维，管理躯体运动和内脏活动，是躯体和内脏运动的低级中枢。

（4）是脊髓反射的中枢。

（5）通过下行传导通路，中继上位中枢下传的信息，接受上级中枢的控制和调节，完成高级中枢的功能。

二、神经系统的感觉分析功能

神经系统的感觉功能包含躯体感觉和内脏感觉两方面。躯体感觉和内脏感觉分别沿其传导通路在大脑皮层产生各种不同感觉，通过中枢的躯体感觉分析和内脏感觉分析实现其功能。

知识拓展

躯体感觉的传导通路

在躯体感觉的传导通路上一般有三级接替神经元。初级传入神经元胞体位于后根神经节或脑神经的神经节中，其周围突的末梢要么本身即是感受器，要么与感觉器官的感受细胞相连。中枢突（轴突）进入脊髓和脑干。感觉神经元的中枢突进入中枢后发出两类分支：一类在脊髓或低位脑干直接与运动（传出）神经元相连，或通过中间神经元与运动神经元相连，从而构成反射弧完成各种反射；另一类经多级神经元接替后，向大脑皮层投射而构成感觉传入通路，从而在皮层产生各种不同感觉。

三、神经系统对躯体运动的调控功能

运动是人维系生命最基本的功能活动之一。随着人的进化，运动功能不断得到发展和完善，使得人类能完成许多高难度、复杂和精巧的运动，如钢琴家的弹奏、体操运动员的空翻转体、艺术家的精致雕刻等。这些运动都要通过神经系统对肢体和躯干各肌群进行精巧的调控来实现，一旦骨骼肌失去神经系统的调控，就会出现相应的运动障碍。

在运动调控系统中，脑干起着“上下沟通”的作用。脑干内存在抑制和加强肌紧张的区域，在肌紧张调节中起重要作用，而肌紧张是维持姿势的基础。脑干通过对肌紧张的调节可完成复杂的姿势反射，如状态反射、翻正反射等。

在人和哺乳动物机体中，基底神经节是大脑皮层下与皮层构成神经回路的重要脑区之一，参与躯体运动的策划和运动程序的编制，基底神经节的功能异常将引起躯体运动障碍性疾病。在哺乳类动物中，由于大脑皮层的发育，基底神经节退居为皮层下的运动调节结构，但对运动调节仍起着重要作用。

小脑是大脑皮层下与皮层构成回路的又一重要脑区，它不仅与大脑皮层形成神经回路，还与脑干及脊髓有大量的纤维联系，在维持身体平衡、调节肌紧张、协调和形成随意运动中起重要作用。

大脑皮层是运动调控的最高级也是最复杂的中枢部位。它接受感觉信息的传入，并根据机体对环境变化的反应和意愿，策划和发动随意运动。

四、神经系统对内脏活动、本能行为和情绪的调节功能

在中枢神经系统的各级水平都存在调节内脏活动的区域，调节主要通过反射完成。较简单的内脏反射通过脊髓即可实现，而复杂的内脏反射则需要延髓及以上的中枢参与。本能行为是指动物在进化过程中形成，并经遗传固定下来的对个体和种属生存具有重要意义的行为，如摄食、饮水和性行为等。情绪是指人类和动物对环境刺激所表达的一种特殊的心理体验和某种固定形式的躯体行为表现。情绪有积极情绪和消极情绪两类，包括恐惧、焦虑、发怒、平静、愉快、痛苦、悲哀、惊讶等多种表现形式。在本能行为和情绪活动过程中，常伴有自主神经系统和内分泌系统功能活动的改变。本能行为和情绪主要受边缘系统和下丘脑的控制，并受新皮层和意识的调控。此外，后天学习和社会因素也会影响本能行为和情绪。

知识拓展

情绪生理反应

情绪生理反应（emotional physiological reaction）是指在情绪活动中伴随发生的一系列生理变化，主要包括自主神经系统和内分泌系统功能活动的改变。

1. 自主神经系统功能活动的改变

在多数情况下，情绪生理反应表现为交感神经系统活动的相对亢进。例如，在动物发动防御反应时，可出现瞳孔扩大、出汗、心率加快、血压升高、骨骼肌血管舒张、皮肤和内脏血管收缩等交感活动的改变。其意义在于重新分配各器官的血流量，使骨骼肌在打斗或逃跑时获得充足的血供。在某些情况下也可表现为副交感神经系统活动的相对亢进。如食物性刺激可促进消化液分泌和消化道运动；性兴奋时生殖器官血管舒张；焦急不安引起排尿、排便次数增加；悲伤时表现为流泪等。

2. 内分泌系统功能活动的改变

情绪生理反应常引起多种激素分泌改变。例如，在创伤、疼痛等原因引起应激而出现痛苦、恐惧、焦虑等情绪反应时，血液中促肾上腺皮质激素和肾上腺糖皮质激素浓度明显升高，肾上腺素、去甲肾上腺素、抗利尿激素、生长激素和催乳素浓度也会升高；情绪波动时往往出现性激素分泌紊乱，性欲亢进或冷淡，育龄期女性会出现月经失调和性周期紊乱。

五、脑电活动及睡眠与觉醒

觉醒与睡眠是脑的重要功能活动。除了行为上的区别外，两者的区别可根据所记录的脑电图、肌电图或眼电图进行客观判定。因此，了解脑电活动的表现及其产生机制，

在一定程度上有助于加强对睡眠和觉醒机制的理解。

六、脑的高级功能

学习与记忆是脑的高级功能，是一切认知活动的基础。学习指人和动物从外界环境获取新信息的过程；记忆指大脑将获取的信息进行编码、储存及提取的过程。学习是记忆的前提，而记忆是学习的结果，两者是密切相关的神经活动过程。

迄今为止，有关学习和记忆的机制仍不十分清楚，但众多证据表明，学习和记忆在脑内有一定的功能定位。目前已知中枢神经系统有多个脑区参与学习和记忆过程，包括大脑皮层联合区、海马体及其邻近结构、杏仁核、丘脑及脑干网状结构等。这些脑区相互间有着密切的纤维和功能联系，参与学习和记忆过程，如短时陈述性记忆的形成需要大脑皮层联合区及海马回路的参与，而非陈述性记忆主要由大脑皮层、纹状体系统、小脑、脑干等中枢部位来完成。

语言是人类相互交流思想和传递信息的工具，它的形成是人脑学习、思维活动的过程和结果，因此，语言和其他认知功能体现了脑的高级功能的复杂化，是人类特有的认知功能。

第四节　神经系统的保健

一、做好安全保护工作

婴幼儿安全是保育工作非常重要的方面，安全即是生命，保障婴幼儿安全是每位保育工作者的必修课。托育机构是众多婴幼儿集体活动的场所，活泼好动是婴幼儿的天性。教导婴幼儿在托育机构活动中保护好自己不受伤害，是保育人员重要的工作任务。一次不起眼的磕碰，就有可能影响婴幼儿的脑、脊髓，对婴幼儿的神经系统造成不可逆转的影响。所以，做好婴幼儿安全保护工作是保育工作的重中之重。

二、培养婴幼儿良好的生活习惯

有规律的作息有助于增强婴幼儿的安全感，有利于其神经系统的发育。充足的睡眠是婴幼儿脑发育的基础，能使精力和体力得到恢复，并能增强免疫，促进生长和发育，提高学习和记忆能力，有助于情绪的稳定。良好的用脑习惯是智力开发的保障，保育工作中引导婴幼儿养成良好的生活规律和用脑习惯有助于提升保育工作的质量。要在生活细微处引导婴幼儿科学用脑，妥善安排每日生活各个环节，建立起良好的生活节奏，帮助婴幼儿养成良好的生活习惯，保持良好的情绪。保证睡眠时间和睡眠质量，3～6岁幼儿午睡时间以 2 ～ 2.5 小时为宜，3 岁以下婴幼儿日间睡眠时间可适当延长。

三、保持空气新鲜

婴幼儿的脑对氧的需求量较大，脑组织对缺氧十分敏感，对于缺氧的耐受力不如成人，如果室内空气质量差，脆弱的脑细胞将首当其冲受到损害。所以，应注意室内通风换气，并尽量多让婴幼儿在户外活动，保证其脑力活动对氧的需求，以利于其神经系统的正常发育。

四、保证合理的营养

婴幼儿正处于身体和大脑的发育期，摄入丰富的营养对健康成长起着重要的促进作用。要保证婴幼儿身体健康发育，就必须注意膳食营养。营养来源于食物，合理安排好婴幼儿的每日饮食，才能确保其身体健康成长，所以婴幼儿膳食营养的搭配对于其身体成长和发育有着极其重要的意义。

本章小结

本章主要介绍了婴幼儿神经系统的结构特点、生理功能和保健要求。神经系统负责调节和控制其他各系统的功能活动，使其组成一个配合默契的有机整体。任何一个系统、一个组织，甚至一个细胞要发挥其正常功能都离不开神经系统的支配。也就是说，神经系统和人体其他系统的正常运转密切相关。通过学习，同学们可以了解神经系统的组成，感受到人体结构和功能的奇妙，并能解释和自身日常生活联系密切的现象，同时也能明白保育工作中婴幼儿神经系统的保育要求及重点工作内容，并知晓保育干预的原因。

同步练习

一、选择题

1. 人体中结构和功能最为复杂，并起主导作用的功能调节系统是（　　）。

A. 神经系统　　B. 循环系统　　C. 内分泌系统　　D. 血液系统

2. 脊椎动物的中枢神经系统包括脑和（　　）。

A. 传出神经　　B. 脊髓　　C. 内脏神经　　D. 躯体神经

3. 下列哪一项是神经系统结构和功能的基本单位，具有感受刺激和传导神经冲动的功能？（　　）

A. 神经元　　B. 突触　　C. 脊髓　　D. 神经胶质细胞

4. 人体的“司令部”是（　　）。

A. 脊髓　　B. 内脏神经　　C. 脑　　D. 躯体神经

5. 在中枢神经系统的各级水平都存在调节内脏活动的区域，调节主要通过什么方式完成？(　　)

A. 突触　　B. 反射　　C. 调控　　D. 本能

二、判断题

1. 语言功能体现了脑的高级功能的复杂化，是人类特有的认知功能之一。(　　)
2. 婴幼儿对于缺氧的耐受力不如成人。(　　)
3. 婴幼儿早期应开发左半脑。(　　)
4. 婴幼儿高级神经活动的特点是抑制过程不够完善，需要较长的睡眠时间。(　　)
5. 在运动调控系统中，脑干起着“上下沟通”的作用。(　　)

三、简答题

1. 简述大脑皮层的活动规律。
2. 简述神经系统的基本活动方式。
3. 简述神经系统的功能。

四、思考题

请思考如何利用婴幼儿神经系统的特点做好卫生保健工作。

第三章 呼吸系统

学习目标

知识目标

1. 掌握呼吸系统的结构。
2. 熟悉呼吸系统的生理功能。
3. 掌握婴幼儿呼吸系统的特点。
4. 了解婴幼儿呼吸系统的保健要求。

能力目标

1. 掌握擤鼻涕的正确方法，能有效开展婴幼儿呼吸系统保育工作。
2. 能够对婴幼儿进行基本的呼吸系统检查。

素养目标

培养托育服务工作者的责任心和认真细致的工作品德。

案例导入

豆豆抓了一大把瓜子出去玩耍。不一会儿，她哭着回来，说鼻子难受。妈妈一看，豆豆的鼻子又红又肿，鼻孔深处有一粒瓜子。妈妈赶紧找来一把镊子，企图将瓜子夹出来，可没想到越夹瓜子越往鼻子里面跑，不一会儿，豆豆憋得满脸通红，呼吸越来越困难。妈妈急得手忙脚乱，经朋友提醒，妈妈才把豆豆送往医院。十几分钟后，经验丰富的医生借助器械小心翼翼地从豆豆的鼻腔内把瓜子取了出来。

问题：案例中豆豆妈妈的做法对不对？当家长及托育教师发现孩子的鼻腔内有异物时应如何处理？

第一节 呼吸系统概述

人体在新陈代谢过程中，需要不断地进行气体交换，即从周围的大气中摄取需要的氧气，排出二氧化碳。机体与外界环境进行气体交换的过程称为呼吸。呼吸是维持人体正常生命活动、保持内环境稳定的基本生理功能之一，一旦呼吸停止，生命也将终止。

呼吸的全过程由三个相互衔接并且同时进行的环节组成，即外呼吸、气体在血液中的运输和内呼吸。外呼吸包括肺通气（肺与外界空气之间的气体交换过程）和肺换气（肺泡与肺毛细血管之间的气体交换过程）。气体在血液中的运输是由循环血液将氧气（O_2）从肺运输到全身组织以及将二氧化碳（CO_2）从全身组织运输到肺的过程。内呼吸是血液与组织、细胞之间的气体交换过程，也称为组织换气，有时也将细胞内的生物氧化过程包括在内。

呼吸系统由呼吸道和肺组成。呼吸道包括鼻、咽、喉、气管和支气管，是气体进出肺的通道；其中喉部及以上部位称为上呼吸道，喉部以下的气管、主支气管和肺内的各级支气管称为下呼吸道（见图 3－1）。肺是进行气体交换的器官，并兼有内分泌的功能，由肺实质（支气管树和肺泡）和肺间质（结缔组织、血管、淋巴管和神经等）组成。

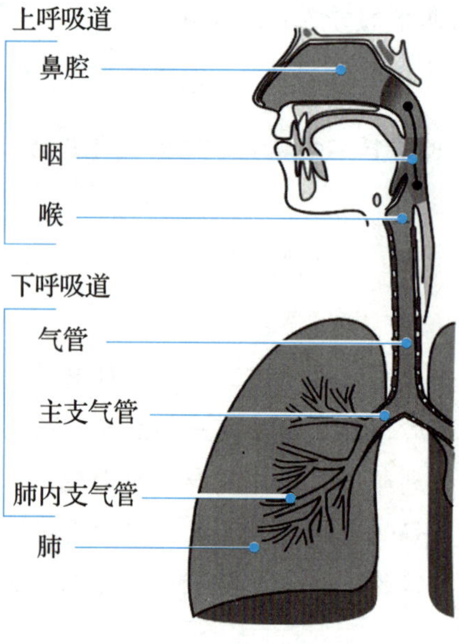

图 3－1 呼吸系统的组成

呼吸系统从外界摄取氧气，与自然界直接相通，频繁接触病原微生物，因此成为感染高发部位。婴幼儿呼吸系统疾病发病率远远高于成人，这与其特殊的生理结构和功能密切相关。呼吸系统还具有免疫功能，婴幼儿易发呼吸系统感染性疾病，也与其免疫功能不完善有关。

第二节 呼吸系统的结构

一、呼吸道

(一) 鼻

鼻是呼吸道的起始部分，也是嗅觉器官。鼻由外鼻、鼻腔和鼻窦三部分组成。鼻的结构如图 3－2 所示。

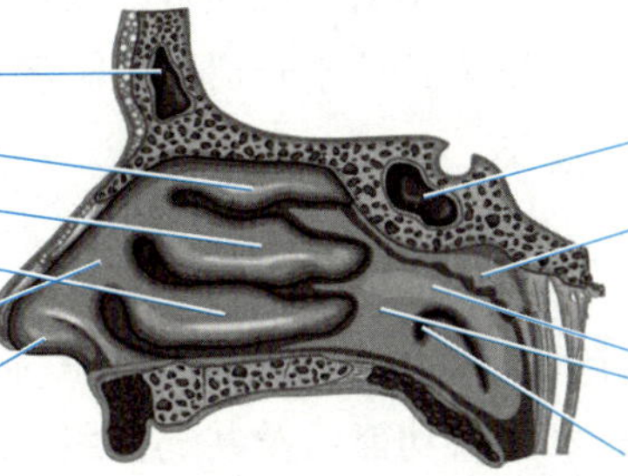

图 3－2 鼻的结构

1. 外鼻

外鼻由鼻骨和软骨做支架，被覆皮肤和少量皮下组织。鼻骨部表面的皮肤薄而松弛；软骨部表面的皮肤较厚，富含皮脂腺和汗腺。外鼻上部较窄且与额部相连的部分称鼻根，向下延成鼻背，末端为鼻尖。鼻尖两侧呈弧状隆突的部分称鼻翼，在呼吸困难时可见鼻翼煽动。婴幼儿呼吸困难时，鼻翼煽动更为明显。从鼻翼向外下方到口角的浅沟称鼻唇沟，正常人两侧鼻唇沟的深度对称，面神经瘫痪时瘫痪侧的鼻唇沟变浅或消失。

2. 鼻腔

鼻腔由位于正中矢状面的鼻中隔分为左、右两腔，鼻腔向前下经鼻孔通外界，向后经后鼻孔通鼻咽部，可分为鼻前庭和固有鼻腔。鼻腔前部为鼻前庭，内面衬以皮肤和黏膜，生有鼻毛，起滤过作用，为易发生疖肿处。后部为固有鼻腔，衬以黏膜。鼻黏膜有丰富的血管和腺体，依结构和功能的不同分为两区：呼吸区和嗅区。呼吸区范围较广，正常情况下呈淡红色，表面光滑湿润，上皮有纤毛，含有丰富的血管和鼻腺，对吸入的空气有加温和湿润作用，能够使其与肺泡气的温度、湿度相近，有利于保持肺泡的健康。嗅区分布于上鼻甲内侧面和与其相对的鼻中隔部分，呈苍白或淡黄色，内含感受嗅觉刺激的嗅细胞。

鼻腔外侧壁的结构复杂。自上而下有 3 个鼻甲突向鼻腔，分别称为上鼻甲、中鼻甲和下鼻甲。各鼻甲下方的裂隙分别称为上鼻道、中鼻道和下鼻道。在上、中鼻道有鼻窦的开口，下鼻道的前方有鼻泪管的开口。

3. 鼻窦

鼻窦是围绕鼻腔、藏于某些面颅骨内的含气骨腔，共有上颌窦、额窦、筛窦和蝶窦4对，分别开口于上、中鼻道。

婴幼儿鼻和鼻腔相对小而狭窄，鼻黏膜柔软，富含血管，缺少鼻毛，故对病原体的抵抗能力差，一旦感染容易引起鼻腔充血，导致鼻塞而出现呼吸困难和吸吮困难。在鼻中隔前下方靠近鼻孔处，黏膜柔嫩，血管丰富，容易因空气干燥或擤鼻涕太用力造成鼻出血，故此处称为“易出血区”。另外，婴幼儿的鼻泪管较短，开口接近于内眦部，且瓣膜发育不全，因此鼻腔感染易侵入结膜引起炎症。婴幼儿各鼻窦发育先后不同。新生儿时期上颌窦和筛窦极小，2岁和4岁时才分别出现额窦和蝶窦。患急性鼻炎时易导致鼻窦炎，以上颌窦和筛窦最易感染。

（二）咽

咽是一前后略扁的漏斗形肌性管道，是呼吸和消化系统的共同通道。除吞咽功能、呼吸功能之外，咽还具有保护和防御功能以及共鸣作用。此外，咽也是一个重要的发音共振器，对发音起辅助作用。

咽有前壁、后壁及侧壁，其前壁不完整，故咽向前分别与鼻腔、口腔及喉腔相通，形如三岔口。咽腔分别以软腭与会厌上缘为界，分为鼻咽、口咽和喉咽三部分（见图3－3）。

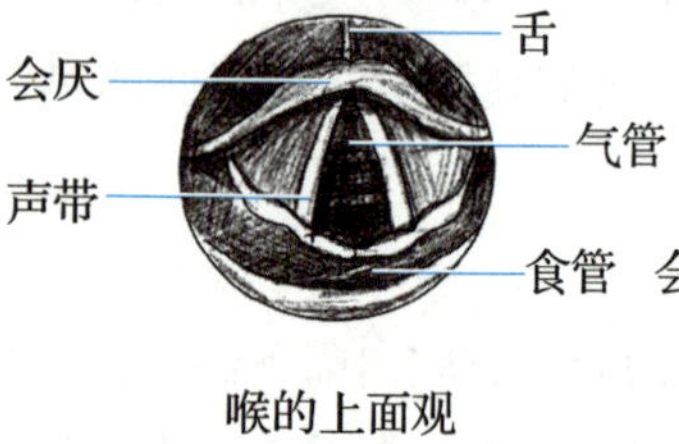

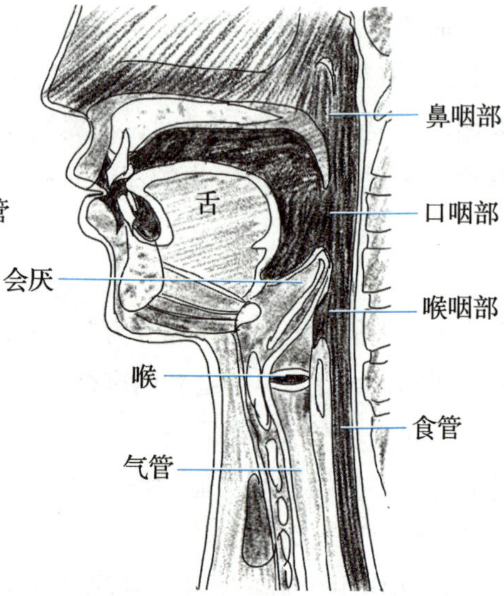

图3－3　咽腔和喉

其中，在鼻咽的两侧壁有咽鼓管口，鼻咽腔经此口借咽鼓管通中耳鼓室。咽部有丰富的免疫器官，最常见的是扁桃体。通常所说的扁桃体指腭扁桃体。腭扁桃体有一对，位于扁桃体窝内（见图 3－4）。腭扁桃体在婴儿 6 个月时开始发育，1 岁末才逐渐增大，6～7 岁发育达高峰，14～15 岁则逐渐退化，故扁桃体炎常见于年长儿，婴儿则少见。咽扁桃体又称腺样体，在胚胎第 4 个月时开始发育，到 6～7 周岁时开始萎缩，约到 10 周岁以后则完全退化。

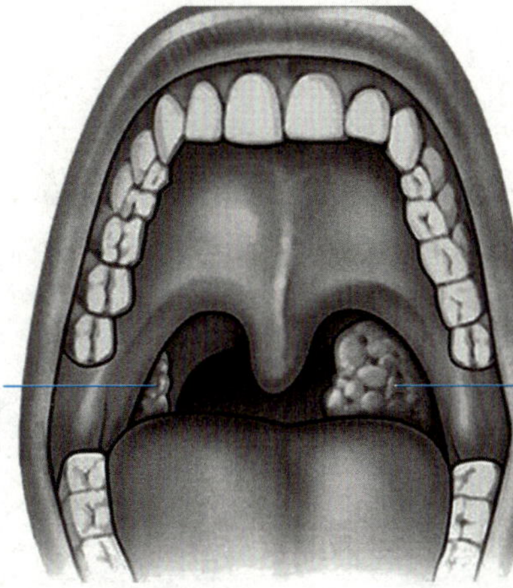

图 3－4 扁桃体（腭扁桃体）

婴幼儿的咽鼓管较宽、短、直，呈水平位，咽部感染时细菌易经咽鼓管波及中耳，引起中耳炎。反复中耳炎可能引起听力的不可逆下降。咽部的炎症（咽炎）通常会引起喉咙痛。

知识拓展

腺样体肥大

在正常生理情况下，儿童 6～7 岁时腺样体发育开始萎缩，10 岁以后逐渐退化，成年后则基本消失，因此儿童比成人更易得腺样体肥大。鼻咽部的炎症，例如鼻炎、鼻咽炎、咽炎等疾病，及其邻近器官和组织的炎症反复刺激，会使腺样体发生病理性增生，且多与慢性扁桃体炎、扁桃体肥大同时发生。腺样体肥大堵塞后鼻孔及咽鼓管口，会妨碍鼻子呼吸，并影响鼻窦的排泄，易导致鼻窦炎，也会使咽鼓管阻塞而导致中耳炎。表现为睡眠时张口呼吸，舌根后坠引起打鼾，夜寐不宁，鼻分泌物多，说话时有鼻音，语音含糊；吞咽与呼吸之间共济失调，常发生呛咳，吞咽困难。年龄较小的患者可能出现不愿进食、喂养困难的情况。长期张口呼吸导致面骨发育障碍，上颌骨变长，硬腭高拱，牙列不整，上切牙外露，唇厚，面部缺乏表情，有痴呆表现，形成“腺样体面容”（见图 3－5）。小儿的腺样体肥大引起的打鼾常被忽视，多和扁桃体肿大一起构成打鼾的病因。若合并出现上切牙外露、上唇上翘的面容，应谨防腺样体面容的早期改变，及时到医院检查腺样体。腺样体肥大或腺样体受到感染的儿童，通常可通过手术连同扁桃体割除。

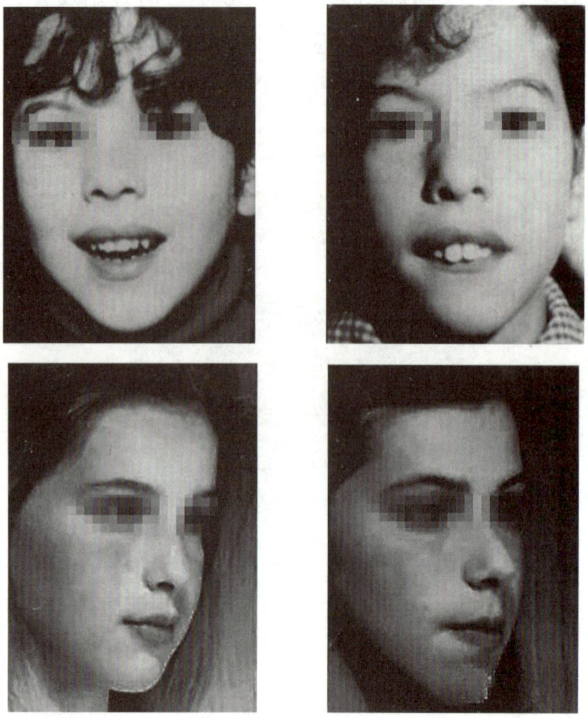

图 3-5　正常面容（左）和腺样体面容（右）

（三）喉

喉既是呼吸的通道又是发音的器官，是呼吸道最狭窄的部位。喉位于颈前部正中，上端为会厌上缘，下端接续气管，后方为咽，喉内有声带。喉由软骨、韧带、肌肉及黏膜构成。甲状软骨最大，它的中部上端向前突出，称喉结。环状软骨位于甲状软骨的下方，是呼吸道软骨支架中唯一完整的软骨环。后方有会厌软骨，形状如匙，上端游离，下端吞咽时盖住气管入口，以防止食物滑入气管。

婴幼儿声带短而薄，不够坚韧，所以声调比成人高。婴幼儿音域窄，声带易疲劳，因此不宜唱成人的歌。婴幼儿喉腔狭窄，声门狭小，黏膜嫩，血管丰富，故患喉部炎症时容易出现充血水肿而引起声嘶及吸气性呼吸困难。婴幼儿会厌软骨不灵敏，极易出现异物吸入，甚至喉梗阻的情况，一旦发生，若未及时有效地进行救治，在几分钟之内就可窒息死亡。

（四）气管和支气管

气管为富有弹性、后壁略平的圆筒形管道。位于食管前方，上与喉相连，下入胸腔，至胸骨角平面分为左、右主支气管，分别进入两肺。支气管在肺内形成树枝样分叉。由于气管软骨支架的作用，管腔保持开放状态，以维持呼吸功能的正常进行。右侧支气管短而粗，比较直，左侧支气管细而长，因此有异物误入气管时最易坠入右侧支气管内。气管、支气管内壁的黏膜能分泌黏液，具有进一步清洁空气的作用；内壁上还有纤毛（见图3－6），纤毛的定向摆动可把被吸入的灰尘和细菌等排出，也就是人们咳出的“痰”。

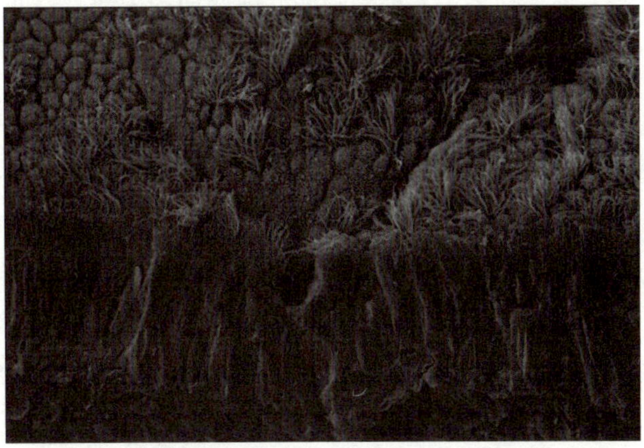

图3－6 气管、支气管内壁上的纤毛

婴幼儿气管和支气管管腔较狭窄，管壁柔嫩，缺乏支撑。婴幼儿气管内的纤毛运动能力差，清除吸入异物的功能不足，且黏液分泌不足，气道干燥，故不能有效清除吸入的微生物；加之黏膜血管丰富，容易受到感染发生气道狭窄或阻塞，因此易出现呼吸不畅的现象，且年龄越小，越易发生。

二、肺

肺是机体与外界进行气体交换的器官，由肺内各级支气管及无数肺泡组成。同时，肺还具有内分泌的功能。

（一）肺的位置和形态

左、右两肺位于胸腔内，纵隔的两侧，膈的上方。右肺因膈下有向上隆凸的肝，故较宽而短；左肺因受偏向左侧的心脏的影响，故较窄而长（见图3－7）。

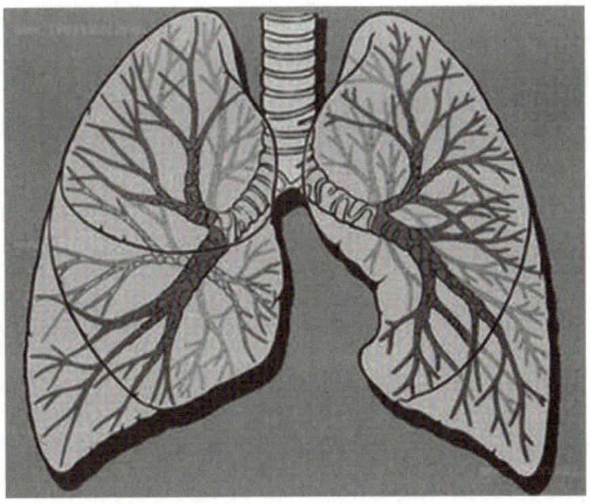

图3－7 肺

肺表面为脏胸膜所被覆，光滑润泽。肺内含有大量的空气及弹性纤维，质软而轻，富有弹性。婴幼儿新鲜肺呈淡红色，随着年龄的增长，由于不断吸入空气中的尘埃、炭末等颗粒，这些杂质沉积于肺，肺的颜色逐渐变成灰色或深灰色，并混有许多黑色斑点。

肺略呈圆锥形，上部为肺尖，下部为肺底。内侧面的中部有一凹陷，称肺门，是支气管、肺动脉、肺静脉等结构出入肺的门户。

左肺被肺裂分为上叶和下叶两叶，右肺则被分为上叶、中叶和下叶三叶。

（二）肺内导管部结构

支气管入肺后反复分叉，越分越细，最后连于肺泡，其分支呈树枝状，称为支气管树。肺是以支气管反复分叉形成的支气管树为基础构成的。如以气管为 0 级，主支气管为 1 级，每经过一级就有一次分叉，大约有 23 级分叉。支气管各级分支之间以及肺泡之间都由结缔组织性的间质所填充，血管、淋巴管、神经等随支气管的分支分布在结缔组织内。最初的 16 级分支为肺的导管，包括小支气管。细支气管和终末支气管均无气体交换功能，最后管壁的软骨逐渐变得不规则甚至消失，而主要由平滑肌构成。平滑肌的收缩和舒张会改变管腔口径的大小，从而影响气道阻力。

肺泡是组成肺的最小单位，是进行气体交换的场所。肺泡壁很薄，外面缠绕着毛细血管网，毛细血管与肺泡紧贴在一起，有利于气体交换。肺泡内的表面液膜含有表面活性物质，起着降低肺泡表面液体层表面张力的作用，使细胞不易萎缩，且吸气时又较易扩张。新生儿及早产儿缺乏肺表面活性物质，因此肺泡容易塌陷，易罹患肺不张。

（三）肺的血管

肺具有两套血管系统：一是组成小循环的肺动脉和肺静脉，是肺的功能血管，具有完成气体交换的作用；二是属于大循环的支气管动脉和支气管静脉，是肺的营养血管。

在胎儿时期，肺脏就已发育，但婴幼儿肺泡量少，含气量小，肺组织弹力纤维发育差，血管丰富，造成肺含气少而含血多，气体交换面积小，容易发生肺部感染。细支气管管腔较狭窄，分泌黏液较稠，容易发生堵塞，所以容易引起肺气肿或肺不张。

第三节　呼吸系统的功能

自然界的生物，包括动植物、微生物，都普遍存在呼吸现象。呼吸运动给机体提供了氧，使生物体能够时刻不停地与周围环境进行物质和能量交换，即新陈代谢。新陈代谢是生物体进行一切生命活动的基础。在新陈代谢的基础上，生物体对外界刺激发生一定的反应，从而适应周围的环境，并进行生长、发育和繁殖。呼吸系统最重要的功能是呼吸功能，另外还有防御功能、代谢功能和神经内分泌功能。

一、呼吸功能

呼吸功能包括肺通气、肺换气、气体运输和组织换气。肺通气和肺换气又称为外呼吸；组织换气又称为内呼吸。

（一）肺通气

肺通气是肺与外环境之间的气体交换过程，通过呼吸运动来完成。基本呼吸中枢位于延髓，呼吸运动是呼吸肌在神经系统控制下进行有节律的收缩和舒张造成胸廓缩扩的过程。肺通气器官包括呼吸道、肺泡、胸廓，其直接动力是外界环境与肺泡间的压力差，肺通气功能的评价指标为肺活量。

按照呼吸深度，呼吸运动可分为平静呼吸和用力呼吸。平静呼吸是指安静状态下的呼吸运动，吸气是主动过程，呼气是被动过程。成人平静呼吸频率为 12～20 次 / 分钟。当运动或患某些疾病时则表现为用力呼吸，即呼吸加深、加快的呼吸运动，此时体内含有大量二氧化碳，而氧气相对不足，因此吸气和呼气都是主动过程。按照呼吸肌的参与方式，呼吸运动又可分为胸式呼吸和腹式呼吸。胸式呼吸是以肋间外肌舒缩引起胸廓变化为主的呼吸运动。吸气时，肋间外肌收缩，胸廓扩大，肺容积增大；呼气时，肋间外肌舒张，胸廓缩小，肺容积缩小。腹式呼吸是以膈肌舒缩引起腹壁变化为主的呼吸运动。吸气时，膈肌收缩，顶端下降，胸廓扩大，肺容积增大；呼气时，膈肌舒张，顶端回升，胸廓缩小，肺容积缩小。

婴幼儿胸廓短小呈桶状，肋骨呈水平位。膈肌位置高，心脏呈横位，肺脏相对大而胸廓活动范围小，肺呼吸肌不发达，不利于吸气运动，因此主要靠膈肌呼吸（腹式呼吸），3 岁以后发展为胸式呼吸。

（二）肺换气

肺换气是指肺泡与肺毛细血管血液之间的气体交换过程（见图 3－8）。经肺通气进

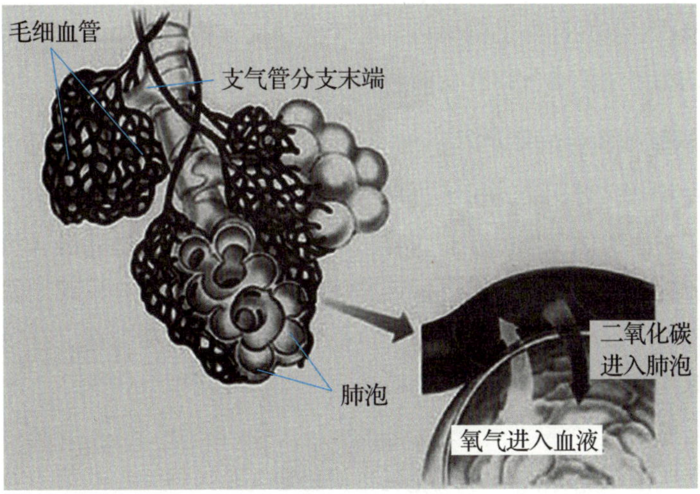

图 3－8　肺换气

入肺泡的新鲜空气由于气体的分压差，从肺泡扩散到静脉血中，而静脉血中的二氧化碳则向肺泡扩散。这样，静脉血中的氧分压逐渐升高，二氧化碳分压逐渐降低，最后接近于肺泡气的氧分压和二氧化碳分压。由于氧气和二氧化碳的扩散速度极快，当血液流经肺毛细血管全长约 1/3 时，肺换气过程已基本完成，最后静脉血在流经肺部之后变成了动脉血。

正常成年人约有 3 亿个肺泡，其呼吸膜总面积达 $70m^2$，安静状态时仅有约 $40m^2$ 参与气体交换，有很大的储备面积。足月新生儿呼吸膜总面积约为成人的 3%，储备功能不足。婴幼儿呼吸时，肺不能充分扩张，加之婴幼儿新陈代谢快，机体需氧量较成人多，因此婴幼儿呼吸频率快，且年龄越小，呼吸越快。婴幼儿因调节呼吸的神经中枢发育尚未完善，呼吸节律常不稳定，尤其是新生儿，可出现节律不齐、间歇和暂停现象。

（三）气体运输

气体运输是指通过血液循环，将从肺泡摄取的氧气运送到组织，同时把组织细胞产生的二氧化碳运送到肺。气体在血液中运输的形式主要有两种：一种是气体在血浆中的物理溶解，另一种是气体与某些物质进行化学结合。化学结合的运输方式运输气体量大，是气体在血液循环中的主要运输方式。氧气与血红蛋白进行可逆性的化学结合，这种运输方式约占 98.5%。二氧化碳运输的化学结合形式约占 95%，主要以碳酸氢根的形式存在。

（四）组织换气

组织换气是指血液与组织细胞之间进行的氧气与二氧化碳的气体交换过程。当血液流经组织细胞周围的毛细血管时，血液中的氧气浓度比组织细胞中的氧气浓度高，而血液中的二氧化碳浓度比组织细胞中的二氧化碳浓度低，因此血液中的氧气扩散进入组织细胞，组织细胞中的二氧化碳扩散进入血液。这样，血液就从含氧气较多、颜色鲜红的动脉血变成含氧少、颜色暗红的静脉血。整个气体交换的过程是通过气体扩散作用实现的，气体交换的结果是使动脉血转变为静脉血。

（五）呼吸系统的简易检查方法

呼吸系统的检查主要用于评价呼吸功能，是早期筛查呼吸系统疾病的常用手段，也是托育机构日常卫生保健工作的重点内容，在晨午检及评估婴幼儿健康状况时应用。婴幼儿语言表达不完整，相关症状主要通过整体观察和体格检查来发现，因此呼吸系统的评估和检查方法对于婴幼儿来说特别重要。托育机构可通过鼻咽部、呼吸音的检查及呼吸频率的计数来对婴幼儿呼吸系统进行检查。

1. 鼻咽部的检查

鼻咽部是呼吸道起始部，与外界环境直接相通，是人体免疫的第一道防线，也是许多呼吸系统疾病的早期病变部位。每日进行鼻咽部检查，可有效筛查常见呼吸系统疾病及传染病。通过入园的晨午检可以做到疾病早发现、早隔离、早治疗，有效保障婴幼儿的健康安全。

咽部具体的检查方法是：让婴幼儿张口，尽量暴露咽部；用医用手电筒观察咽喉部黏膜是否完整，是否有充血；口腔及咽部黏膜是否有破损、疱疹、白膜；扁桃体是否充血肿大，是否有白色脓点。在检查鼻腔时，注意让婴幼儿闭眼，以免手电筒强光刺激眼睛。鼻腔的检查内容主要是鼻前庭，看是否有红肿、疔疖、出血，是否有异物堵塞。

2. 呼吸音的检查

正常人呼吸时，气流通过呼吸道和肺泡，产生湍流引起振动，发出声响，通过肺组织及胸壁传至体表的声音，即为呼吸音。通过聆听呼吸音可以评价呼吸道是否通畅，肺部功能是否正常。具体检查内容包括观察婴幼儿是否用口呼吸，聆听睡眠时是否有鼾声，呼吸时是否有鼻音、痰音或喘音，声音是否嘶哑。

知识拓展

三凹征

当某些疾病影响吸气功能时，会出现呼吸困难的症状，“三凹征”是最典型的临床体征，即在吸气状态下出现胸骨上窝、锁骨上窝、肋间隙明显凹陷（见图3－9）。多种原因导致的炎症、非炎症、异物、大气道水肿充血会造成不同程度的气道梗阻，吸气时空气无法吸入肺内，因此主动吸气时锁骨、胸骨、肋间隙的软组织就会随着吸气动作凹陷，患者可能会有不同程度的鼻翼煽动、大汗淋漓、口唇发绀，常见疾病如肺炎、支气管哮喘、急性喉炎、气管异物梗阻等。如果三凹征在短时间内得不到处理，患儿就会因严重缺氧而死亡。因此要密切观察患儿呼吸时的形态，只要出现一凹，就应立刻送医诊治。

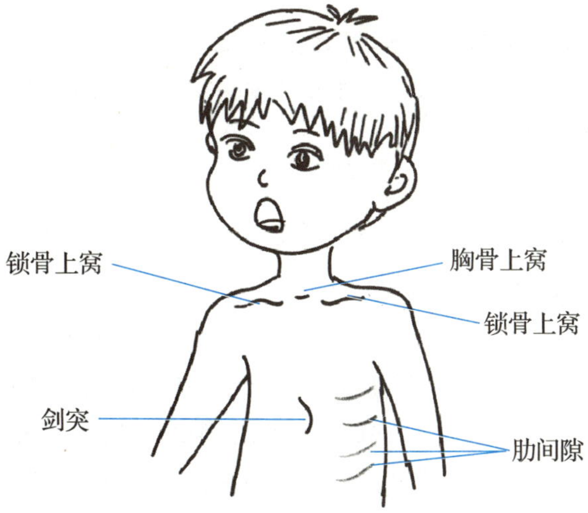

图3－9 三凹征

3. 呼吸频率的计数

呼吸频率是表示每分钟呼吸的次数的医学术语，胸部的一次起伏就是一次呼吸，即一次吸气一次呼气。婴幼儿以腹式呼吸为主，因此数呼吸频率时可以观察婴幼儿腹壁运动 1 分钟来计数。

婴幼儿呼吸频率比成人快，年龄越小，频率越快。新生儿 40 ～ 44 次 / 分钟，1 岁以下 30 次 / 分钟，1 ～ 3 岁 24 次 / 分钟，3 ～ 7 岁 22 次 / 分钟，7 ～ 14 岁 20 次 / 分钟，14 ～ 18 岁呼吸频率与成人相同，为 16 ～ 18 次 / 分钟。婴幼儿神经系统发育不健全，其呼吸中枢调节能力差，导致呼吸节律不稳定，可出现深浅交替的呼吸，或者呼吸节律不整、间歇、暂停等现象，尤以早产儿、新生儿明显。

二、其他功能

呼吸系统还有防御功能、代谢功能和神经内分泌功能。呼吸系统的防御功能通过物理机制（包括鼻部加温过滤、咳嗽、喷嚏、支气管收缩、纤毛运动等）、化学机制（如溶菌酶、乳铁蛋白、蛋白酶抑制剂、抗氧自由基的谷胱甘肽和超氧化物歧化酶等）、细胞吞噬（如肺泡巨噬细胞及中性粒细胞等）和免疫机制（如 B 细胞分泌抗体、介导迟发型变态反应从而杀死微生物）等得以实现。肺具有代谢功能，某些病理情况能导致肺循环的代谢异常，可能因此导致肺部疾病的恶化或全身疾病的发生。肺组织内存在一种具有神经内分泌功能的细胞，起源于该细胞的良恶性肿瘤在临床上常表现出异常的神经内分泌功能，如皮质醇增多症、成年男性乳腺增生等。

第四节　呼吸系统的保健

婴幼儿呼吸系统保健措施的根本目的是以婴幼儿生理发育特点为依据，改善内外环境，保护呼吸系统生理功能免受损伤，维持或促进其呼吸功能。

一、外环境

呼吸系统与外部环境关系密切，空气质量对呼吸系统的影响十分明显。因此，婴幼儿呼吸系统保健首先应做到以下几点：

（1）保持空气清洁。有研究显示，北京市居室监测点细菌总数超标率接近 1/4，链球菌、真菌检出率为 100%，尘螨检出率为 92.8%，居室环境生物污染是影响健康的重要因素。开窗通风后，细菌总数显著减少。因此，婴幼儿生活房间应经常开窗通风，保持室内空气流通，减少病菌，提供充足氧气，促进婴幼儿新陈代谢。婴幼儿生活环境应避免二手烟、尘螨、油烟，并远离雾霾、汽车尾气、重金属污染等。

（2）室内居住环境应保持适当的温湿度。婴幼儿体温调节中枢功能尚不完善，室温过高，易引起发热；室温过低，影响四肢活动和吸吮动作。因此房间的温度宜保持在 18 ～ 24℃，湿度保持在 55% ～ 65%。新生儿出生后环境温度显著低于宫内温度，散热增加，应特别注意保温，室温以 20 ～ 22℃为宜。早产儿或低体重儿对保暖需求更高，出生体重越低、日龄越小，适宜的环境温度越高。

（3）如遇空气污染或重度污染，应减少户外活动，或佩戴口罩出行。天气寒冷时注意口鼻保暖，减少冷空气对呼吸道的刺激。

二、内环境

良好的内环境是保持良好呼吸功能的根本，要培养婴幼儿良好的卫生习惯、生活习惯和饮食习惯。

（一）良好的卫生习惯

搞好个人卫生，养成勤洗手的习惯。在呼吸系统疾病高发季节，避免出入人员密集场所，注意佩戴口罩。打喷嚏时用肘部捂住口鼻，不随地吐痰。鼻腔对空气有加温、加湿和清洁的作用，要养成用鼻呼吸的习惯，预防上呼吸道感染。不要用手挖鼻孔，谨防异物塞入鼻孔，以防鼻腔感染或鼻出血。积极治疗鼻塞，以防长期鼻塞引起缺氧或面容改变。罹患呼吸系统疾病时要多喝水，能正确地擤鼻涕和叩背排痰。

1. 擤鼻涕

鼻腔通过鼻泪管和咽鼓管分别与眼、耳相连，因此鼻腔炎症容易引起结膜炎和中耳炎。擤鼻涕时鼻腔压力增大，可确保气流冲出鼻腔分泌物，但又不可过大，否则会使鼻腔炎症波及眼和耳。因此要学会正确擤鼻涕的方法。擤鼻涕时，应保持嘴巴闭紧，用手指轻压一侧鼻孔，气由另一侧鼻孔呼出，擤出鼻涕，擦净后再擤另一侧，不能两侧同时擤（见图 3－10）。当鼻塞严重或鼻涕黏稠难以擤出时，不可用蛮力擤鼻涕，在积极治疗的前提下，可用生理盐水鼻腔护理器进行鼻腔冲洗，稀释黏稠分泌物后再尝试擤鼻涕。

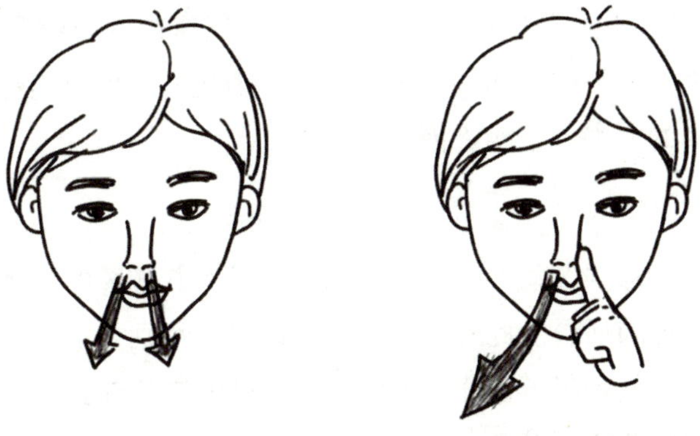

先闭紧嘴巴　　用手指轻压一侧鼻孔，气体由另一侧鼻孔呼出，擤出鼻涕，清洁后擤另一侧

图 3－10 正确擤鼻涕

2. 叩背排痰

在呼吸道和肺部有感染时，婴幼儿特别需要大人帮助其叩背排痰。叩背排痰是通过胸壁震动气道，使附着在肺、支气管内的分泌物脱落，再通过咳嗽将其排出体外，恢复呼吸道通畅。叩背体位应遵循体位引流原理，痰液栓子脱落后，比较容易进入大气道然后顺利咳出。正确方法是：一手托患儿胸部使其头朝下趴在床上（或侧身躺在床上）或抱起后置于操作者的双膝之间，婴儿可抱趴在肩部，或抱趴或抱坐于腿上，头略低，操作者手指并拢，手掌握成空杯状，手掌根部离开胸壁 3 ～ 5cm，从背部肺底自下而上，由外向内，迅速而有节奏地叩击背部，震动气道，叩击时发出空而深的“啪、啪”声响，频率为 100 ～ 200 次 / 分钟。然后让患儿深呼吸用力咳嗽，将痰液咳出。如图 3－11 所示。叩背力量应恰当均匀，保证患儿舒适无哭闹，避开肩胛骨、脊柱。一天应叩背 3 ～ 5 次，每次 2 ～ 3 分钟。如果叩背频率太慢，对于排痰是没有效果的。在夜间，由于体位关系，呼吸道内会沉积大量痰液，所以叩背排痰的最佳时间是清晨起床后。其他时间可安排在餐后 2 小时至餐前 30 分钟之间，以防震荡过度造成呕吐、吐奶等影响孩子营养的吸收或者导致吸入性肺炎等情况的发生。

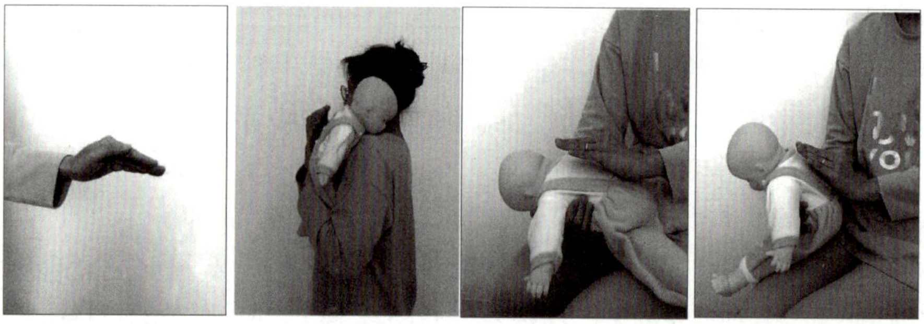

图 3－11　叩背排痰

需要注意的是，叩背时应该用单层薄布（薄衣服）保护婴幼儿背部，避免直接叩击引起皮肤发红，同时也应避免覆盖物过厚降低叩击时的震荡效果。若叩背后痰液未咳出而是咽下，也是有效的，痰液由呼吸道进入消化道，气道内的异物和过多的液体被清除，有利于呼吸系统炎症的消除，而消化道内有许多消化酶，可以消化清除这些异物和过多的液体，其对人体的危害也就随之消失了。

（二）良好的生活习惯

经常参加体育锻炼能加强婴幼儿呼吸肌的力量，扩大其胸廓的活动范围，使参与呼吸的肺泡增多，从而增加肺活量。此外，参加体育锻炼，特别是空气浴，能增强婴幼儿呼吸器官的适应能力，降低呼吸道疾病的发病率。户外的空气新鲜，含氧量高而含病菌少，可以弥补婴幼儿呼吸功能不健全引起的缺氧。

要注意保护婴幼儿声带。说话、唱歌主要是声带及肺的活动，因此应为婴幼儿选择适合其音域特点的歌曲和朗读材料，过高或过低的音调都会使婴幼儿声带疲劳，更不宜唱成人歌曲。唱歌或朗读的场所应空气新鲜，相对湿度为40%～60%，温度不低于18℃，避免尘土飞扬。唱歌或朗读的过程中要适当安排休息，以免声带过度疲劳。避免婴幼儿大声喊叫或唱歌，更不宜在冷空气中喊叫或唱歌。当咽部有炎症时应减少发声，直至完全恢复。

婴幼儿的胸廓是否健康发育，直接影响肺的发育和呼吸运动，因此应教给婴幼儿坐、立、行走的正确姿势。要保持婴幼儿卧室整洁、寝具清洁，防止真菌及尘螨污染。不要让婴儿在软床上趴睡或蒙头睡觉，防止缺氧窒息。“寒从脚下起”，要注意足部保暖，防止感冒。

（三）良好的饮食习惯

婴幼儿会厌反射不灵敏，容易吸入异物，应教育婴幼儿安静进食、专心吃饭。吃饭喝水时大人不逗笑、不说教，孩子不哭闹、不跑跳。婴幼儿应避免进食硬块状食物，如硬糖果、坚果等，避免进食黏滑食物，如年糕、果冻等。不要让婴幼儿玩和捡纽扣、玻璃球、药片、豆粒、硬币等物品，并告知婴幼儿不能将小物品放入口、鼻内。

本章小结

本章主要介绍了婴幼儿呼吸系统的结构特点、生理功能和保健要求。婴幼儿呼吸系统结构不健全，鼻腔小、黏液分泌少，易受感染，咽鼓管短、宽、直，鼻腔疾病容易诱发中耳炎及结膜炎；声带短而薄，声带易疲劳；会厌反射不灵敏，容易出现气道异物伤害；支气管纤毛运动能力差，肺泡数量少等特点，也决定了婴幼儿易患呼吸道疾病。通过学习，同学们可以了解婴幼儿呼吸系统与成人的差异，了解婴幼儿呼吸系统疾病特有的病理特点，学会基本的呼吸系统检查方法和保健措施，明白如何保护婴幼儿的呼吸系统，预防呼吸系统疾病。

同步练习

一、选择题

1. 人体呼吸道最狭窄的部位是（　　）。

A. 肺泡　　B. 咽　　C. 喉　　D. 气管

2. 鼻腔对空气的加工作用不包括（　　）。

A. 加温　　B. 湿润　　C. 清洁　　D. 嗅觉

3. 下列哪个部位不属于上呼吸道？（　　）

A. 鼻　　B. 咽　　C. 喉　　D. 气管

4. 评价呼吸功能最常用的指标是（　　）。

A. 呼吸频率　　B. 呼吸节律　　C. 肺活量　　D. 呼吸音

5. 婴幼儿鼻咽部检查内容不包括（　　）。

A. 口腔黏膜是否完整　　B. 扁桃体是否肿大

C. 鼻腔分泌物多不多　　D. 鼻前庭是否有异物

二、判断题

1. 鼻腔与眼和耳通过鼻泪管和咽鼓管相连，因此容易相互影响。（　　）
2. 婴幼儿的声带宽而厚，声调比成人高。（　　）
3. 婴幼儿的居住环境应保持清洁卫生，经常通风。（　　）
4. 肺换气是指肺泡与组织液之间的气体交换过程。（　　）
5. 婴幼儿的肺泡数量比成人多，但充盈不足。（　　）

三、简答题

1. 怎样正确擤鼻涕？
2. 怎样给婴幼儿叩背排痰？
3. 呼吸系统的功能包括哪些？

四、思考题

请思考如何做好婴幼儿呼吸系统的卫生保健工作。

第四章 消化系统

学习目标

知识目标

1. 掌握消化系统的结构。
2. 熟悉消化系统的生理功能。
3. 掌握婴幼儿消化系统的特点。
4. 了解胸腹部标志线和腹部分区。
5. 掌握婴幼儿消化系统的保健要求。

能力目标

能够根据婴幼儿消化系统的生理发育特点开展有效的保育活动，培养婴幼儿良好的饮食、卫生习惯。

素养目标

结合课程内容，关注婴幼儿健康，树立以人为本的职业教育理念。

案例导入

某育婴员为 11 个月大的婴儿明明编制了一日食谱：牛奶 2 瓶（含酸奶 1 瓶），大米和豆类 100 ～ 200g，鸡蛋 1 个，鱼肉 100 ～ 200g，蔬菜和水果 50g，咖啡 1 杯，每餐间隔 4 小时，一日 4 餐。

问题：育婴员为明明编制的食谱有没有问题？如果有，请指出并改进。

第一节 消化系统概述

一、消化系统的组成

消化系统由消化管和消化腺两大部分组成（见图 4－1）。消化管由口腔、咽、食管、胃、小肠（十二指肠、空肠、回肠）和大肠（盲肠、阑尾、结肠、直肠、肛管）组成，是一条粗细不均的管道。通常把口腔到十二指肠的部分称为上消化道，把空肠及以下的部分称为下消化道。消化腺包括大、小消化腺两种。大消化腺位于消化道以外，是肉眼可见、独立存在的器官，包括大唾液腺（有三对，分别是腮腺、舌下腺、下颌下腺各一对）、肝、胰等。小消化腺位于消化管壁内，如食管腺、胃腺、肠腺等，均为实质性器官。

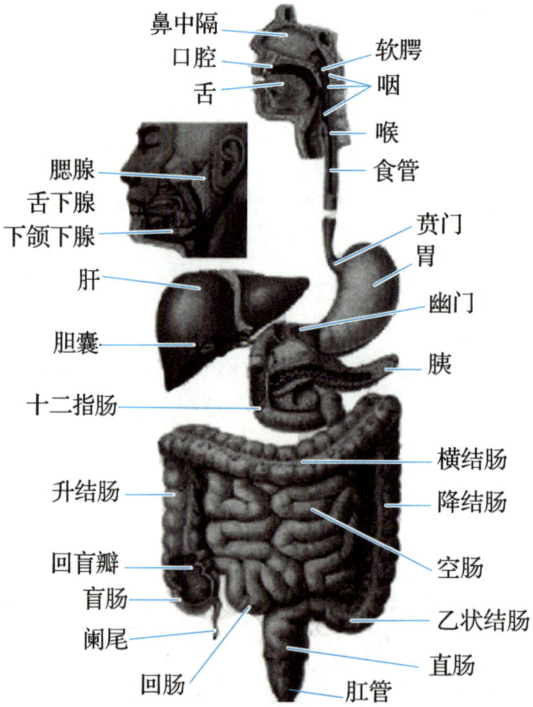

图 4－1 消化系统的组成

二、胸部标志线

（1）沿身体前面正中所作的垂线，称为前正中线。

（2）经过锁骨中点所作的垂线，称为锁骨中线。

（3）经过腋窝前缘、中点和后缘所作的垂线，分别称为腋前线、腋中线、腋后线。

（4）经过肩胛下角所作的垂线，称为肩胛线。

（5）经过人体后面正中所作的垂线，称为后正中线。

三、腹部的分区

（一）4 区法

以前正中线和脐的水平线，把腹部分为左上腹部、右上腹部、左下腹部、右下腹部 4 个区。

（二）9 区法

以两条水平线（上面水平线为两肋弓下缘连线，下面水平线为两髂前上棘的连线）和两条垂直线（两髂前上棘至腹正中线的水平线的中点上所作的垂直线）把腹部分成 9 个区：左季肋区、腹上区、右季肋区；左腹外侧区、脐区、右腹外侧区；左腹股沟区、腹下区、右腹股沟区（见图 4－2）。

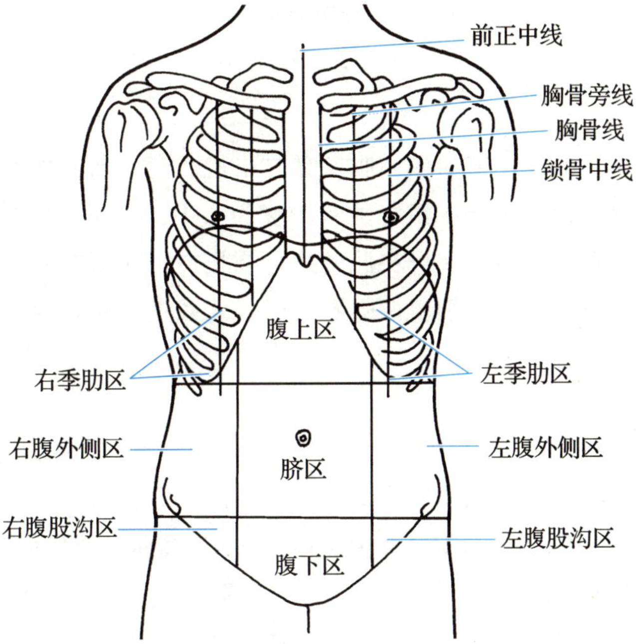

图 4－2　胸部标志线和腹部分区

第二节　消化系统的结构

一、消化管

除口腔与咽外，消化管管壁由内向外依次为黏膜、黏膜下层、肌层和外膜 4 层。

（一）口腔

口腔是消化道的起始部，口腔前壁为上、下唇，两侧为颊，上壁为腭，下壁为口腔底，口腔内有牙、舌等器官（见图 4-3）。口腔以上、下牙弓咬合为界，分为口腔前庭和固有口腔两部分。当上、下牙弓咬合时，口腔前庭可经第三磨牙后方间隙与固有口腔相通。

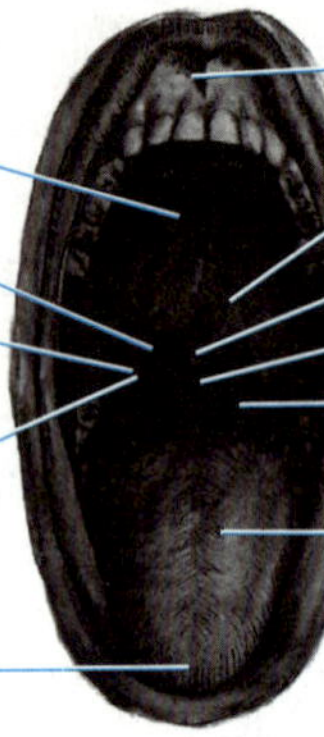

图 4-3　口腔结构

1. 口唇和颊

口唇和颊均由皮肤、皮下组织、肌及黏膜组成。两唇间的裂隙称口裂，两唇结合处称口角。上唇外面正中有一纵行的浅沟称为人中，是人类特有的结构，我国传统医学称人中穴。病人昏迷时，可在此处进行指压或针刺。在上颌第二磨牙相对的颊黏膜处，有腮腺管的开口。细菌性腮腺炎患者化脓期挤压腮腺可见脓液自导管口流出。

2. 腭

腭构成口腔上壁，分前 2/3 的硬腭及后 1/3 的软腭。硬腭以骨腭为基础，表面覆以黏膜，黏膜与骨紧密结合。软腭是硬腭向后延伸的柔软部分，由骨骼肌和黏膜构成。软腭后下方倾斜游离，其中央有一乳头状突起称腭垂或悬雍垂。至腭垂向两侧形成两条弓形皱襞，前方一对延续于舌根，称腭舌弓；后方一对向下延至咽侧壁，称腭咽弓。两侧腭舌弓、腭垂及舌根共同围成咽峡，是口腔与咽的交界处。

3. 舌

舌位于口腔底部，以肌肉为基础，表面覆以黏膜。舌分为上、下两面。上面为舌背，舌面前 2/3 为舌体、后 1/3 为舌根，舌体的前端称为舌尖。脱落的舌黏膜上皮和表面的黏膜形成许多小突起，称舌乳头，可感受味觉的刺激。脱落的舌黏膜上皮细胞混以细菌、唾液、食物残渣构成舌苔，观察舌苔的厚薄和颜色可以了解人体的健康状况。舌的下面正中线上，有一纵行的黏膜皱襞连于口腔底，称舌系带。儿童舌系带过短可影响发音。

4. 牙

牙是人体内最坚硬的器官，镶嵌于上、下颌骨的牙槽骨内。

（1）牙的形态。一颗牙在外形上可分为牙冠、牙颈和牙根三部分。每个牙根有牙根尖孔通过牙根管与牙冠较大的牙冠腔相通。牙根管与牙冠腔合称牙腔或髓腔。牙的形态及构造如图 4－4 所示。

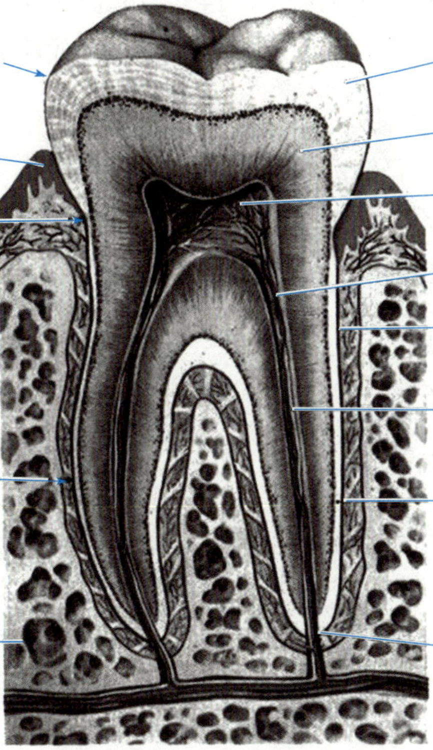

图 4－4 牙的形态及构造

（2）牙的组成。牙由牙釉质、牙本质、牙骨质、牙髓组成。牙齿的主要构成物质为牙质（牙本质），外面包有牙釉质（在牙冠部分）和牙骨质（在牙根部分）。牙骨质外还有由纤维组成的牙周膜，把牙齿固定在牙槽中。牙的中央有牙髓腔，内充满牙髓，并有丰富的血管和神经。

（3）牙周组织。牙周组织由牙周膜、牙槽骨和牙龈（俗称牙花肉）三部分组成，它的主要功能是支持、固定和营养牙齿。牙周膜是一种致密的纤维组织，一端埋入牙骨质，一端连接牙槽骨，实际上是牙齿通过牙周膜被悬吊在牙槽窝中，使牙齿能牢固地固定在颌骨的牙槽窝内，且具有一定的弹性，有利于缓冲牙齿承受的咀嚼力。牙槽骨是包围在牙根周围的颌骨的突起部分，形成牙槽窝，牙根直立其中使牙齿和牙槽骨紧紧地连接在一起，不松动，便于咀嚼。牙龈覆盖在牙槽骨的表面，包绕着牙颈部，边缘呈弧形，两牙之间的牙龈呈楔形，称为牙龈乳头。正常的牙龈为粉红色，质韧，微有弹性，故能承受咀嚼压力，耐受食物的摩擦。牙髓的神经、血管通过牙根尖孔与牙槽骨和牙周膜的血管、神经相连接，营养物质通过血液供给牙髓，营养牙齿，所以牙齿和牙周组织关系密切。

（4）牙的分类及萌出。牙根据形状可分为尖牙、切牙、前磨牙、磨牙。人的一生中先后有两副牙齿，按萌出先后分为乳牙和恒压。乳牙（见图 4－5）一般在出生后 6 个月左右开始萌出，有的提前至 4 个月萌出，2.5 ～ 3 岁出全，共 20 颗。乳牙数可以（月龄 −4 或 6）估算。如 14 个月龄的宝宝，用 14−4=10，14−6=8，即乳牙数为 8～10 颗。恒牙（见图 4－6）在 6 ～ 7 岁开始萌出，恒牙的第一颗磨牙首先长出，直至 13 ～ 14 岁

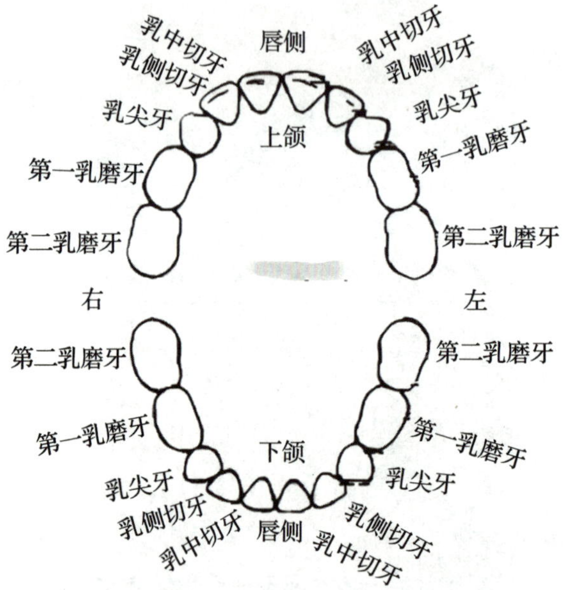

图 4－5 乳牙

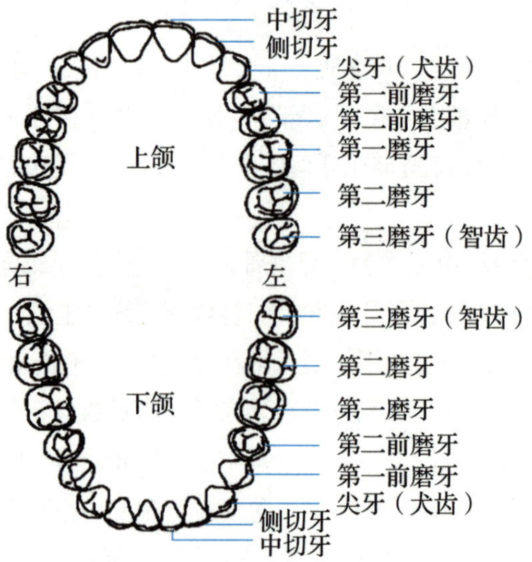

图 4－6 恒牙

逐步出全替换全部乳牙，而第三颗磨牙（智齿）萌出最迟，又称为迟牙，到 17 ～ 25 岁成年后才长出，有的甚至终生不出。因此恒牙数在 28 ～ 32 颗为正常。

（5）牙的排列。乳牙上、下颌左右各 5 颗，共 20 颗。恒牙上、下颌各 7 ～ 8 颗，共 28 ～ 32 颗。为了记录牙的位置，常以人的方位为准，以记号“+”划分四区表示左、右侧及上、下颌牙的牙位，并以罗马数字 I ～ V 表示乳牙，用阿拉伯数字 1 ～ 8 表示恒牙。如图 4－7 所示。

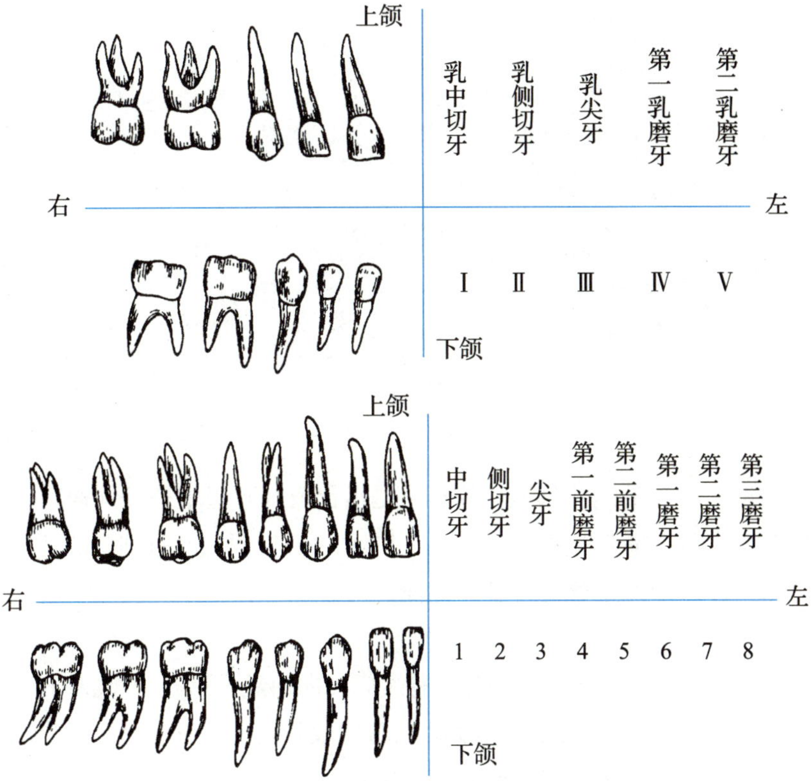

图 4－7 乳牙和恒牙的名称及排列

知识拓展

牙齿萌出的特点及顺序

（1）牙齿的生长具有一定的顺序（见表 4－1），这与牙胚发育的顺序一致。

（2）下颌牙齿萌出早于上颌同名牙。

（3）如果没有身体健康方面的异常，宝宝牙齿或早或晚萌出都是正常的。

（4）左右同名牙齿基本同时出龈萌出。

（5）牙齿生长的过程需要一定的时间，个人差异也较大。

（6）婴幼儿出牙数＝月龄 −4（或 6）。

表 4－1　牙齿萌出的时间顺序

牙齿种类	牙齿名称	萌出时间	萌出牙数（颗）	牙齿总数（颗）
乳牙	下乳中切牙	4～7 月龄	2	2
	上乳中切牙、上乳侧切牙	6～8 月龄	4	6
	下乳侧切牙	7～10 月龄	2	8
	第一乳磨牙	10～16 月龄	4	12
	乳尖牙	16～20 月龄	4	16
	第二乳磨牙	20～36 月龄	4	20
恒牙	第一磨牙	6～7 岁	4	24
	中切牙	6～8 岁	4	24
	侧切牙	7～9 岁	4	24
	第一前磨牙	10～12 岁	4	24
	尖牙	9～12 岁	4	24
	第二前磨牙	10～13 岁	4	24
	第二磨牙	12～14 岁	4	28
	第三磨牙	17～25 岁	4	32

（二）咽

咽是一个前后略扁的漏斗形肌性管道，是消化道与呼吸道的共同通道。咽的上壁、后壁和两侧壁均完整，唯有前壁不完整，自上而下分别与鼻腔、口腔和喉腔相通，以软腭与会厌上缘为界，分为鼻咽、口咽、喉咽。

1. 鼻咽

鼻咽位于鼻腔的后方，介于颅底和软腭之间，向前经鼻后孔与鼻腔相通。其顶部有丰富的淋巴组织，称为咽扁桃体，在婴幼儿时期较发达，6～7 岁开始萎缩，至 10 岁后基本完全退化。鼻咽的两侧相当于鼻甲后方 1～1.5cm 处各有一个咽鼓管口，借咽鼓管通中耳鼓室。婴幼儿的咽鼓管较为粗、短、平直，鼻咽部感染容易经过咽鼓管进入中耳，引起中耳炎（见图 4－8）。咽鼓管的后方有一凹陷，称咽隐窝。

2. 口咽

口咽位于口腔的后方，介于软腭与会厌上缘之间，向上通鼻咽，向下通喉咽，向前经咽峡通口腔。咽的前壁主要为舌根后部，口咽外侧壁在腭舌弓与腭咽弓之间形成凹陷，内有腭扁桃体。咽扁桃体、腭扁桃体、舌扁桃体共同围成咽淋巴环，是呼吸道和消化道上端的防御结构。

3. 喉咽

喉咽位于喉的后方，上起会厌，下至第 6 颈椎下缘平面与食管相续。喉咽向前经喉口通喉腔。在喉口两侧各有一个深凹，称为梨状隐窝，为食物常滞留处。

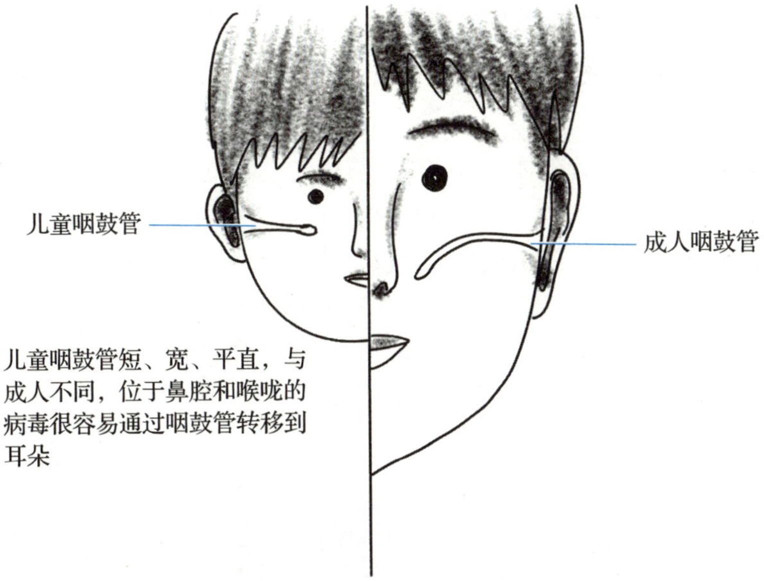

图 4-8 成人和儿童的咽鼓管

（三）食管

食管是前后扁窄的肌性管道，上端与第 6 颈椎下缘平面续于咽，下行穿过膈的食管裂孔，下端约在第 11 胸椎左侧与胃连接，全长约 25cm，是消化管中最细的部分。食管有三处生理性狭窄，分别是颈部、胸部、腹部（见图 4-9）。这些狭窄是异物易停留的地方，也是食管癌好发的部位。食管是肌性管道，可分为黏膜上皮、黏膜下层、肌层和外膜四层皱襞，进食时皱襞消失。

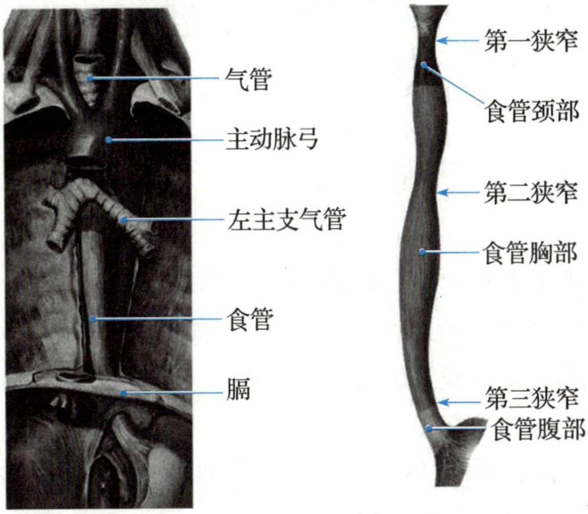

图 4-9 食管前面及三处生理性狭窄

（四）胃

胃是消化管中最膨大的部分，上接食管，下续十二指肠。

1. 胃的位置和结构

胃位于腹腔内，其位置随体形、体位、胃的充盈程度不同而改变。胃在中等程度充盈时，大部分位于左季肋区，小部分位于腹上区。胃有两壁、两缘和两口。两壁是指前、后两壁。两缘是指上、下两缘，上缘较短，凹向右上方，称胃小弯，其最低点的转角处称角切迹；下缘较长，凸向左下方，称胃大弯。两口是指入口和出口，入口称贲门，与食管相连；出口称幽门，与十二指肠相连。胃可分为四部分：贲门部、胃底、胃体、幽门部。胃的形态和结构如图 4－10 所示。

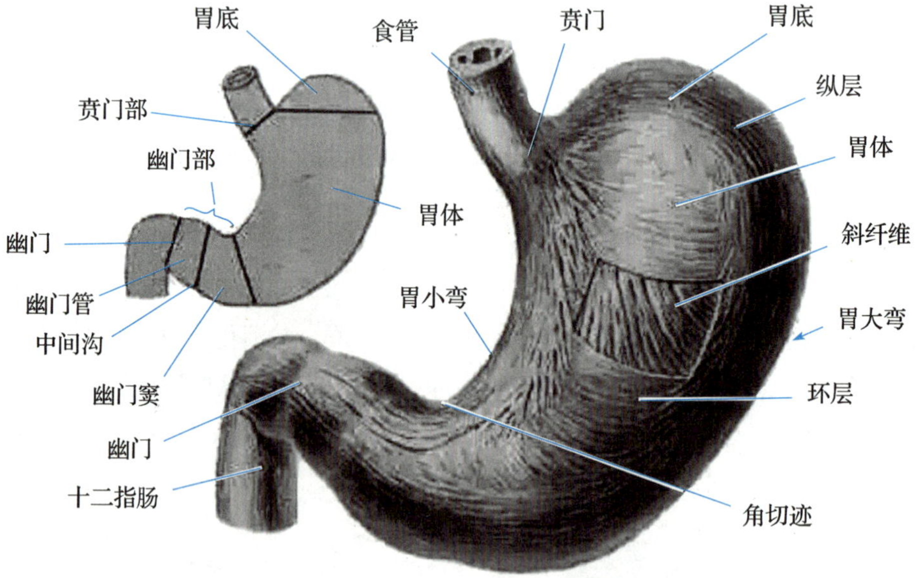

图 4－10 胃的形态和结构

2. 胃壁的结构

胃壁由胃黏膜、黏膜下层、肌层和外膜组成。

（1）胃黏膜：

胃黏膜的上皮为单层柱状上皮，分泌黏液，保护胃黏膜。

胃黏膜的固有层，由疏松的结缔组织构成，内有大量胃腺，其中主要是贲门腺、幽门腺和胃底腺。贲门腺、幽门腺分泌黏液和溶菌酶；胃底腺是分泌胃液的腺体。胃底腺主要由 3 种细胞组成：

1）主细胞，又称胃酶细胞，数量最多。能分泌胃蛋白酶原，胃蛋白酶原经盐酸激活转变成具有活性的胃蛋白酶，参与蛋白质的分解。

2）壁细胞，又称盐酸细胞，数量较少。能分泌盐酸和内因子，盐酸具有激活蛋白酶原和杀菌的作用；内因子有助于肠上皮细胞对维生素 B_{12} 的吸收。

3）颈黏液细胞，数量少，能分泌黏液，保护胃黏膜。

（2）黏膜下层，由疏松的结缔组织构成，含有丰富的血管、淋巴管和神经丛。

（3）肌层，分为内斜行、中环行、外纵行三层平滑肌。环行肌在幽门处发达形成幽门括约肌，能调节胃内容物进入小肠的速度，也可以防止小肠内容物逆流至胃。

（4）外膜，为浆膜。

（五）小肠

小肠为消化管中最长的部分，上接胃幽门口，下接盲肠，成人小肠全长 5 ～ 7m。小肠可依次分为十二指肠、空肠、回肠。

1. 十二指肠

十二指肠介于胃和空肠之间，位于上腹部，成人十二指肠全长 25cm，呈“C”形包绕胰头，可分为上部、降部、水平部和升部四部（见图 4－11）。

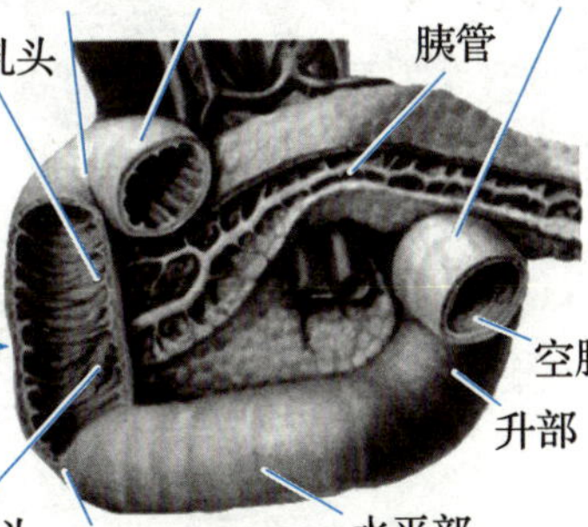

图 4－11 十二指肠的结构

（1）上部：起自幽门，行向右后方，至胆囊颈后下方急转向下移行为降部，转折处为十二指肠上曲。上部起始段约 2.5cm 的一段肠管，壁较薄，黏膜面较光滑且无环形皱襞，称十二指肠球，是十二指肠溃疡好发部位。

（2）降部：起自十二指肠上曲，沿右肾内侧缘下降，至第 3 腰椎水平向左侧续于水平部，转折处称十二指肠下曲。降部内面黏膜环状皱襞发达，在其后方有一纵行环形皱襞，纵襞下端有一突起，称十二指肠大乳头，是胆总管和胰管的共同开口处。

（3）水平部：自十二指肠下曲开始，向左横行达第 3 腰椎左侧续于升部。此处有肠系膜上动脉与肠系膜上静脉。

（4）升部：自第 3 腰椎左侧斜向左上方，达第 2 腰椎左侧急转向前下方，形成十二指肠空肠曲，移行于空肠。十二指肠空肠曲被十二指肠悬肌连于膈右脚。十二指肠悬肌和包绕其表面的腹膜皱襞共同构成十二指肠悬韧带，是确定空肠起始的重要标志。

2. 空肠和回肠

空肠和回肠由肠系膜固定于腹后壁，活动性较大。空肠上端起自十二指肠空肠曲，空肠占空回肠全长的2/5，位于腹腔的左上部；回肠下端接盲肠，位于腹腔的右下部，占空回肠全长的3/5。空肠的管径较粗，管壁较厚，黏膜皱襞高而密，血供丰富；回肠管径较细，管壁较薄，黏膜皱襞稀疏，血管较少，呈粉灰色。

（六）大肠

大肠是消化管的下段，起自与回肠相接处，末端终于肛门，长约1.5m，分为盲肠、阑尾、结肠、直肠和肛管5部分（见图4－12）。

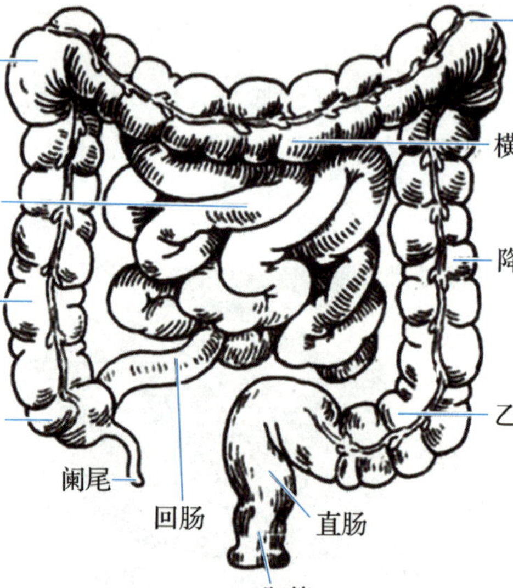

图4－12　空肠、回肠、大肠

1. 盲肠

盲肠是大肠的起始部，下端呈囊袋状，位于右髂窝内，左接回肠，长6～8cm，向上与升结肠相续。回肠末端开口于盲肠，开口处有上、下两片唇样黏膜皱襞，称回盲瓣。

2. 阑尾

盲肠后侧壁上的蚯蚓状盲管称阑尾。其末端游离，一般长6～8cm。阑尾根部的体表投影，约在脐与右髂前上棘连线的中外1/3交点处，称为麦氏点。急性阑尾炎时此处有明显的压痛感。

3. 结肠

结肠和盲肠无明显的分界线。结肠分为升结肠、横结肠、降结肠、乙状结肠，连于直肠，长约1.2m。

4. 直肠

直肠长10～14cm，位于小骨盆腔，骶骨的前方。

5. 肛管

肛管是大肠最末一段，长约 4cm，上端接直肠，下端终于肛门。

知识拓展

内脏疾病与体表疼痛

心脏：不仅表现为胸前区疼痛，还有人表现为肩膀痛，甚至可能是咽喉不适。

肺、膈：不仅表现为胸痛，还有人表现为背部、肩部痛，有老年人甚至放射到腹部。

肝脏：主要表现为整个腹部、腰部疼痛。

胃：主要表现为腹部疼痛，有人表现为背部痛。

胰腺：主要表现为左上腹部疼痛，有时也牵扯左腰部。

小肠：主要表现为腹部疼痛。

卵巢：主要表现为（左、右）中下腹部疼痛。

结肠：主要表现为整个腹部疼痛。

肾脏：主要表现为双腰部疼痛。

膀胱：主要表现为下腹部疼痛。

输尿管：主要表现为整个腹部、腰部疼痛。

胆囊：主要表现为背部、右肩部、上腹部疼痛。

阑尾：主要表现为中上腹、右下腹部疼痛。

二、消化腺

（一）唾液腺

唾液腺分为大、小两种。大唾液腺有腮腺、下颌下腺和舌下腺三对。腮腺是最大的一对口腔腺，舌下腺为最小的一对口腔腺。小唾液腺数量较多，如唇腺、颊腺、腭腺等。

（二）肝

肝是人体最大的消化腺。肝部血管极为丰富，呈红褐色，质软而脆。肝接受双重血供，即除肝动脉以外，还接受门静脉的注入。肝细胞产生胆汁，胆汁经肝管进入胆囊进行浓缩和储存，最终进入十二指肠参与脂类物质代谢。

1. 肝的形态

肝呈不规则楔形，可分为膈面、脏面和前、后缘。膈面隆凸，贴于膈的下面，膈面由镰状韧带分为肝右叶和肝左叶。肝的形态和结构见图 4－13。成人肝脏约占体重的 2.2%，婴幼儿的肝脏相对重量（肝脏占体重比）较成人高，5 岁幼儿肝脏重量约为体重的 3.3%。

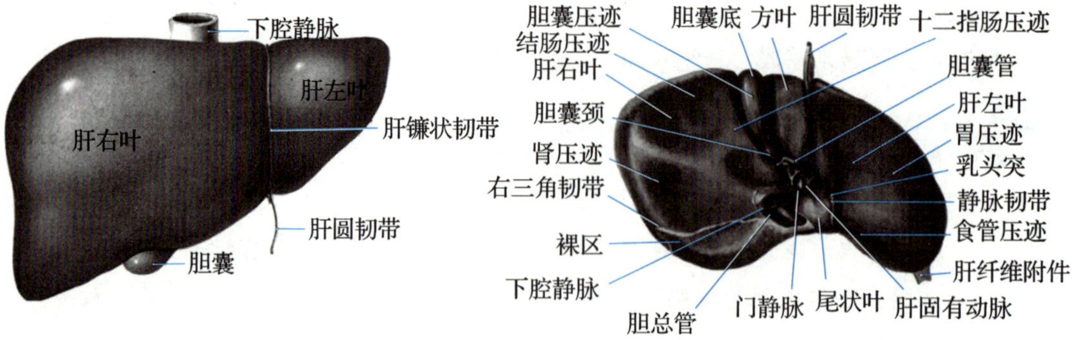

前面观　　下面观

图 4－13　肝的形态和结构

2. 肝的位置

肝大部分位于右季肋区及腹上区，小部分位于左季肋区。肝的大部分被胸廓覆盖，仅在腹上区左、右肋弓之间，直接与腹前壁接触。正常成人在右肋弓下缘不能触到肝脏，但在左右肋弓之间、剑突下方约 3cm 处可触及。3 岁以下健康婴幼儿，由于腹腔容积较小，而肝体积较大，肝下缘常低于右肋弓下 1 ～ 2cm。7 岁以上儿童，在右肋弓下不能触及肝。

3. 肝的微细结构

肝的表面大部分有浆膜覆盖，浆膜下面为薄层致密结缔组织。在肝门处，结缔组织随出入肝门的结构深入肝的实质，将肝实质分隔成许多小叶，相邻的小叶之间有门管区。

（1）肝小叶。肝小叶是肝的基本结构和功能单位，主要由肝细胞组成。肝小叶呈多角棱柱状，中间有一条纵行的血管，称为中央静脉。肝细胞以中央静脉为中心，向四周呈放射状排列成肝板。肝板之间形成不规则的毛细血管腔，称为肝血窦。肝血窦与中央静脉相通。肝板内相邻肝细胞之间的间隙称为肝小管。

（2）门管区。相邻肝小叶之间呈三角形或椭圆形的结缔组织小区，称为门管区。每个肝小叶周围有 3 ～ 4 个门管区。门管区内可见三种伴行的管道，即小叶间动脉、小叶间静脉和小叶间胆管。

4. 肝外胆管

肝外胆管包括肝左管、肝右管、肝总管、胆囊管、胆总管等。

胆总管长约 4 ～ 8cm，肝左管和肝右管汇合成肝总管，肝总管下端与胆囊管汇合成胆总管。

胆囊位于肝下面的胆囊窝，呈梨形，分为胆囊底、胆囊体、胆囊颈、胆囊管四部分。胆囊前端圆钝，称胆囊底。胆囊体常露出于肝的前缘，与腹前壁相贴，其体表投影位置在右锁骨中线与右肋弓交点处的稍下方。胆囊炎时，此处常有明显的压痛感。

（三）胰

胰是仅次于肝的第二大消化腺，位于胃的后方，由内、外分泌部组成。外分泌部分泌胰液，内含多种消化酶，在消化过程中起重要作用。胰液由实质内一条从胰尾沿胰长轴右行的胰管汇集，最后与胆总管汇合，共同开口于十二指肠大乳头。内分泌部即胰岛，分泌胰岛素、胰高血糖素、生长抑素等激素，参与糖代谢。

三、腹膜

腹膜是指覆盖于腹、盆壁内面和腹、盆腔脏器表面的一层浆膜。男性的腹膜腔是密闭的；女性的腹膜则可经输卵管、子宫和阴道与外界相通。腹膜腔内有少量浆液，对腹腔脏器具有润滑作用，能减少脏器运动时所产生的摩擦。

第三节 消化系统的功能

消化系统的基本功能是食物的消化和吸收，为机体提供所需的物质和能量。食物中的营养物质除维生素、水、无机盐可以被机体直接吸收利用外，蛋白质、脂肪和糖类等物质均不能被机体直接吸收利用，需在消化管内分解为结构简单的小分子物质，才能被机体吸收利用。

食物在消化系统中被分解为可吸收的小分子物质的过程，称为消化。消化后的小分子营养物质透过消化管黏膜进入血液和淋巴的过程，称为吸收。

食物的消化方式有机械性消化和化学性消化两种。机械性消化是指消化管通过自身的运动将食物磨碎，同时使食物与消化液充分混合，并将食物不断推至消化管远端直至消化管末端排出体外的过程。化学性消化是指通过消化液中消化酶的作用，将食物中的大分子物质分解成可吸收的小分子物质的过程。正常情况下，机械性消化和化学性消化是同时进行、相互配合的。

一、口腔的功能

食物的消化从口腔开始。食物在口腔内被咀嚼、切割、磨碎，同时受到食物的刺激后，口腔内的腺体会分泌唾液，食物与唾液混合形成食团，通过吞咽经食管到达胃。食物在口腔内一般不能被吸收（除脂溶性药物如硝酸甘油能通过口腔黏膜进入血液）。牙齿具有切碎、咬碎、研磨食物及协助发音的功能。舌头具有搅拌、辅助吞咽、辨别味道及协助发音的功能。唾液腺分泌的唾液含有溶菌酶，具有溶解食物、杀灭细菌、清洁口腔的作用。

二、食管的功能

食管是消化管道的一部分，上连于咽，沿脊柱椎体下行，穿过膈肌的食管裂孔通入胃。依食管的行程可将其分为颈部、胸部和腹部三段。食管主要由环行肌层（内层）和纵行肌层（外层）组成。这两种肌肉的收缩蠕动能够迫使食物进入胃，故其主要作用是向胃内推进食物，并防止胃内容物反流。

三、胃的功能

胃是消化管最膨大的部分，具有暂时储存食物和初步消化食物等功能。正常成人的胃一般可容纳 1 ～ 2L 的食物，大约小号白兰瓜的容量。婴幼儿年龄越小，胃容量越小。新生儿出生 1 ～ 2 天，胃容量为 7 ～ 13mL，约豌豆大小；出生后 3 ～ 6 天为 30 ～ 60mL，约葡萄大小；1 ～ 3 个月为 90 ～ 150mL；1 岁时为 250 ～ 300mL；3 岁时为 600 ～ 700mL；5 岁时达 700 ～ 850mL。进入胃的食团被胃液水解和胃运动所研磨，形成食糜逐渐排入十二指肠。

胃黏膜中含有大量腺体，其中上皮细胞分泌胃液，胃液 pH 为 0.9 ～ 1.5。正常成人每天分泌 1.5 ～ 2.5L 胃液。胃液中有大量的水，还含有盐酸、胃酸、胃蛋白酶原、黏液、内因子等，主要作用是消化食物、杀菌、保护胃黏膜、润滑食物等。食物在胃内很少被吸收，胃仅能吸收少量的水和乙醇。

四、小肠的功能

小肠是消化、吸收的主要场所。食糜在小肠内可停留 3 ～ 8 小时。小肠通过胰液、胆汁、小肠液对食物进行化学性消化，同时小肠的运动对食物进行机械性消化。各种营养成分被分解成小分子物质在小肠内基本完成吸收，未被消化的食物进入大肠。

五、大肠的功能

食物在小肠经过消化吸收后，剩余的残渣进入大肠。大肠的主要功能是吸收肠内容物中的水、电解质，参与机体水、电解质平衡的调节；吸收由大肠内细菌合成的维生素 B、维生素 K 等物质；完成对食物残渣的加工，形成和暂时储存粪便，并控制粪便的排出。

六、肝脏的功能

肝脏是人体最大的消化腺，也是体内新陈代谢的中心。肝脏主要具有以下 5 种功能。

（一）合成功能

食物进入消化道后经过消化水解为葡萄糖，然后运送至肝脏，被人体吸收利用。葡萄糖被运送至肝脏后，其中一部分在肝脏内储存为糖原，以备日后利用。由消化道吸收的氨基酸也在肝脏内进行蛋白质合成、脱氨、转氨等。肝脏还是多种凝血因子的主要合成场所，人体内 12 种凝血因子中的 7 种是在肝内合成的。

（二）分解功能

肝脏是人体的主要解毒器官，它可保护机体免受损害。体内的某些代谢废物或肠道细菌的腐败产物以及服用的药物等经过肝脏处理，从有毒物质变成无毒、毒性较小或易于溶解的物质被排出体外。

（三）滤过功能

激素合成于内分泌器官，以调节各种人体功能。大多数激素在肝内发生化学变化并排出。如甲状腺激素、雌激素、醛固酮和抗利尿激素都在肝内进行代谢。所以当肝病较重时会出现激素水平的失衡，影响机体的正常功能。

（四）储存功能

肝脏可储存脂溶性维生素，人体 95% 的维生素 A 都储存在肝脏内。肝脏还是维生素 C、维生素 D、维生素 E、维生素 K、维生素 B_1、维生素 B_6 等的储存和代谢场所。铁是组成血红蛋白的重要成分，肝脏中储藏的铁比体内全部血液中含有的铁还要多。

（五）产生胆汁

胆汁是有助于吸收脂质和脂溶性维生素的消化液。肝脏会产生胆汁，然后将其运送至胆囊后储存下来，胆汁在胆囊内浓缩之后被排放到十二指肠中。胆汁生成和排入肠道的过程是：肝细胞分泌胆汁→胆小管→小叶间胆管→肝左管（肝右管）→肝总管→胆囊管→胆囊→胆总管→十二指肠。

七、胰的功能

胰腺分为外分泌部和内分泌部两部分。外分泌腺由腺泡和腺管组成，腺泡分泌胰液，腺管是胰液排出的通道。胰液中含有碳酸氢钠、胰蛋白酶原、脂肪酶、淀粉酶等。胰液通过胰腺管排入十二指肠，有消化蛋白质、脂肪和糖的作用。内分泌腺由大小不同的细胞团——胰岛组成，胰岛主要由 A 细胞、B 细胞、D 细胞、PP 细胞 4 种细胞组成。A 细胞分泌胰高血糖素，提高血糖；B 细胞分泌胰岛素，降低血糖；D 细胞分泌生长抑素，以旁分泌的方式抑制 A、B 细胞的分泌；PP 细胞分泌胰多肽，抑制胃肠运动、胰液分泌和胆囊收缩。

知识拓展

食物从胃内排空要多长时间？

通常进食 5 分钟左右就开始胃排空。胃排空速度与食物的化学成分、物理性状和胃的运动情况有关。一般流质食物比黏稠的食物排空快；小块的食物比大块的食物更易排空。三大营养物质中，糖排空最快，蛋白质次之，脂肪的排空最慢，其所需时间分别为：糖类 1 小时左右，蛋白质 2 ～ 3 小时，脂肪 5 ～ 6 小时，混合食物完全排空需要 4 ～ 6 小时。

第四节　消化系统的保健

一、婴幼儿消化系统的生理特点

（一）口腔

足月新生儿出生时两颊部有坚厚的脂肪垫，具有较好的吸吮能力，早产儿则较差。吸吮动作是复杂的先天性反射，严重疾病可影响这一反射，使吸吮变得弱而无力。新生儿口腔黏膜细嫩，血管丰富，唾液腺发育不够完善，唾液分泌少，口腔黏膜干燥，易受损伤和感染。婴儿 3 ～ 4 个月时，唾液分泌量开始增加，5 个月时明显增多，但因口底浅，不会及时吞咽，常出现生理性流涎。3 个月以下的婴儿唾液淀粉酶含量低，不宜喂淀粉类食物。

（二）食管和胃

新生儿食管呈漏斗状，黏膜薄嫩，腺体缺乏，弹力组织及肌层不发达。新生儿食管长约 10cm，1 岁 11 ～ 12cm，5 岁约 16cm，学龄儿童 20 ～ 25cm。婴儿胃呈水平位，贲门括约肌发育不成熟，幽门括约肌发育良好，吸奶时常吞咽较多的空气，哭闹或吸气时易发生溢乳和呕吐（见图 4 - 14）。婴儿胃容量较小，但由于哺乳后不久幽门即开放，胃内容物即可陆续进入十二指肠，故实际胃容量不受胃本身容量的限制。婴儿胃排空时间因食物种类不同而不同，一般水为 1.5 ～ 2 小时、母乳为 2 ～ 3 小时、牛奶为 3 ～ 4 小时。早产儿胃排空慢，易发生胃潴留。

（三）肠

婴儿肠道相对比成人长，一般为身长的 5 ～ 7 倍，或为坐高的 10 倍，肠黏膜富含绒毛、淋巴组织和血管，有利于消化吸收营养物质。肠黏膜细嫩，肠壁薄，通透性高，屏障功能差，肠内毒素、消化不全产物和变应原等可经肠黏膜进入体内，引起全身感染和变态反应性疾病。肠系膜柔软且长，黏膜组织松弛，尤其是结肠无明显结肠带与脂肪垂，升结肠与后壁固定差，易发生肠套叠、肠扭转。婴儿肠蠕动协调能力差，易发生粪

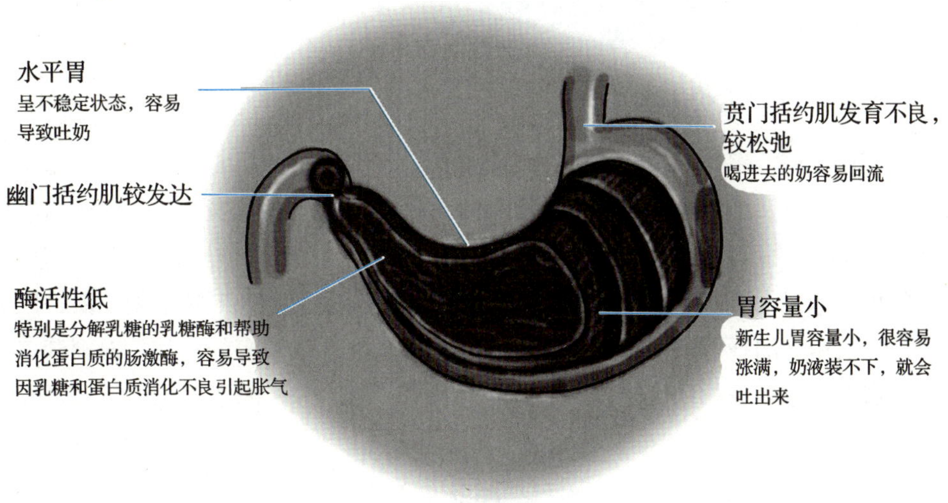

图 4－14 婴儿的胃

便潴留或功能性肠梗阻。

（四）肝脏

婴儿肝细胞再生能力强，不易发生肝硬化。但婴儿肝细胞尚未发育完善，肝功能不成熟，解毒能力差，在感染、缺氧、中毒等情况下，易发生肝细胞肿胀、变性而影响其正常生理功能，因此患病时一定要合理用药。婴儿期胆汁分泌较少，对脂肪的消化和吸收功能较差。肝脏对糖原的储存量较少，饥饿时容易发生低血糖。

（五）胰腺

胰腺能分泌胰岛素和胰液。胰岛素控制糖代谢。胰液含有各种消化酶，与胆汁及小肠的分泌物相互作用，共同参与蛋白、脂肪和碳水化合物的消化。婴幼儿时期胰液分泌量少，胰淀粉酶活性很低，3～4个月时胰液分泌量增多，1岁后才接近成人，故3个月前不宜喂淀粉类食物。新生儿和小月龄婴儿胰脂肪酶和胰蛋白酶的活性均较低，对脂肪和蛋白质的消化功能不够完善，易发生消化不良。

（六）肠道细菌

在母体内，胎儿消化道内无细菌，生后数小时细菌很快通过空气、乳头、用具等经口、鼻、肛门侵入肠道，主要分布在结肠和直肠。肠道菌群受食物成分影响，单纯母乳喂养儿以双歧杆菌占绝对优势，人工喂养儿和混合喂养儿肠道内的大肠埃希菌、嗜酸乳杆菌、双歧杆菌及肠球菌所占比例几乎相等。正常肠道菌群对侵入肠道的致病菌有一定的拮抗作用，但婴幼儿肠道正常菌群脆弱，易受内、外界因素的影响而发生菌群失调，导致消化道功能紊乱。

二、婴幼儿消化系统的保健要求

（一）保护乳牙，注意口腔卫生

新生儿出生后，家长应该每天用柔软的无菌纱布为其清洁口腔。从婴儿长出第一颗牙齿开始，家长可使用软毛细头的牙刷蘸清水为婴幼儿刷牙，等婴幼儿学会吐水后可使用牙膏。乳牙出齐后，应注意培养幼儿自己早晚刷牙、饭后漱口的好习惯，保持口腔清洁卫生，防止病从口入。同时教育婴幼儿不吃过热、过冷的食物，不咬坚硬物品，以免损伤牙齿，养成用牙的好习惯。在婴幼儿膳食中要提供含纤维素多的食物，合理营养，满足对钙的需求。定期进行牙齿检查，应每半年检查一次，以及时发现龋齿，并及时进行处理。

（二）培养良好的进餐习惯，注意胃的保健

婴幼儿消化能力差，进食时应教育婴幼儿细嚼慢咽，避免增加胃部负担，促进营养物质的消化和吸收。培养婴幼儿勤剪指甲、勤洗手以及饭前便后洗手的良好卫生习惯。培养婴幼儿定时定量、少吃零食、不挑食、不偏食的良好进餐习惯，保证机体获得充足的营养，促进身体正常发育。此外，愉悦的情绪可增强婴幼儿的食欲，因此要为其创造良好的进餐环境，激发婴幼儿进餐的兴趣。

（三）饭前饭后禁止剧烈运动

剧烈运动会使大部分血液涌向肌肉，导致消化系统供血不足，使消化器官功能减弱，不利于营养物质的消化和吸收。饭后剧烈运动容易导致胃下垂和肠扭转等疾病，从而影响机体健康。饭前应安排婴幼儿进行室内较安静的活动。饭后宜轻微活动，如散步，饭后 1 ～ 2 小时方可进行体育活动。

（四）培养定时排便的习惯，预防便秘

教育婴幼儿养成定时排便的习惯，多组织婴幼儿参加适当运动，适量喝温水和多吃蔬菜、水果等含纤维较多的食物等都可促进肠道蠕动，预防便秘。

知识拓展

刷牙的时间

按照科学的时间刷牙有利于保持牙齿健康。科学刷牙的最佳次数和时间是“三、三、三”，就是每天刷 3 次，每次都在饭后 3 分钟刷，每次刷牙 3 分钟。这是因为饭后 3 分钟正是口腔齿缝中细菌开始活动并对牙齿产生危害的时刻。如果拖到临睡前刷牙，牙齿就已遭到损害。每次刷牙 3 分钟，时间不多不少，最利于保护牙齿。

本章小结

本章主要介绍了婴幼儿消化系统的结构特点、生理功能和保健要求。人体在进行生命活动的过程中，需要从外界摄取营养物质作为生命活动能量的来源，以满足生长、发育、生殖、组织修复等一系列新陈代谢的需要，而营养物质的摄取是由消化系统来完成的。通过学习，同学们可以了解消化系统的组成，认识消化管、消化腺的结构和功能，以及婴幼儿消化系统的生理特点，并学会如何保护婴幼儿的消化系统，预防消化系统疾病。

同步练习

一、填空题

1. 乳牙于出生后 4 个月开始萌出，2.5 岁左右出齐，共________颗。
2. 婴儿期胆汁分泌较少，对________的消化和吸收功能较差。
3. 消化食物、吸收营养的主要器官是________。
4. ________是消化道的开始部分。
5. 小肠分为十二指肠、空肠、________三部分。

二、选择题

1.(　　)是指在消化道内将食物分解为可以被吸收的成分的过程。

A. 咀嚼　　B. 分泌

C. 吸收　　D. 消化

2. 新生儿的肝脏相对成人来说占体重的比例(　　)。

A. 较小　　B. 较大

C. 无区别　　D. 无法比较

3. 婴幼儿的运动时间应选择在(　　)。

A. 准备吃饭之前　　B. 吃饭时

C. 刚吃饭之后　　D. 饭后 1～2 小时

4. 婴幼儿的胃呈(　　)位。

A. 垂直　　B. 倾斜

C. 水平　　D. 不确定

5. 从婴幼儿(　　)开始即可以培养其自己早晚刷牙的习惯。

A. 0.5 岁　　B. 2.5 岁　　C. 4 岁　　D. 6 岁

三、判断题

1. 婴幼儿的乳牙是否健康与恒牙的生长没有关系，所以不用保护乳牙。(　　)

2. 人们吃进去的食物和吸入的空气都要通过咽。(　　)
3. 小月龄婴儿吃奶时溢奶是一种疾病，应立刻送往医院就医。(　　)
4. 婴幼儿肝细胞小，再生能力强，不易发生肝硬化。(　　)
5. 婴幼儿肠的消化、吸收能力比成人强。(　　)

四、简答题

1. 患胆囊炎、阑尾炎时分别在身体体表哪个位置有压痛?
2. 简述为什么婴幼儿容易发生肠道疾病。
3. 简述婴儿胃的特点。
4. 简述为什么婴幼儿需要每日进食多次。
5. 简述婴幼儿消化系统的保育要点。

第五章 运动系统

学习目标

知识目标

1. 掌握运动系统的结构。
2. 掌握运动系统的生理功能。
3. 掌握婴幼儿运动系统的特点。
4. 掌握婴幼儿运动系统的保健要求。

能力目标

能够根据婴幼儿运动系统的生长发育特点开展有效的保育活动，合理组织体育锻炼和户外活动。

素养目标

结合课程内容，学会关爱生命、敬畏生命、关注健康，树立以婴幼儿为本的职业教育理念。

案例导入

天天2岁多了，虽然走路挺稳，可上楼却有些费劲儿，为防止他跌倒，张老师便用力拉了一下他的左手，没想到他突然大哭起来。回到教室后，天天的左臂不能抬举和弯曲，不能用左手拿食物和玩具，也不让小朋友碰触他的左臂。于是，张老师立即带天天到医院检查。经医生诊断，天天的手臂出现桡骨头半脱位，俗称“牵拉肘”。

问题：张老师该如何根据婴幼儿的生长发育特点来开展保教活动？

第一节 运动系统概述

运动系统由骨、骨连结和骨骼肌三部分组成。骨是运动系统的支架，分为颅骨、躯干骨和四肢骨三个部分。人体全身的骨通过骨连结构成骨骼（见图 5-1），骨骼肌附着于骨，骨骼和骨骼肌共同赋予人体基本外形，并构成颅腔、胸腔等体腔壁，完成支持人体、保护体腔内器官的作用。

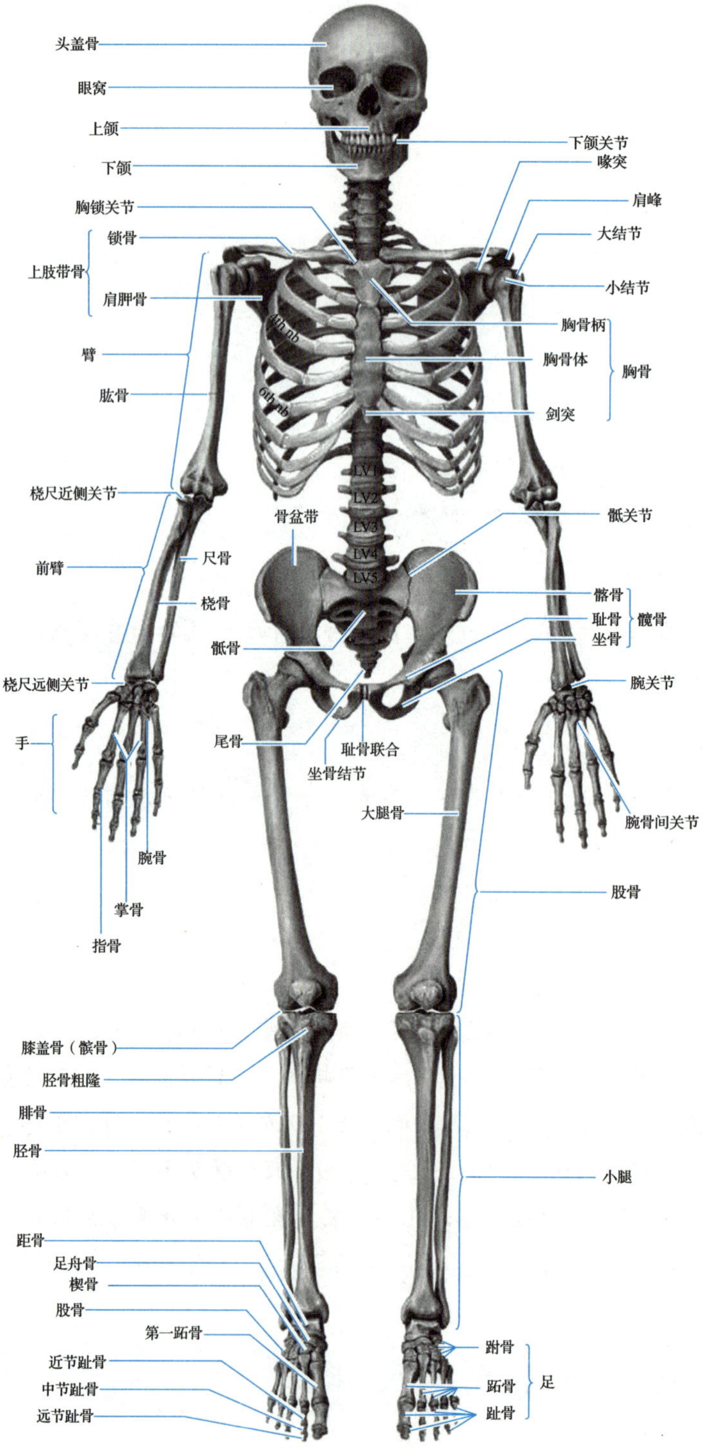

A.人体骨骼正面
（左前臂内拐、左右足前伸）

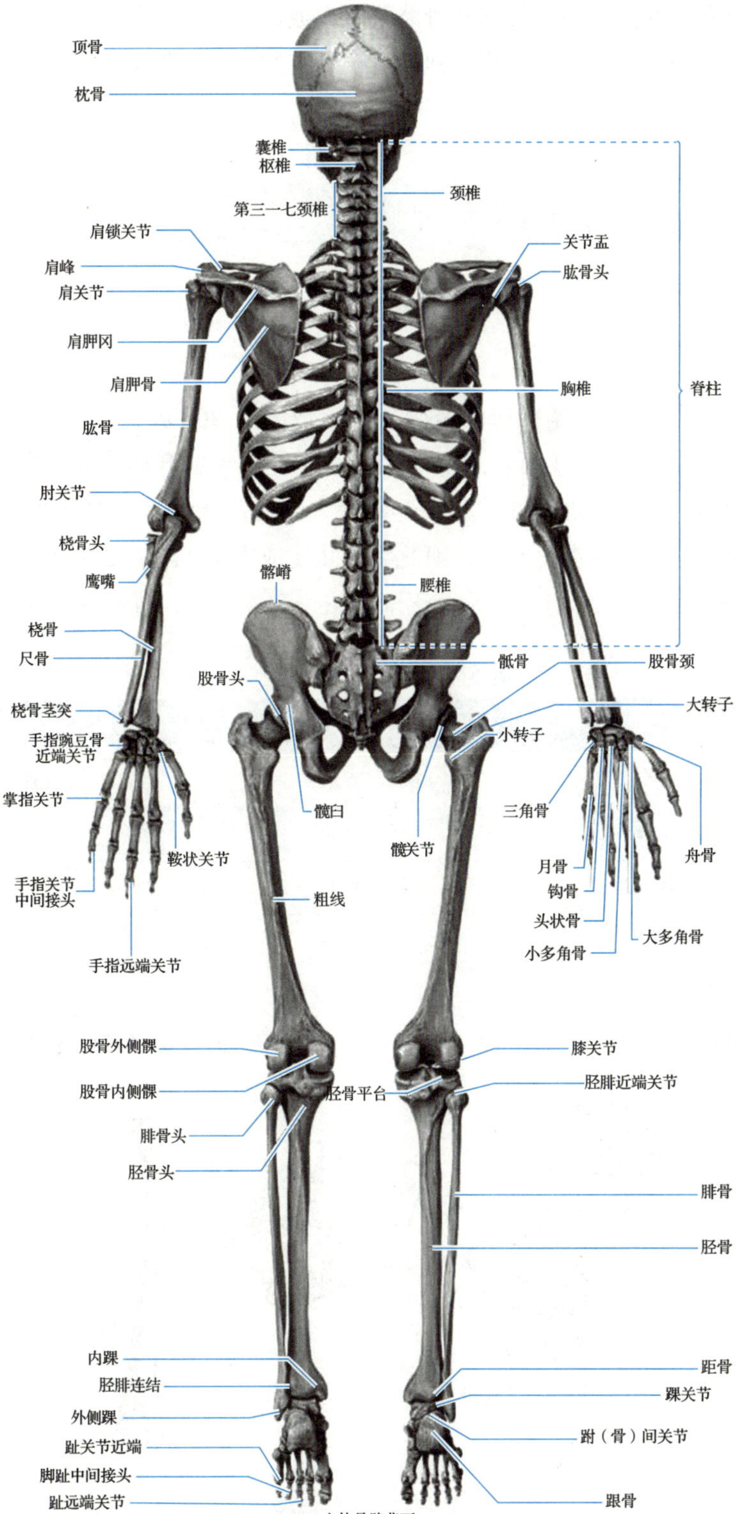

B.人体骨骼背面

（左前臂内拐、左右足前伸）

图 5－1　全身骨骼

在体表能看到或能摸到的骨骼和骨骼肌隆起或凹陷，称为体表标志。体表标志常作为确定内脏器官的位置、判断血管和神经走行及穿刺定位的依据。

第二节　运动系统的结构

一、骨

骨是指以骨组织为主体构成的坚硬器官。成人有206块骨头，约占体重的20%。成人全身骨的数目如表5－1所示。婴幼儿的一些骨尚未融合连结成一个整体，如婴幼儿的髋骨是髂骨、坐骨、耻骨3块骨头连结在一起的，骶骨是5块骶椎连结在一起的，尾骨是3～4块尾椎连结在一起的，因此婴幼儿比成人多11～12块骨，一般为217或218块。随着年龄的增长，有些骨头会逐渐连结、融成一体，数量逐步减少。

表5－1　成人全身骨的数目

颅骨	躯干骨	四肢骨
脑颅骨8块	椎骨26块	上肢骨64块
面颅骨15块	肋骨24块	下肢骨62块
听小骨左右耳各3块	胸骨1块	

（一）骨的形态

根据骨的形态可把骨分为长骨、短骨、扁骨和不规则骨4类（见图5－2）。

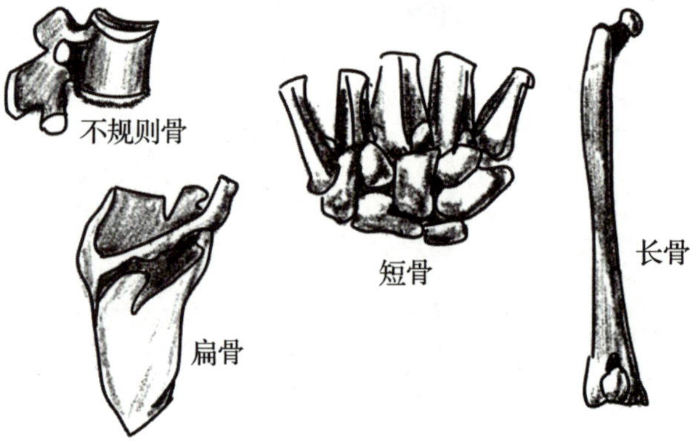

图5－2　骨的形态

1. 长骨

长骨呈长管状，有一体两端，体又称为骨干，内有骨髓腔；两端膨大部分称为骨骺，其表面有光滑的关节面。长骨多分布于四肢，如肱骨、股骨等。

2. 短骨

短骨呈立方形或短柱状，多成群分布于连结牢固、运动复杂的部位。短骨主要分布在手和脚上，如腕骨和跗骨等。

3. 扁骨

扁骨扁薄呈板状，主要参与构成人体的各种骨性体腔，如颅腔、胸腔和盆腔的壁。

4. 不规则骨

不规则骨形态不规则，如椎骨、下颌骨，还有形成某些肌腱的扁圆形小骨，称籽骨，如髌骨等。

（二）骨的构造

骨的基本结构包括骨膜、骨质和骨髓3部分，并含有血管、淋巴管和神经（见图5-3）。

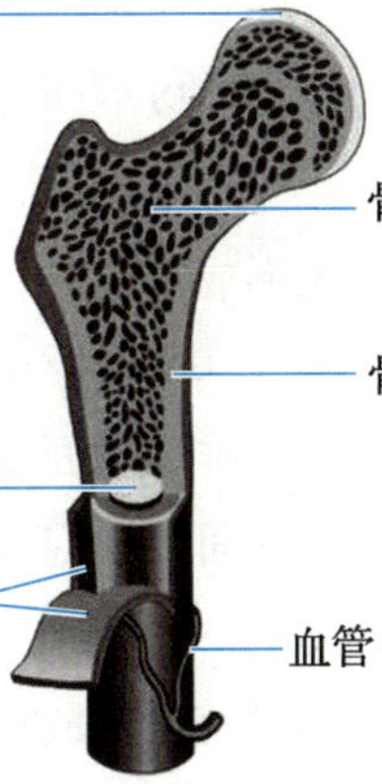

图5-3 骨的基本结构

1. 骨膜

骨膜是指覆盖在骨表面的一层致密结缔组织膜。骨膜含有神经、血管、淋巴管和大量成骨细胞及破骨细胞。

2. 骨质

骨质分为骨密质和骨松质两部分。骨密质致密坚硬，耐压性强，分布于骨的表层和长骨体；骨松质结构松散呈海绵状，由片状的骨小梁构成，并按所承受的压力和张力方向交织排列，主要分布于骨的两端和其他类型骨的内部。

3. 骨髓

骨髓充填于长骨的骨髓腔和骨松质的网眼内。骨髓分为红骨髓和黄骨髓两种。红骨髓为造血组织，由结缔组织和大量不同发育阶段的血细胞组成。胎儿和幼儿的骨髓均为红骨髓。从5～7岁开始，红骨髓逐渐被脂肪组织替代而变成黄骨髓。成年后，红骨髓仅存在于长骨的骨骺、胸骨、髌骨、肋骨和椎骨的骨松质内。

（三）骨的化学成分和物理特性

骨的化学成分主要是有机物和无机物。有机物主要由骨胶原纤维和黏蛋白组成，使骨具有一定的韧性和弹性；无机物主要是磷酸钙和碳酸钙，使骨坚硬并具有一定的脆性。骨的化学成分因年龄、营养状况等因素的变化而变化（见表 5－2）。

表 5－2　年龄与骨的成分及物理特性之间的关系

年龄	有机物：无机物	物理特性
幼儿	1∶1	弹性大，柔软，易发生变形和青枝骨折
成年人	3∶7	硬度大，有一定弹性，较坚韧，抗压力强
老年人	2∶8	脆性大，易发生骨折

（四）骨的生长

在胚胎的第 8～9 周，中胚层的间充质以以下两种方式发育成骨：

1. 膜内成骨

见于颅骨和面骨。最初间充质细胞先形成纤维膜，膜内有血管。间充质细胞分裂增殖，演化为成骨细胞，分泌骨基质和纤维，基质吸收血中钙质，将细胞包埋在钙化基质中变为骨细胞，成为骨化中心和骨化点。纤维膜表面变为骨膜，骨膜的间叶细胞不断成骨并向四周扩展，形成骨小梁，小梁之间的间叶细胞分化为红骨髓。

2. 软骨内成骨

在胚胎发育第 4 周，间充质细胞分化为软骨细胞，集聚成细胞群，逐渐形成一定软骨的形状，称为软骨雏形。随后软骨被破坏，由骨组织所代替，称为软骨内成骨。躯干、四肢骨都来源于软骨内成骨。骨的生长包括长长和长粗：在长骨的骨干和骨骺的交界处有一层软骨称骺软骨，骺软骨不断增殖、骨化，骨的长度就不断增加，青春期后骺软骨完全骨化、消失，遗留骺线，骨就不再长长，身高就停止增长。在长度增加的同时，骨膜深层的成骨细胞在骨干周围不断形成骨质，使骨逐渐加粗。

知识拓展

骨龄检测

骨龄是骨骼年龄的简称，需要借助于骨骼在 X 线摄像中的特定图像来确定。通常要拍摄左手手腕部位的 X 线片。医生通过 X 线片观察左手掌指骨、腕骨及桡骨、尺骨下端骨化中心的发育程度，来确定骨龄。人的生长发育可用两个“年龄”来表示，即生活年龄（日历年龄）和生物年龄（骨龄）。骨龄评估能较准确地反映个体的生长发育水平和成熟程度。通过骨龄不仅可以确定儿童的生物学年龄，而且可以及早了解儿童的生长发育潜力以及性成熟的趋势；骨龄的测定还对一些儿科内分泌疾病的诊断有很大帮助。

（五）躯干骨

成人躯干骨包括 26 块椎骨、12 对肋骨、1 块胸骨，共 51 块，它们借助骨连结构成脊柱、胸廓和骨盆。26 块椎骨（包括 7 块颈椎、12 块胸椎、5 块腰椎、1 块骶骨和 1 块尾骨）构成脊柱；12 块胸椎与 12 对肋骨及 1 块胸骨形成胸廓；骶骨、尾骨和两侧髋骨构成骨盆。

1. 椎骨

婴幼儿椎骨包括 7 块颈椎、12 块胸椎、5 块腰椎、5 块骶椎、3 ～ 4 块尾椎。成年后 5 块骶椎融合成 1 块骶骨，3 ～ 4 块尾椎融合成 1 块尾骨。

椎骨的一般形态为不规则骨，典型椎骨由椎体和椎弓组成。椎体呈圆形柱状，是椎骨承重的主要部分，内部充满骨松质，表面的骨密质较薄，易发生压缩性骨折。椎体后面与椎弓共同围成椎孔。所有椎孔上下贯通，形成椎管，内有脊髓。椎弓呈半环形，左右对称，前面较窄部分为椎弓根，其上、下缘为椎骨上、下切迹，椎弓后部较宽阔称椎弓板。上下两个相邻椎弓根的椎骨上、下切迹围成椎间孔，内有脊神经根和血管通过。

2. 肋

肋有 12 对，由肋骨和肋软骨组成，第 1 ～ 7 对肋的前端借助肋软骨连结胸骨，称为真肋。第 8 ～ 10 对肋不直接与胸骨相连，其肋骨的前端借助肋软骨连于上位肋软骨，形成肋弓，称假肋。第 11 和第 12 对肋前端游离，称浮肋。

3. 胸骨

胸骨位于胸前壁正中，自上而下分为胸骨柄、胸骨体和剑突 3 部分（见图 5－4）。

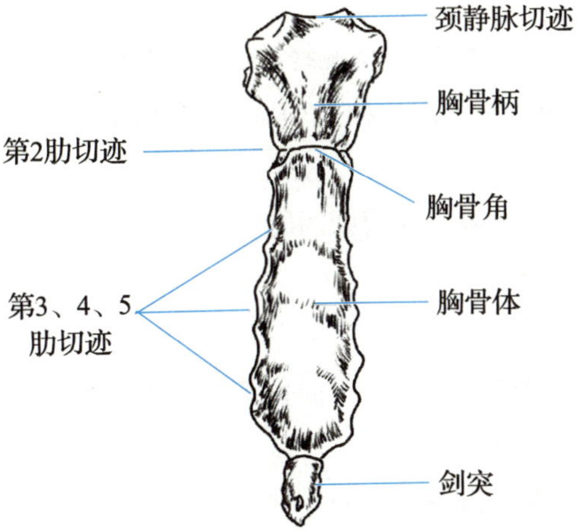

图 5－4　胸骨的结构

胸骨柄上缘正中凹陷称为胸骨颈静脉切迹。胸骨柄和胸骨体连结处微向前突，称为胸骨角，可在体表扪及，两侧平对第2肋，是计数肋的重要标志。

（六）四肢骨

四肢骨包括上肢骨和下肢骨。上、下肢骨分别由与躯干相连结的肢带骨和游离的自由肢骨组成。上肢骨纤细轻巧，下肢骨粗大坚固。

1. 上肢骨

上肢骨由上肢带骨和自由上肢骨组成，共64块。

（1）上肢带骨。

1）锁骨：位于胸廓前上方，呈“～”形。全长可在体表摸到，内侧端粗大为胸骨端，外侧端扁平为肩峰端，内侧2/3凸向后，在中、外1/3交界处易发生骨折，如图5-5所示。

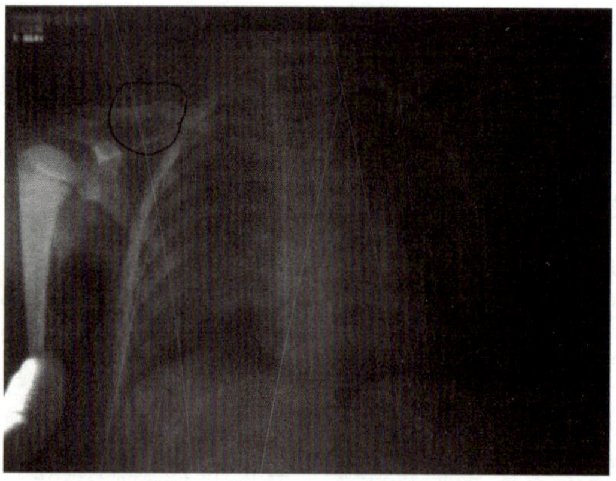

图5-5 锁骨骨折

2）肩胛骨：为扁骨，三角形，位于胸廓后外面上部，平对第2～7肋高度，分二面、三缘、三角，体表可扪及2个骨突。

二面：前面（肩胛下窝）、后面（肩胛冈、冈上窝、冈下窝）。

三缘：内侧缘（脊柱缘，薄长）、外侧缘（腋缘，肥厚）、上缘（有肩胛切迹）。

三角：外侧角（有梨形关节面，称关节盂）、上角（位于骨的内上方，平第2肋）、下角（平第7肋）。

体表可扪及2个骨突：肩峰（在肩胛冈的外侧端，是肩的最高点）、喙突（在肩胛切迹外侧）。

（2）自由上肢骨。

自由上肢骨由肱骨、桡骨、尺骨、手骨组成。

1）肱骨。

肱骨位于上肢臂部，是上肢最大的管状骨，分为肱骨体和上、下端。

肱骨上端是肱骨头。肱骨头朝向内、后、上方，呈半球形隆起，关节面与肩胛骨的关节盂构成关节。在骨头外侧有大结节，在骨头前下方有小结节。肱骨体中部有粗糙的三角肌粗隆和桡神经沟。前者位于肱骨体中部外侧，后者在肱骨体后面，自内上方斜向下方的浅沟。肱骨下端较扁，外侧部前面有半球状的肱骨小头，内侧有滑车状的肱骨滑车。小头外侧和滑车内侧各有一突起，分别称为外上髁和内上髁。内上髁后方的浅沟称尺神经沟，尺神经由此经过。

2）桡骨。

桡骨位于前臂外侧部，属于长骨，上细下粗，是前臂的主要传力骨。

桡骨上端呈圆柱状称为桡骨头，头下方有略细的桡骨颈。颈的内下侧突起称为桡骨粗隆。下端内面有关节面，称为尺骨切迹。体表可扪及桡骨茎突和桡骨头。

3）尺骨。

尺骨居前臂内侧，属于长骨，上粗下细。前面有一半圆形深凹，称滑车切迹，其后上方的突起为鹰嘴。前下方的突起为冠突。冠突外侧面有桡切迹，与桡骨头相关节；冠突下方的粗糙隆起称尺骨粗隆。尺骨上 3/4 粗，呈三棱柱形，外侧缘锐利称为骨间缘；下 1/4 细，呈圆柱形。

4）手骨。

手骨包括腕骨、掌骨和指骨。

腕骨：属于短骨，共 8 块，排成近、远两列。近侧列由桡侧向尺侧分别为手舟骨、月骨、三角骨和豌豆骨；远侧列为大多角骨、小多角骨、头状骨和钩骨。

掌骨：属于长骨，共 5 块。由桡侧向尺侧依次为第 1 ～ 5 掌骨。

指骨：属于长骨，共 14 块。拇指有 2 块，分别为近节指骨和远节指骨。其余各指为 3 节，分别为近节指骨、中节指骨和远节指骨。

2. 下肢骨

（1）下肢带骨。

下肢带骨主要是髋骨。髋骨属于不规则扁骨，上部扁阔，中部窄厚，有朝下的深窝，称为髋臼。髋骨由髂骨、坐骨、耻骨组成，三骨汇合于髋臼，16 岁完全闭合。耻骨、坐骨围成闭孔。

1）髂骨：构成髋骨后上部，由髂骨翼、髂嵴、髂结节、髂窝、弓状线、耳状面、髂粗隆、髂前上棘、髂后上棘等组成。

2）坐骨：构成髋骨后下部，分为坐骨体和坐骨支。坐骨体组成髋臼的后下 2/5，后缘有突起的坐骨结节。下方的凹陷分别称为坐骨大切迹和坐骨小切迹。坐骨体与坐骨支移行处后部是粗糙的隆起，称为坐骨结节。

3）耻骨：构成髋骨前下部，分为体、上支、下支。耻骨体组成髋臼的下 1/5，与髂骨体的结合处粗糙隆起，称为髂耻隆起。耻骨上支上面的锐嵴称耻骨梳，向后移行于弓状线，向前终于耻骨结节。耻骨结节到中线的粗钝上缘为耻骨嵴，可在体表扪及。耻骨上、下支相互移行处内侧的椭圆形粗糙面称为耻骨联合。

（2）自由下肢骨。

1）股骨。

股骨是人体最长的长骨，约为身高的 1/4。股骨上端有朝向内上的股骨头，与髋臼相关节。头中央有一小的凹陷称为股骨头凹，是股骨头韧带的附着处。头下外侧有股骨颈。颈与体交界处的外上侧的方形隆起称为大转子。大转子是重要的体表标志，可在体表扪及。内下方的隆起称为小转子。在大转子和小转子之间有转子间嵴。

股骨体后面有纵行骨嵴，称为粗线。粗线上端分叉，向上外延续于粗糙的臀肌粗隆，粗线下端有两个凸向下方的膨大为内侧髁和外侧髁。内侧髁宽广，外侧髁狭长，其前面、下面、后面均有关节面，与髌骨、胫骨相关节。

2）髌骨。

髌骨是人体最大的籽骨，位于股骨下端前面、股四头肌肌腱内。

3）胫骨和腓骨。

胫骨呈三棱柱状，居于小腿内侧，为小腿主要承重骨。胫骨上端膨大，向两侧突出，形成内侧髁和外侧髁。两关节面之间有粗糙的小隆起，称髁间隆起。上端隆起称为胫骨粗隆。胫骨下端稍膨大形成内踝，可在体表扪及。

腓骨细长，位于胫骨外后方。上端稍膨大，称为腓骨头。头下方缩窄，称为腓骨颈。下端膨大形成外踝。腓骨头和外踝都可以在体表扪及。

4）足骨。

足骨包括跗骨 7 块、跖骨 5 块和趾骨 14 块，共 26 块。

跗骨属于短骨，分为前、中、后三列。前列为内侧楔骨、中间楔骨、外侧楔骨及跟骨前方的骰骨；中列为距骨前方的足舟骨；后列为距骨和跟骨。

跖骨为小型长骨，共 5 块，位于足骨的中间部，由内向外分别为第 1 ～ 5 跖骨。

趾骨为小型长骨，共 14 块，形状与指骨相似。第一趾骨为 2 节，其余均为 3 节，每一趾骨分为底、体、头三部分，按解剖位置分为近节趾骨、中节趾骨和远节趾骨。

（七）颅骨

1. 颅骨的组成

成人的颅骨共 23 块（不含中耳内的 3 对听小骨），由脑颅骨和面颅骨两部分组成，为不规则骨。脑颅骨有 8 块，分别为单一的额骨、蝶骨、枕骨和筛骨；成对的颞骨和顶骨，围成颅盖和颅底，构成颅腔，容纳脑。面颅骨共 15 块，由成对的上颌骨、腭骨、颧骨、鼻骨、泪骨、下鼻甲及不成对的犁骨、下颌骨和舌骨构成，它们共同构成眶、鼻腔、口腔和面部的骨性支架。

2. 颅的整体观

（1）颅的顶面观。

颅的顶面呈卵圆形，由顶骨、颞骨、额骨构成颅腔的顶，称颅盖或颅顶。有 3 条缝，即额骨与两侧顶骨连结构成冠状缝，两侧顶骨连结构成矢状缝，两侧顶骨与枕骨连结构成人字缝。

（2）颅的侧面观。

颅的侧面由顶骨、颞骨、额骨、蝶骨及枕骨构成。侧面中部有外耳门，外耳门后下方的突起为乳突，前方为颧弓。乳突和颧弓可以在体表扪及。颧弓将颅侧面分为颞窝和下方的颞下窝。颞窝中有颞骨、额骨、顶骨及蝶骨四骨交界处构成的H形的翼点。颞窝下方的窝称颞下窝，窝内有三角形的翼腭窝。如图5－6所示。

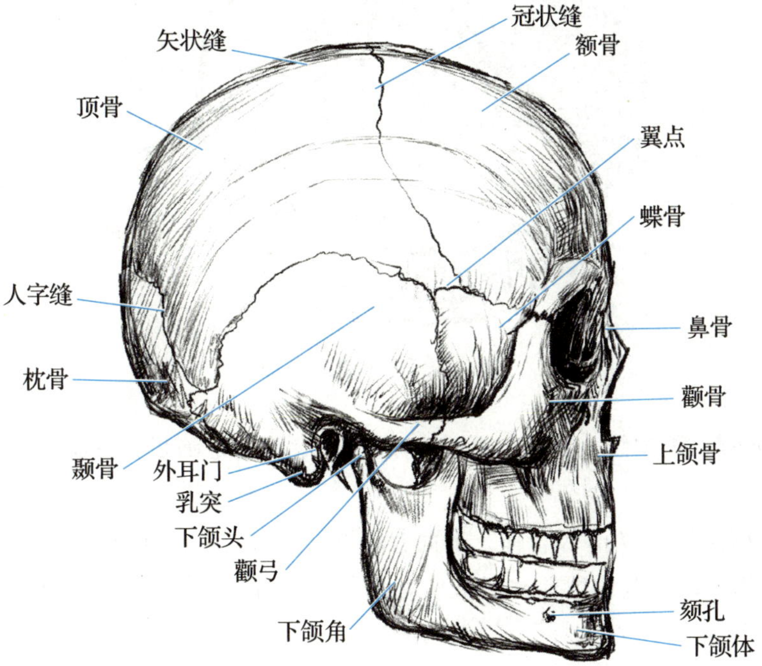

图5－6 颅骨侧面观

（3）颅的前面观。

颅的前面由眶、骨性鼻腔、骨性口腔组成。

1）眶：为一对四边锥形空腔，尖向后，分为1底、1尖和4壁。眶尖部有视神经孔，眶下壁有眶下沟、管和孔。

2）骨性鼻腔：位于面颅中央，由骨性鼻中隔分为左右两个腔。鼻腔顶主要由筛板构成，外侧壁自上而下分别称为上、中、下鼻甲，每个鼻甲下方为对应的通道，分别为上、中、下鼻道。

3）骨性口腔：由上颌骨、腭骨、下颌骨围成，向后通向咽。

（4）颅的后面观。

可见人字缝，枕骨中央突起的部分为枕外隆突。

（5）颅的底内面观。

颅底内面凹凸不平，自前向后有3个阶梯状的陷窝，分别为颅前窝、颅中窝、颅后窝。各窝中有诸多神经和裂，与颅底外面相通。如图 5 - 7 所示。

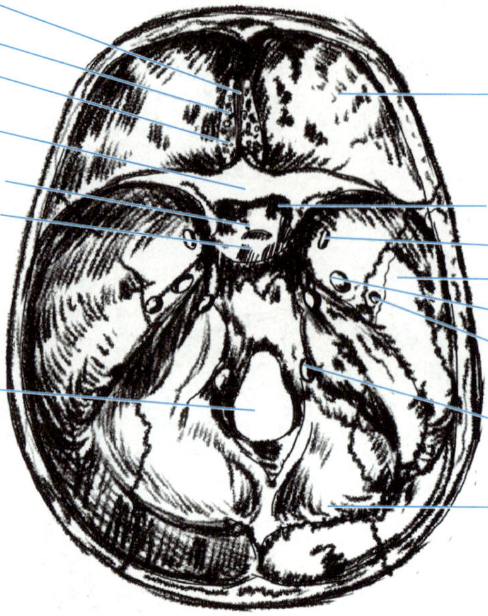

图 5 - 7 颅的底内面观

1）颅前窝：正中线上由前往后有鸡冠，鸡冠两侧是筛板，筛板上有筛孔与鼻腔相通。

2）颅中窝：窝中央有蝶骨体，上面有垂体窝，窝前外侧有视神经管。垂体窝和鞍背统称为蝶鞍，蝶鞍两侧由前往后依次有圆孔、卵圆孔、棘孔，脑膜中动脉自棘孔内穿过。

3）颅后窝：由枕骨和颞骨组成，位置最深。窝中央有枕骨大孔。孔外侧缘有舌下神经管内口。

（6）颅的底外面观。

颅的底外面观是前低后高，前部有上牙槽弓和骨腭，骨腭后上方有鼻后孔。鼻后孔后方中央可见枕骨大孔，其前外方分别有颈静脉孔、颈动脉管外口等结构。如图 5 - 8 所示。

3. 下颌骨与舌骨

（1）下颌骨是最大的面颅骨，呈马鞍状，由下颌体、下颌支、冠突、髁突、下颌头、下颌颈、下颌角组成。

（2）舌骨呈马鞍状，开口向后。

4. 新生儿颅的特征

新生儿口、鼻小，脑及感觉器官发育早，咀嚼肌及呼吸器官尚不发达，脑颅与面颅比为 7 : 1（成人为 3 : 1）。新生儿颅骨未完全骨化，颅盖之间存在结缔组织膜，称囟门。

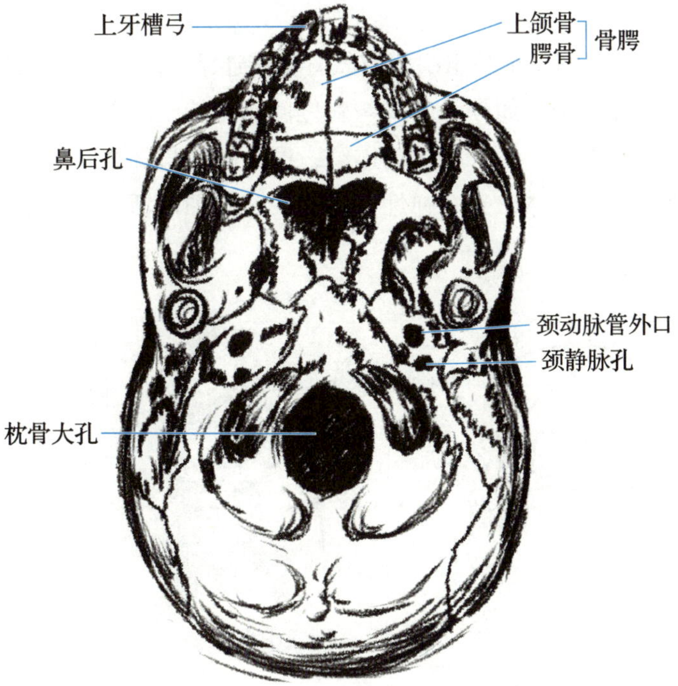

图 5-8 颅的底外面观

矢状缝与冠状缝相交处有额囟（前囟门），呈菱形；在矢状缝与人字缝相交处有枕囟（后囟门），呈三角形。如图 5-9 所示。

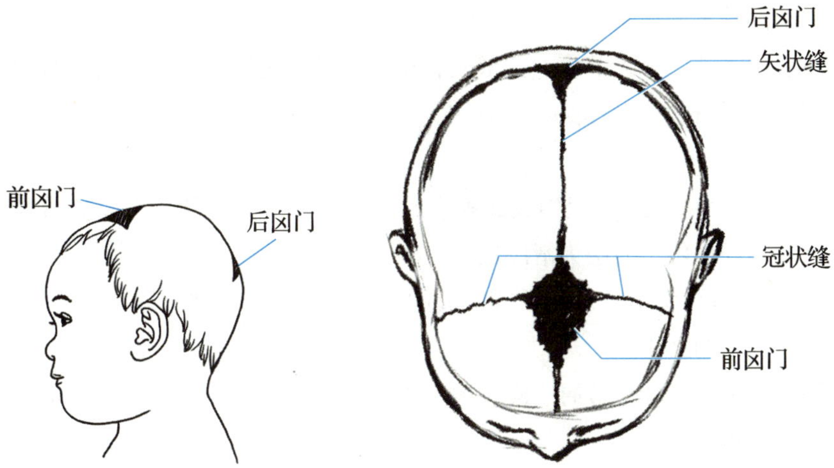

图 5-9 囟门

二、骨连结

（一）骨连结概述

骨与骨之间的连结装置称为骨连结。骨连结分为直接连结和间接连结两种形式。

1. 直接连结

人体有些骨与骨之间以结缔组织膜或软骨直接连结。直接连结的两骨之间无腔隙，运动范围很小或不能运动。如颅骨的骨与骨之间有骨缝，随着年龄增长，骨缝逐渐骨化，相互嵌合，纹丝不动，属于不活动连结；椎骨的骨与骨之间的连结物是橡胶样的软骨，使脊柱既能支撑身体，又有弹性，能在一定范围内活动，属于半活动连结。如图 5－10 所示。

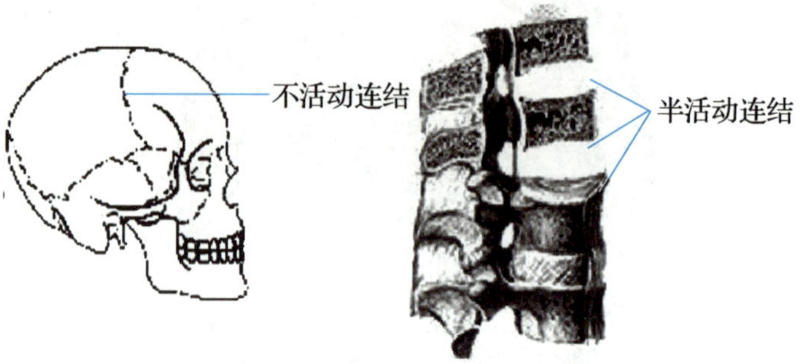

图 5－10 直接连结

2. 间接连结

间接连结又称关节或滑膜关节。骨与骨之间借结缔组织囊相连，相对的骨面之间有腔隙，腔内充满液体，因而关节具有较大的活动性。这是四肢骨之间及躯干骨之间连结的主要形式。

（1）关节的基本构造。

关节主要由关节面、关节囊、关节腔构成，关节面上覆盖一层光滑的软骨。

1）关节面，是相邻两骨的接触面，其中一个略凸呈球形，叫关节头；另一个略凹，称关节窝。

2）关节囊，是由结缔组织构成的膜囊，附着于关节的周围，密封关节腔。关节囊分两层，外层为纤维层，内层为滑膜层。

3）关节腔，是由关节软骨和滑膜围成的密封空腔。关节腔内是负压。

（2）关节的辅助结构。

包括韧带、关节盘和关节唇、滑膜襞、滑膜囊等。

（3）关节的运动形式。

包括屈和伸、内收和外展、旋内和旋外、环转等。

（二）躯干骨的连结

所有椎骨相互连结构成脊柱。所有胸椎、肋、胸骨相互连结构成胸廓。

1. 脊柱

脊柱由骨（24 块椎骨、1 块骶骨、1 块尾骨）借助骨连结（韧带、椎间盘、关节突关节）组成，位于背部正中。

（1）脊柱的连结（见图 5 - 11）。

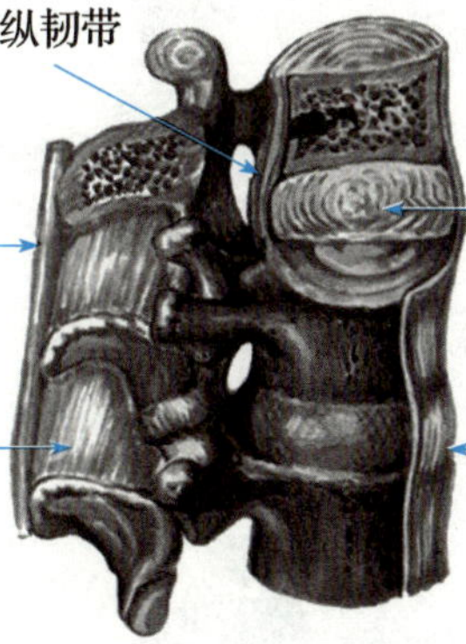

图 5 - 11 脊柱的连结

1）相邻椎体之间的连结：椎体之间借椎间盘及前、后纵韧带（除第 1 及第 2 颈椎）相连，参与椎管壁的构成。

2）相邻椎弓板之间的连结：包括椎弓板、棘突、横突之间的连结和上、下关节间的滑膜关节，主要有黄韧带、棘间韧带、棘上韧带、项韧带、关节突关节（椎间关节）。

3）寰椎与枕骨及枢椎的连结：寰枕关节、寰枢关节。

4）连结椎骨的韧带：长韧带有前纵韧带、后纵韧带、棘上韧带和项韧带；短韧带有黄韧带（弓间韧带）、棘间韧带、横突间韧带。

（2）脊柱的结构。

脊柱的整体观如图 5 - 12 所示。

1）前面观：从前面观察脊柱，椎体和椎间盘自上而下逐渐增宽，到第二骶椎为最宽（与重力不断增加有关）。

2）后面观：从后面观察脊柱，各部棘突的形态不同，所有椎骨棘突形成纵脊，位于背部正中线上。

3）右侧面观：从右侧面观察脊柱，成人的脊柱有颈曲、胸曲、腰曲、骶曲四个生理弯曲。其中，颈曲、腰曲凸向前，胸曲和骶曲凸向后。

婴儿出生时脊柱是直的，一般婴儿在 3 个月左右能抬头时，脊柱出现第一个生理弯曲，即颈曲，向前凸；到 6 个月会坐时，出现第二个生理弯曲，即胸曲，向后凸；到 1 岁左右会走路时出现第三个生理弯曲，即腰曲，向前凸，逐渐形成脊柱的自然弯曲。7 岁前形成的生理弯曲不固定，当儿童躺下时弯曲可消失。7 岁以后，这些弯曲才能被韧带固定，到 21 岁左右才能完全固定下来。如图 5 - 13 所示。

2. 胸廓

（1）胸廓的组成。

胸廓由 1 块胸骨、12 对肋骨、12 块胸椎及它们之间的骨连结构成。骨连结包括肋软骨与胸骨的连结、肋骨与胸椎的连结（肋椎关节）和椎间盘。

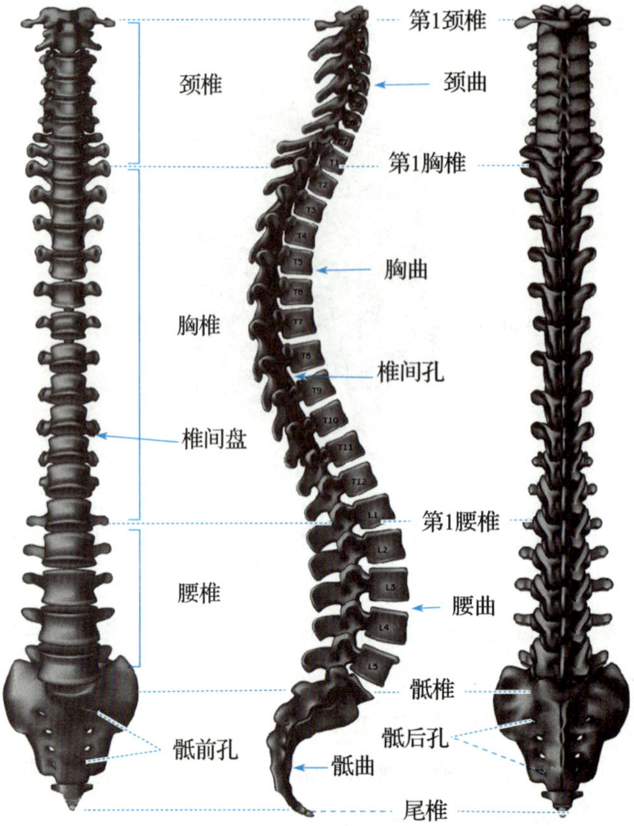

图 5-12　脊柱的整体观

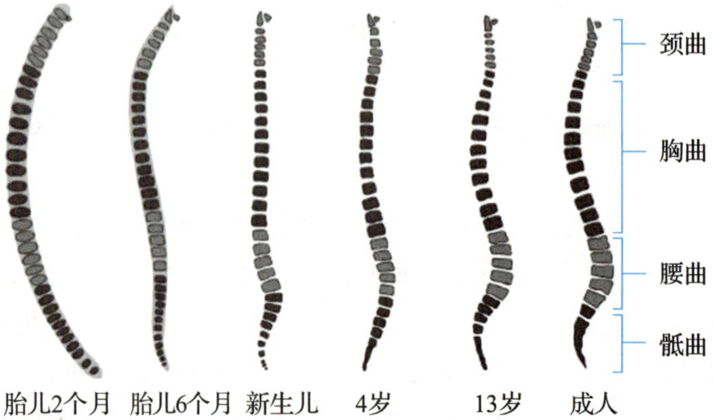

图 5-13　脊柱弯曲的形成

（2）胸廓的整体观。

成人的胸廓近似圆锥形。上窄下宽，横径大于前后径。上口较小，下口宽而不规整，膈肌封闭胸腔底。上口由第 1 肋、胸骨柄上缘及第 1 胸椎构成；下口由胸骨剑突、肋弓、第 11 肋、第 12 肋、第 12 胸椎围成。第 8 ～ 10 肋与前端肋软骨构成肋弓。相邻两肋之间称为肋间隙；两侧肋弓之间的夹角称为肋骨下角。

（三）四肢骨的连结

1. 上肢骨的连结

（1）肩关节。

1）组成：由肩胛骨的关节盂和肱骨头构成。

2）特点：肱骨头大而圆，关节盂小而浅，关节囊薄而松弛，关节囊的前方、后方、上方均有肌腱和韧带加强，而下壁较薄弱，故肩关节常在下方脱位。

3）运动方式：肩关节是全身最灵活的关节，能做屈、伸、收、展、旋内、旋外、环转运动。

（2）肘关节。

1）组成：由肱骨下端和尺骨、桡骨上端连结而成，属于复合关节，包括肱尺关节、肱桡关节、桡尺近侧关节。

2）特点：肘关节的前、后壁均薄而松弛，内侧壁、外侧壁较紧张，并有韧带加强。

3）运动方式：肘关节可做前屈、后伸运动。

知识拓展

牵拉肘

牵拉肘是指小臂中的桡骨在肘关节处脱臼，是 5 岁以下儿童最常见的肘部损伤。原因是手臂被过度牵拉，例如拉着孩子的双手或胳膊向上提或“荡秋千”。牵拉肘的主要症状是突然疼痛，导致孩子哭叫。其他症状有受伤、手臂微屈贴近身体、手臂和肘部不能移动。一旦发生牵拉肘，需马上带孩子就医，给关节复位，以免引起并发症。只要治疗及时，牵拉肘通常不会带来永久性伤害。一般在治疗后 5 ～ 10 分钟手臂就会活动自如。

牵拉肘的预防措施：要避免用力牵拉手腕，牵手的时候保持孩子的手臂弯曲，牵拉孩子的上臂或腋下，受力点尽可能倾向于身体部位。

（3）桡腕关节，又称腕关节。

1）组成：由桡骨下端的腕关节面、尺骨头下方的关节盘和腕骨的手舟骨、月骨、三角骨的近侧关节面构成。

2）运动方式：桡腕关节可做屈、伸、内收、外展和环转运动。

2. 下肢骨的连结

（1）骨盆。

组成：由左右髋骨、骶骨、尾骨及其骨连结构成。骨盆分为上部的大骨盆和下部的小骨盆。小骨盆的内腔，称骨盆腔。骨盆有性别差异，男性骨盆外形窄而长，骨盆上口呈心形，下口较窄小，骨盆腔呈漏斗形，耻骨联合下角为 70° ～ 75°；女性骨盆外形宽而短，骨盆上口近似圆形，下口较宽大，骨盆腔呈圆桶形，耻骨联合下角为 90° ～ 100°。

（2）髋关节。

组成：由髋臼和股骨头组成，包括髋臼唇、髋臼横韧带、髂骨韧带、股骨头韧带。

特点：髋臼窝深，股骨头小，有2/3容纳在髋臼窝内。髋关节的关节囊厚而坚韧，周围有韧带加强，关节囊的后下壁较薄弱。

运动方式：髋关节能做前屈、后伸、内收、外展、内旋、外旋及环转运动。

（3）膝关节。

膝关节是人体最大、结构最复杂的关节。

组成：由股骨下端、胫骨上端和髌骨构成。

特点：膝关节囊宽阔而松弛，周围有韧带加强，关节囊的前壁有髌韧带，内、外侧壁分别是胫侧副韧带和腓侧副韧带。关节囊内有前交叉韧带和后交叉韧带，分别限制胫骨向前后过度移位。膝关节囊内有内、外侧半月板，内侧半月板较大，呈“C”形，外侧半月板较小，呈“O”形，可使股骨和胫骨两骨的关节面更相适应。

运动方式：膝关节能做前屈、后伸运动；当膝关节处于半屈曲位时，还可做轻度的旋转运动。

（4）距小腿关节，又称踝关节。

组成：由胫骨下端、腓骨下端与距骨构成。

运动方式：踝关节能做屈（跖屈）、伸（背屈）运动。

（5）足弓。

足弓是指由跗骨和跖骨借其连结，在纵、横方向上形成的凸向上方的弓。婴儿的脚没有足弓，到站立和行走时才开始出现足弓，儿童的足弓常常在4～6岁形成。

知识拓展

扁平足

扁平足又称平足症，指足弓低平或消失，患足外翻，站立、行走的时候足弓塌陷，引起足部疼痛的一种畸形，见图5-14。婴幼儿由于肌肉力度小、韧带发育不完善，长时间站立、行走或负重，或经常不活动导致足的肌肉疲劳，韧带松弛，就会出现扁平足。

扁平足的预防措施：婴幼儿可以多做一些足尖运动、脚趾抓玻璃球运动，以改善足部肌肉和韧带的力量，促进足弓的发育。

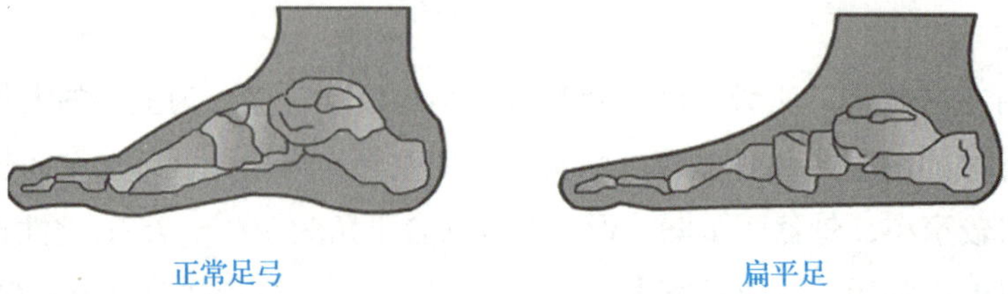

图5-14　扁平足

（四）颅骨的连结

各颅骨之间大多以颅缝或软骨相连结；舌骨以韧带与颅底相连；下颌骨和颈骨形成颞下颌关节。

颞下颌关节由下颌头与颞骨的下颌窝和关节结节构成。其特点是关节囊松弛，囊内有关节盘，囊外有韧带加强，关节腔分为上、下两部分。颞下颌关节属于联合关节，主要功能是支持复杂的下颌运动，并在运动中承受一定的负荷。可以做张口、闭口、前伸、后退及侧方运动。

三、骨骼肌

（一）骨骼肌概述

运动系统中的肌是骨骼肌（见图 5-15），人体全身骨骼肌有 600 余块，约占人体重量的 40%。由于骨骼肌受意志支配，所以又称随意肌。全身骨骼肌依其所在的部位可分为头肌、躯干肌和四肢肌。

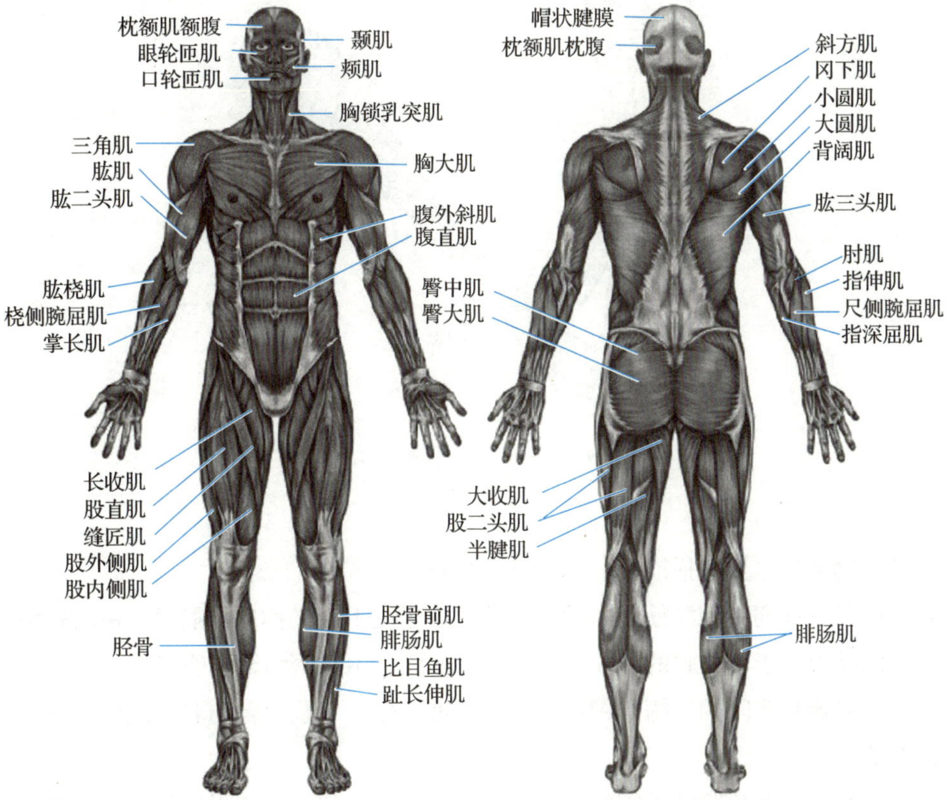

图 5-15 人体骨骼肌

1. 骨骼肌的形态

根据骨骼肌的外形，可将其分为长肌、短肌、扁肌和轮匝肌。

（1）长肌：呈长梭形或带状，多分布在四肢，收缩时可引起大幅度的运动。

（2）短肌：短小，多分布在躯干深部，收缩时运动幅度较小。

（3）扁肌：扁薄宽阔，又称阔肌，分布于躯干的浅层，收缩时可引起躯干的运动，并对内脏器官有保护和支持的作用。

（4）轮匝肌：呈环行，位于孔、裂的周围，收缩时关闭孔、裂。

2. 骨骼肌的结构

骨骼肌由肌腹和肌腱两部分构成。肌腹位于肌的中部，具有收缩和舒张能力。肌腱位于两端，主要由致密结缔组织构成，无收缩能力。

3. 骨骼肌的起止

骨骼肌通常借两端的肌腱附着于两块以上的骨面上，跨越一个或多个关节。肌收缩时，其中一骨的位置相对固定，另一骨因受肌的牵引而发生位置移动。

肌在固定骨上的附着点，称起点或定点；肌在移动骨上的附着点，称止点或动点。如图 5－16 所示。

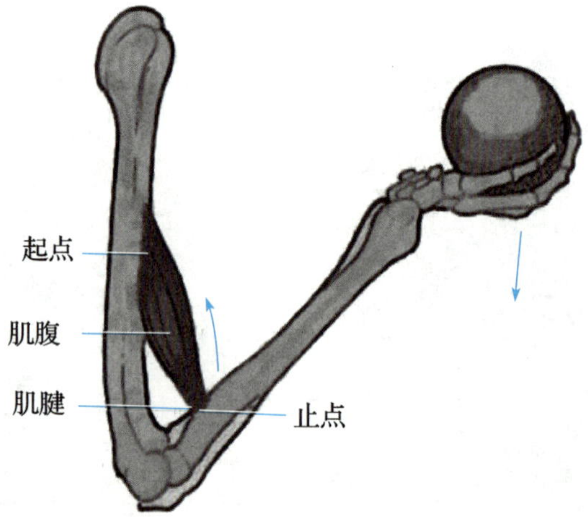

图 5－16　骨骼肌的起止

4. 骨骼肌的辅助装置

肌的辅助装置主要包括筋膜、滑膜囊、腱鞘。

（1）筋膜分浅筋膜和深筋膜两种。浅筋膜位于皮下，又称皮下筋膜，由疏松结缔组织构成。深筋膜位于浅筋膜的深面，又称固有筋膜，由致密结缔组织构成。

（2）滑膜囊是密闭的结缔组织囊，内含滑液，位于某些肌腱与骨面之间，可减少运动时的摩擦。

（3）腱鞘为套在长肌腱周围的鞘管，多见于手关节和足关节附近的一些长肌腱。

（二）头肌

头肌按功能可分为面肌及咀嚼肌两部分。

1. 面肌

面肌有环行肌和辐射肌两种。面肌主要包括眼轮匝肌、口轮匝肌、枕额肌、颊肌等。眼轮匝肌位于眼裂周围；口轮匝肌位于口裂周围；枕额肌位于颅顶部，由枕肌、额肌和两肌腹之间的帽状腱膜构成。

2. 咀嚼肌

咀嚼肌分布于颞下颌关节周围，参与咀嚼运动，主要有咬肌、颞肌和翼外肌、翼内肌 4 对。

（三）躯干肌

躯干肌包括颈肌、背肌、胸肌、膈、腹肌和盆底肌。

1. 颈肌

颈肌位于颈根部，分浅、中、深三群。颈肌浅群主要有颈阔肌和胸锁乳突肌，胸锁乳突肌斜列于颈的两侧部；颈肌中群主要有舌骨上肌群和舌骨下肌群；颈肌深群主要有斜角肌等。

2. 背肌

背肌位于躯干背面，分为浅、深两群。背浅肌群多为阔肌，主要有斜方肌、背阔肌、肩胛提肌、菱形肌等；背深肌群主要为竖脊肌，是背肌中最长最大的肌。

（1）斜方肌：位于颈部和背上部，为三角形扁肌，两侧合并呈斜方形。

（2）背阔肌：位于背下部、腰部和胸侧壁。

（3）竖脊肌：位于斜方肌、背阔肌的深面和全部椎骨棘突的两侧。

3. 胸肌

胸肌分为两群：一群为胸上肢肌，包括胸大肌、胸小肌和前锯肌；另一群为胸固有肌，主要有肋间外肌和肋间内肌。

（1）胸大肌：位于胸前壁的上部，位置表浅，呈扇形。

（2）肋间外肌：共 11 对，位于各肋间隙的浅层。

（3）肋间内肌：位于肋间外肌的深面。

4. 膈

膈位于胸腔和腹腔之间，封闭胸廓下口，构成胸腔底部和腹腔顶部。膈为向上膨隆的阔肌。膈的周围部是肌质，起于胸廓下口，中央部为腱膜，称中心腱。膈上有 3 个裂孔，自后向前依次为：主动脉裂孔，在第 12 胸椎前方；食管裂孔，平第 10 胸椎高度；腔静脉孔，平第 8 胸椎高度。3 个裂孔分别有主动脉、食管及下腔静脉等通过。

5. 腹肌

腹肌位于胸廓下口与骨盆上缘之间，参与腹壁的组成。腹肌分为前外侧群和后群。前外侧群有腹直肌、腹外斜肌、腹内斜肌和腹横肌；后群有腰大肌和腰方肌。

（1）腹直肌位于腹前壁正中线的两侧。

（2）腹外斜肌位于腹前外侧壁的浅层。

（3）腹内斜肌位于腹外斜肌的深面。

（4）腹横肌位于腹内斜肌的深面。

（5）腰方肌位于腰椎两侧。

（6）腰大肌位于腰方肌的前面。

6. 盆底肌

盆底肌是封闭小骨盆下口诸肌的总称，主要有肛提肌、会阴浅横肌、会阴深横肌和尿道括约肌等。

肛提肌及覆盖于其上、下面的深筋膜共同组成盆膈，盆膈中部有直肠通过。

会阴深横肌及覆盖于其上、下面的深筋膜共同组成尿生殖膈。男性尿生殖膈中有尿道通过，女性尿生殖膈中分别有尿道和阴道通过。

（四）四肢肌

四肢肌包括上肢肌和下肢肌。上肢肌数目多而细小，运动精细灵活；下肢肌数目较少而强大有力，适用于负重和行走。

1. 上肢肌

上肢肌按部位可分为肩肌、臂肌、前臂肌和手肌。

（1）肩肌：分布在肩关节周围，起自上肢带骨，止于肱骨，能运动肩关节，并增强肩关节的稳固性。肩肌有三角肌、肩胛下肌、冈上肌、冈下肌、小圆肌和大圆肌等。三角肌略呈三角形，从前面、外侧面和后面包围肩关节。三角肌收缩时，可使肩关节外展；前部肌肉收缩时，可以使肩关节屈曲和旋内。三角肌是临床上常用的肌内注射部位。

（2）臂肌：覆盖在肱骨周围，主要作用于肘关节。臂肌前群有肱二头肌、喙肱肌和肱肌；后群为肱三头肌。肱二头肌收缩时，能屈肘关节。肱三头肌收缩时，主要能伸肘关节。

（3）前臂肌：包绕尺骨和桡骨周围的肌群，分前、后两群。前群共有 9 块肌，后群共有 10 块肌。

（4）手肌：位于手掌，分外侧群、中间群和内侧群。

2. 下肢肌

下肢肌包括髋肌、大腿肌、小腿肌和足肌。

（1）髋肌：位于髋关节的周围，分前后两群。前群主要有髂腰肌；后群主要有臀大肌、臀中肌、臀小肌和梨状肌等。

1）髂腰肌：位于髂窝内，由髂肌和腰大肌组成。

2）臀大肌：位于臀部浅层，略呈四边形。臀大肌是临床上常用的肌内注射部位。

（2）大腿肌：位于股骨的周围，可分为前群、内侧群和后群。

1）前群：位于大腿前部，有缝匠肌和股四头肌。缝匠肌是全身最长的骨骼肌，呈长扁带状，收缩时，可屈髋关节和膝关节。股四头肌是全身体积最大的骨骼肌，位于股前部。股四头肌有 4 个头，向下形成一个扁腱，包绕髌骨的前面和两侧，继而向下延续为髌韧带，止于胫骨粗隆。

2）内侧群：位于大腿内侧部，共有 5 块肌。

3）后群：位于大腿后部，共有 3 块肌，包括股二头肌、半腱肌和半膜肌。

（3）小腿肌：分布于胫、腓骨周围，可分为前群、外侧群和后群。

1）前群：位于小腿的前方。前群共有 3 块肌，包括胫骨前肌、踇长伸肌和趾长伸肌。

2）外侧群：位于腓骨的外侧。外侧群有 2 块肌，即腓骨长肌和腓骨短肌。

3）后群：位于小腿骨的后方。后群肌分浅、深两层。浅层为小腿三头肌，深层为趾长屈肌、胫骨后肌和踇长屈肌。

小腿三头肌由浅层的腓肠肌和深层的比目鱼肌合成，起于股骨下端和胫、腓骨上端的后面，3 个头汇合，向下续为跟腱，止于跟骨结节。

（4）足肌：分为足背肌和足底肌。足背肌比较弱小。足底肌的分布情况和作用与手肌相似。

第三节　运动系统的功能

一、运动系统的功能概述

运动系统由骨、骨连结和骨骼肌构成，占成人体重的 60% ～ 70%，在神经系统的支配下起着维持人体形态、支持体重、执行运动、保护内脏器官、造血、储钙和磷以及体表标志等功能。骨骼肌收缩时，牵拉其所附着的骨产生运动，在运动过程中，骨是运动的杠杆，可动的骨连结是运动的枢纽，骨骼肌是运动的动力器官。

二、骨的功能

骨按形态分为长骨、短骨、扁骨和不规则骨 4 类。长骨在运动中起杠杆作用；短骨连结牢固，参与完成复杂运动；扁骨构成人体的各种骨性体腔，对体腔内器官起到保护作用，如颅腔保护脑，胸腔保护心、肺等器官；不规则骨中的籽骨，如髌骨，起减少摩擦和改变肌肉牵拉方向的作用。

骨由骨膜、骨质和骨髓构成。骨膜对骨的营养、生长和损伤后的修复具有重要作用，手术时应尽量保留。婴幼儿骨骼的骨膜比较厚，血管丰富，有利于骨骼生长和骨组织的再生与修复。骨质中的骨密质致密坚硬，抗压性强；骨松质的骨小梁构成骨板。胎儿和婴幼儿的骨髓均为红骨髓，具有造血功能，从 5 ～ 7 岁开始，红骨髓逐渐被脂肪组织替代而变成黄骨髓，丧失造血功能，但保留潜在的造血功能，大量失血和严重贫血时，黄骨髓又可暂时恢复造血功能。成年后，红骨髓仅存在于长骨的骨骺及胸骨、髂骨、肋骨和椎骨的骨松质内，并终生保持造血功能。

三、骨连结的功能

（一）躯干骨连结的功能

1. 脊柱

脊柱的颈曲、胸曲、腰曲、骶曲 4 个生理弯曲增加了脊柱的柔韧性，具有减震作用，对于保护头部器官，特别是大脑，减轻来自各方向的外力对大脑的损害，维持人体的稳定性起着重要作用。脊柱上端承托颅骨，下联髋骨，中间附着肋骨，作为腹腔和盆腔的后壁，具有支持躯干、保护脊髓和进行运动的功能，可以做屈、伸、侧屈、旋转运动（见图 5－17）。

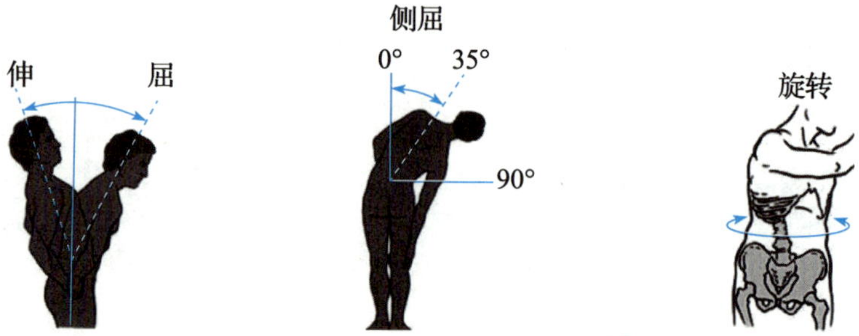

图 5－17　脊柱运动

2. 胸廓

胸廓具有一定的弹性和活动性，能缓冲外力，起着支持、保护胸腹腔脏器的作用。胸廓具有运动功能，主要表现为参与呼吸运动。

（二）四肢骨连结的功能

1. 上肢骨连结

（1）肩关节：主要进行屈、伸、收、展、旋内、旋外及环转运动（见图 5－18）。肩关节是全身最灵活的关节。

（2）肘关节：主要进行屈伸运动。

2. 下肢骨连结

（1）髋关节：可进行前屈、后伸、内收、外展、旋外、旋内、环转运动。不如肩关

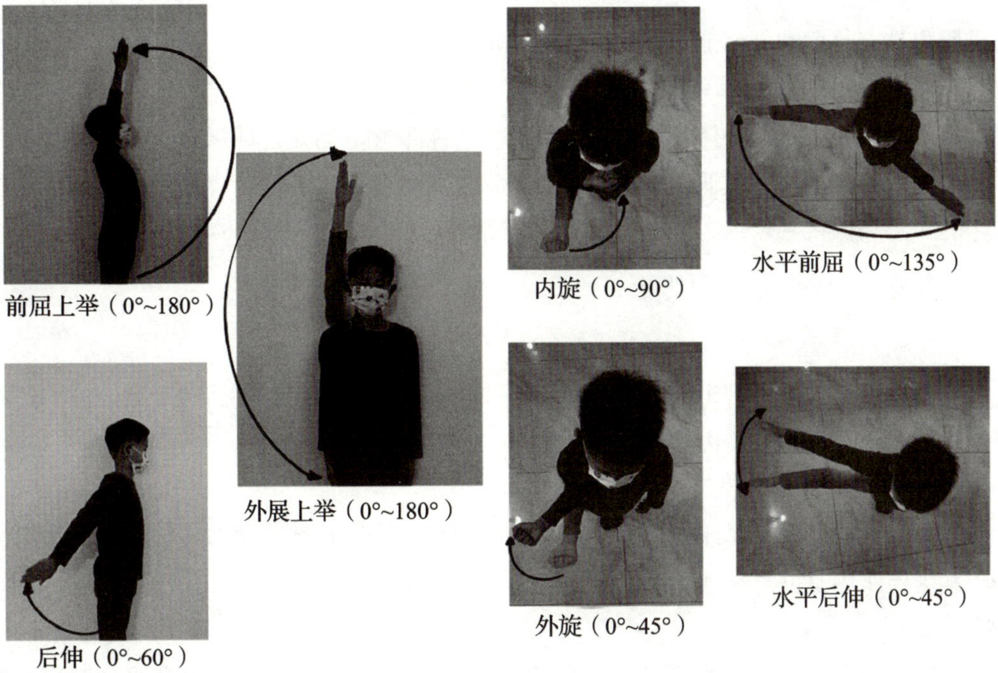

图 5－18　肩关节运动

节灵活。

（2）膝关节：可进行屈、伸运动，半屈时可做轻度旋内、旋外运动。膝关节是人体最大、最复杂的关节。

（3）足关节：可进行跖屈、背屈运动。

（4）足弓：可稳定身体，利于行走和跑跳、缓冲震荡；保护足底血管和神经，避免受压迫。

（三）颅骨连结的功能

颞下关节可以做张口、闭口、前伸、后退及侧方运动。

四、骨骼肌的功能

（一）骨骼肌功能概述

1. 不同形态骨骼肌的功能

（1）长肌：收缩时引起大幅度的运动。

（2）短肌：收缩时运动幅度较小。

（3）扁肌：收缩时引起躯干的运动，并对内脏器官有保护和支持的作用。

（4）轮匝肌：收缩时关闭孔、裂。

2. 肌腹和肌腱的功能

肌腹具有收缩和舒张能力，肌腱无收缩能力。

3. 骨骼肌的作用

（1）动力作用，使身体完成各种运动，如伸手取物、行走、跳跃、奔跑等。

（2）静力作用，通过肌内少量肌纤维轮流交替收缩，使肌具有一定的张力，以维持身体的平衡和保持一定的姿势，如站立、坐等。

（二）骨骼肌辅助装置的功能

1. 筋膜

浅筋膜具有保护深部组织和维持体温等作用。深筋膜除能保护肌免受摩擦外，还有利于肌的运动，保证各肌肉能单独活动。

2. 滑膜囊

滑膜囊内层的滑膜呈淡红色，平滑闪光，薄而柔润，被覆于关节囊内面的结缔组织膜。其主要作用是分泌滑液，润滑关节腔，减少摩擦，起到保护关节的作用。

3. 腱鞘

腱鞘是包裹在肌腱外的组织，起到固定、保护肌腱的作用，使其避免受到摩擦及压迫，并能在腱鞘内做自由滑动。

（三）头肌的功能

1. 面肌

扁薄的面肌收缩时，使面部孔裂开大或闭合，同时牵引皮肤出现皱褶，改变眼裂、口裂的形状，能牵动面部皮肤显示出喜、怒、哀、乐等各种表情，故又称表情肌。

眼轮匝肌受面神经颞支和颧支支配，收缩时可使眼睑闭合；可牵拉睑内侧韧带扩大泪囊，促使泪液流入鼻腔。

口轮匝肌的主要作用是保持上下唇以及面部的正常形态，闭唇或使唇突出，做努嘴、吹口哨，以及协助吸吮、吞咽、咀嚼等动作，还起到协同发音、语言等方面的作用。

枕额肌收缩时可牵拉头皮移动；能上提眉毛（属于表情肌之一），使额部皮肤出现皱纹。

2. 咀嚼肌

咀嚼肌收缩时可上提下颌骨，完成咀嚼和语言运动。

（四）躯干肌的功能

1. 颈肌

颈肌参与头颈部的活动。胸锁乳突肌一侧收缩，使头屈向同侧，面朝向对侧；两侧同时收缩，使头后仰。

2. 背肌

背肌分为背浅肌、背深肌和背部筋膜。背浅肌分两层，起自脊柱不同部位，止于上肢带骨和上肢骨。背深肌在脊柱两侧排列，分为长肌和短肌。

（1）背浅肌，有斜方肌和背阔肌。斜方肌收缩时使肩胛向脊柱靠拢，上部肌肉收缩提肩胛骨，下部肌肉收缩降肩胛骨。背阔肌收缩时使臂内收、内旋和后伸，如背手时。浅层下有肩胛提肌和菱形肌。肩胛提肌收缩上提肩胛骨，菱形肌收缩时肩胛骨移向内上方。

（2）背深肌，主要有竖脊肌，是维持人体直立的重要肌，收缩时使脊椎后伸。竖脊肌深部为数目众多的短肌，能加强椎骨的连结，增强脊椎运动的灵活性。

（3）背部筋膜，包绕背肌，被覆于斜方肌和背阔肌表面的深筋膜较薄弱，在竖脊肌周围的筋膜特别发达，称为胸腰筋膜。

3. 胸肌

（1）胸大肌：收缩时，可使肩关节前屈、内收、内旋。若上肢上举固定，可上提躯干。

（2）胸小肌：收缩时使肩胛骨向前下。

（3）前锯肌：收缩时使肩胛骨向前。

（4）胸固有肌：参与胸壁的构成。

（5）肋间外肌：收缩时，可提肋，参与吸气运动。

（6）肋间内肌：收缩时，可降肋，参与呼气运动。

4. 膈

膈肌为重要的呼吸肌，收缩时膈顶下降，胸廓容积扩大，有助吸气；舒张时膈顶上升，胸腔容积减小，有助呼气。膈与腹肌共同收缩，可增加腹压，协助排便、呕吐和分娩等活动。

5. 腹肌

腹肌可保护腹腔脏器；收缩时可增加腹压，协助完成咳嗽、呕吐、排便和分娩等活动；可降肋，有助呼气；可使脊柱做前屈、侧屈和旋转运动。

（五）四肢肌的功能

1. 上肢肌

（1）肩肌：增强肩关节的稳固性，运动肩关节。其中三角肌是肌内注射的常用部位。

（2）臂肌：主要作用于肘关节。肱二头肌收缩时，主要能屈肘关节；肱三头肌收缩时，主要能伸肘关节。

（3）前臂肌：前臂前群肌有屈肘、屈腕、屈指和使前臂旋前的作用；前臂后群肌有伸肘、伸腕、伸指和使前臂旋后的作用。

（4）手肌：主要运动手指。

1）外侧群：拇短展、拇短屈、拇对掌、拇内收。

2）中间肌群：屈掌指关节、伸指间关节、手指内收和外展。

3）内侧群：小指展、小指短屈、小指对掌。

2. 下肢肌

（1）髋肌：运动髋关节。

1）髂腰肌：收缩时，可使髋关节前屈和旋外。

2）臀大肌：收缩时，可使髋关节后伸和旋外；在人体直立时，可固定骨盆，防止躯干前倾，对维持人体的直立姿势具有重要作用。另外，臀大肌还是肌内注射的常用部位。

3）梨状肌：收缩时，能使髋关节旋外。

（2）大腿肌。

1）前群：缝匠肌收缩时，可屈髋关节和膝关节。股四头肌收缩时，可伸膝关节。

2）内侧群：收缩时，可使髋关节内收。

3）后群：收缩时，可屈膝关节、伸髋关节。

（3）小腿肌。

1）前群：胫骨前肌收缩时可完成足内翻；踇长伸肌和趾长伸肌收缩时可伸踇趾和伸 2～5 趾。

2）后群：小腿三头肌收缩，可屈踝关节和屈膝关节。在站立时，能固定踝关节和膝关节，以防止躯体向前倾斜，对维持人体直立姿势有重要作用。深层 3 块肌收缩时，可屈踝关节，还能使足内翻、屈踇趾和屈 2～5 趾。

3）外侧群：收缩时，可使足外翻和屈踝关节。

（4）足肌：主要有屈趾和维持足弓的作用。不能对掌。

第四节　运动系统的保健

一、婴幼儿骨骼的特点

婴幼儿骨骼的形态大小、结构功能、成分都处于不断变化的生长过程中。

（一）骨骼生长发育迅速、数量多于成人

婴幼儿的骨膜较厚，血管丰富，新陈代谢旺盛，有利于骨的生长及修复。婴幼儿的长骨处于稳速的生长阶段，表现为婴幼儿身高第一年增加 25cm 左右，第二年增加 15cm 左右，2 岁以后每年增加 5～7cm。婴幼儿的一些骨未融合成一个整体，髋骨是髂骨、坐骨、耻骨 3 块骨头连结在一起的，骶骨是 5 块骶椎连结在一起的，尾骨是

3～4块尾椎连结在一起的，因此，婴幼儿骨的数量比成人多。

（二）骨骼韧性大、易变形

婴幼儿骨骼的化学成分与成人不同。婴幼儿骨组织中的水分和有机质较多，无机质含量相对较少。不良的姿势和习惯容易引起骨变形和弯曲。随着年龄的增长、健康状况和生活条件的变化，幼儿骨内无机质不断沉淀，骨的坚硬度也逐渐增强。适当的体育锻炼也可促进骨骼发育，使骨骼结实强壮。

（三）骨膜较厚，红骨髓造血功能强

婴幼儿的骨膜较厚，内含丰富的血管和神经，对骨有营养、再生和感觉功能；新陈代谢旺盛，有利于骨骼的生长和组织的再生与修复，因此婴幼儿骨受伤后愈合比成人快。若发生骨折，可能为不完全骨折，即骨折部位还有部分骨膜相连，称为“青枝骨折”。婴幼儿骨内全是红骨髓，参与造血，到5～7岁以后，长骨骨髓腔内的红骨髓逐渐被含有脂肪细胞的黄骨髓代替，暂时失去造血功能。

（四）骨骼柔软未定型，各部分处于快速发育阶段

1. 颅骨逐渐骨化

新生儿出生时头部骨之间有很大的缝隙，颅骨骨化尚未完成，前囟和后囟的骨间通过结缔组织膜相连结。颅骨的发育一般通过头围、囟门大小以及骨缝闭合的情况来反映。侧囟出生时已闭合，后囟6～8周关闭，前囟6个月左右随颅骨逐渐骨化而变小（1～1.5岁时闭合）。囟门饱满或隆起一般是因为颅内压增高，常由脑炎、脑膜炎、脑肿瘤、水肿引起；囟门凹陷常由严重的呕吐、腹泻、脱水引起。

2. 脊柱形成最初的生理性弯曲

新生儿的脊柱是直的，弯曲是随着动作发育逐渐形成的。一般婴儿在3个月左右抬头时出现颈曲，6个月能坐时出现胸曲，10～12个月学走路时出现腰曲。7岁前形成的弯曲还不是很固定，当儿童躺下时弯曲可消失；7岁后随着韧带发育完善，弯曲才固定下来。

3. 髋骨尚未骨化完全

通常骨盆的骨化在18～25岁才能完成。婴幼儿的骨盆与成人不同，髋骨尚未骨化完全，骨骼之间连结不牢固，受外力作用容易发生移位，从而影响骨盆的形状。

4. 腕骨未完全骨化

新生儿的腕骨都是软骨，婴儿6个月后逐渐出现腕骨的骨化中心（见图5－19），以后软骨逐渐骨化，到10岁时腕骨的8块骨化中心出齐，13～16岁完全骨化。目前比较常用的计算骨龄的方法是通过计算骨化中心和骨骺愈合的数目，与相应的标准比较得出骨龄的评定方法。10岁之前儿童骨龄的计算公式为：骨龄＝手腕部骨化中心数目－1。婴幼儿腕骨尚未完全骨化，腕部力量弱，手的精细动作能力差，不宜长时间作业和提重物，要注意儿童书写的姿势。

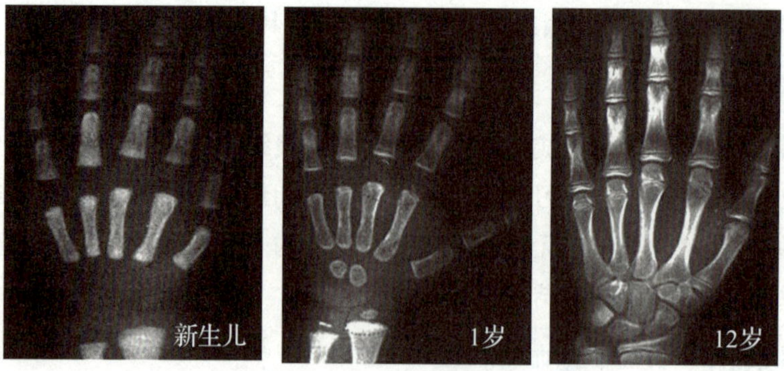

图 5－19 腕骨的骨化中心

（五）足弓未形成

婴儿的足弓尚未形成，到了站立和行走时才开始出现足弓。由于婴幼儿足底的肌肉、肌腱和韧带等发育不完善，如果走路或站立时间过长、负重过度或过度肥胖，都会引起足弓塌陷，形成扁平足。扁平足弹性差，长时间站立或行走时容易引起疲劳或足底疼痛。平时婴幼儿穿鞋要大小合脚，有利于足弓发育。

二、婴幼儿关节的特点

婴幼儿关节发育不全，关节窝浅，关节韧带松弛，牢固性差，关节的伸展性和活动范围均大于成人，在外力作用下容易发生关节“脱臼”。

婴幼儿在学习走路或活动时，上肢容易受到暴力牵扯而导致桡骨头半脱位，也称为“牵拉肘”。这是一种常见病，是由于桡骨头向远端滑移后恢复原位时，环状韧带的上半部不及退缩，卡压在肱跷关节内，造成桡骨头半脱位。桡骨头半脱位常见于 5 岁以下儿童，患儿通常表现为肘后部疼痛，桡骨头处有压痛，通过手法整复即可治愈，在儿童的桡骨头发育完全后不再复发。

三、婴幼儿肌肉的特点

（一）肌肉易疲劳

婴幼儿肌纤维较细，肌肉力量和能量储备都较差，且骨骼肌中水分较多，无机质、蛋白质、脂肪和糖类较少，因此肌肉容易疲劳和损伤。但婴幼儿新陈代谢旺盛，疲劳较容易恢复，年龄越小越明显。因此要劳逸结合，合理控制婴幼儿的运动量。

（二）大肌肉群发展早，小肌肉群发展晚

婴幼儿肌肉发展有明显的顺序规律，即按从上到下、从大到小的顺序进行。肌群发育呈现出大肌肉群发展早、小肌肉群发展晚的特点，表现为先发育颈部肌肉，然后是躯干肌肉，之后是四肢肌肉，四肢的大肌肉先发育，远端的小肌肉后发育。如婴幼儿的走、跑、跳等大肌肉动作形成较早，而手部的细小动作如用筷子、笔、剪刀等要到 5 岁左右才开始形成。

四、婴幼儿运动系统的保健要求

（一）培养婴幼儿各种正确的姿势，防止脊柱和胸廓畸形

1. 坐、立、行等姿势要正确

保持正确姿势、形成良好体态不仅是为了美观，更是为了保证婴幼儿身心健康发育。

正确坐姿：身子要正，不耸肩，胸部、脊柱不向前弯。

正确站姿：身子要正，抬头挺胸，腿不弯。

正确行姿：抬头挺胸，不全身乱扭。

2. 桌椅高矮要合适

桌椅过高、过矮都容易导致不良体态，如驼背、严重脊柱侧弯等（见图 5－20），会使胸廓畸形，可严重影响婴幼儿的心肺发育，使婴幼儿易患呼吸系统疾病。婴幼儿体态不良，容易产生自卑感，影响婴幼儿人格的形成。婴幼儿不宜过早坐或站，不宜睡软床和久坐沙发，以保证骨骼正常发育。学前儿童负重不应该超过自身体重的 1/8。

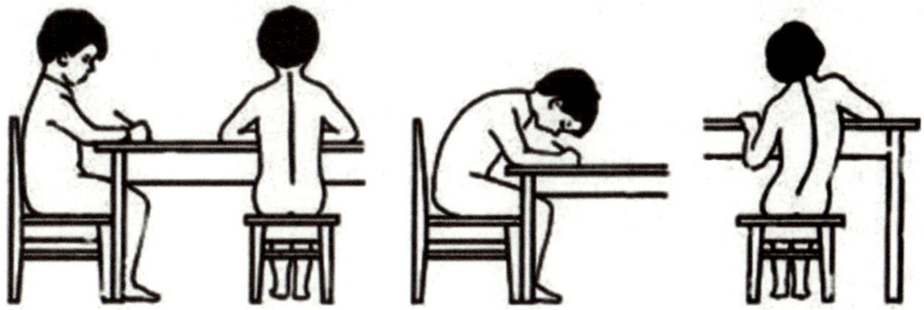

1. 正确坐姿　　2. 椅高桌低　　3. 椅低桌高

图 5－20　桌椅高矮要合适

（二）供给充足的营养

合理营养，科学膳食，常晒太阳（人体皮肤中的 7－脱氢胆固醇经日光中紫外线照射可转变为内源性维生素 D，是人体维生素 D 的主要来源），保证婴幼儿骨骼生长对钙、磷、维生素 D 等的需求，预防佝偻病。

（三）组织适当的体育锻炼和户外活动

应经常带婴幼儿进行户外活动，促进其运动系统生长发育，也是进行日光浴、空气浴最好的时机。每次体育锻炼的时间不宜过长，可以适当多安排几次，活动量不宜过大也不宜过小。

（四）加强动作训练

婴幼儿动作分为大肌肉运动和手部小肌肉的活动，应根据婴幼儿动作发展规律，循

序渐进地对婴幼儿进行动作训练。在动作训练中应避免让婴幼儿从高处跳到硬的地面上，以免造成髋骨的各骨移位，对女孩成年后的生育造成不良影响。

本章小结

本章主要介绍了婴幼儿运动系统的结构特点、生理功能和保健要求。运动系统的发育是婴幼儿动作训练、正确姿势培养的基础，能够促进婴幼儿神经系统的发育和健全，扩大婴幼儿的活动范围，提高其对外界环境的认知，因此，运动系统保健是婴幼儿卫生保健的重要内容。通过学习，同学们可以了解运动系统的组成，认识了解骨、骨连结、骨骼肌的结构和功能，以及婴幼儿运动系统的生理特点，并学会如何保护婴幼儿运动系统。

同步练习

一、填空题

1. 运动系统是由骨、________、________三部分组成的。

2. 婴幼儿的骨髓呈红色，具有________功能。随着年龄的增长，________骨髓逐渐变成________骨髓，而失去________功能。

3. 成人脊柱有四个生理弯曲，即颈曲、________、________和________，这些弯曲与人类直立行走有关，可以起到缓冲振荡和平衡身体的作用。

4. 幼儿长时间用单肩背书包，会导致________。

5. 婴幼儿有________块骨头。

二、选择题

1. 骨折后，对骨起愈合作用的是（　　）。

A. 骨髓　　B. 骨膜　　C. 骨松质　　D. 骨密质

2. 婴幼儿骨损伤较成人愈合得快的主要原因是（　　）。

A. 骨膜较厚，血管丰富　　B. 骨膜较薄，易于再生

C. 骨含无机盐少，较软　　D. 骨含有机物较多，富有弹性

3. 婴幼儿骨骼生长的必需条件是（　　）。

A. 铁和磷　　B. 营养和阳光　　C. 维生素 C 和钙　　D. 维生素 A 和水

4. 儿童时期骨柔软，易发生变形的原因是（　　）。

A. 骨髓腔大，骨髓太多　　B. 骨内无机物少于 1/3

C. 骨内有机物超过 1/3　　C. 骨内有机物少于 1/3

5. 婴幼儿（　　）的骨没有完全融合。

A. 肋骨　　B. 胸骨　　C. 腕骨

D. 脊柱　　E. 骨盆

三、判断题

1. 婴幼儿关节的特点使其灵活性和柔软性显著高于成人，活动范围也大得多，因而引起脱臼的可能性较成人来说更小。(　　)

2. 婴幼儿的骨髓全部是红骨髓，造血功能强。(　　)

3. 人体脊柱的生理性弯曲在胎儿期逐渐形成，出生后便固定下来。(　　)

4. 新生儿的脊柱由软骨组成，几乎是直的。(　　)

5. 幼儿的骨盆尚未定型，不正确的运动方式会影响成年后骨盆的大小和形状。(　　)

四、简答题

1. 简述骨的形态分类。

2. 简述骨的构造。

3. 简述骨连结的两种形式。

4. 什么是牵拉肘？怎样预防牵拉肘？

5. 简述婴幼儿运动系统的特点及卫生保健要求。

第六章 循环系统

学习目标

知识目标

1. 掌握循环系统的结构。
2. 熟悉循环系统的生理功能。
3. 掌握婴幼儿循环系统的特点。
4. 了解婴幼儿循环系统的保健要求。

能力目标

能够正确测量婴幼儿心率、脉搏和血压，有效开展保育工作。

素养目标

培养托育服务工作者的责任心和认真细致的工作品德。

案例导入

3 岁的悠悠发烧了，体温 38℃。妈妈看悠悠精神状态还不错，就按常规用凉毛巾给他物理降温。但过了一会儿，妈妈发现悠悠的心跳特别快，趴在胸口听了听，一分钟听到了 260 多下，一数自己的脉搏，一分钟才 70 多下。妈妈想到之前听说小孩子感冒容易得心肌炎，越琢磨越害怕，便慌慌忙忙带悠悠去了医院。医生为悠悠做了检查，说悠悠得的就是普通感冒，心率也不是 260 次 / 分钟，实际是 130 次 / 分钟。医生说小孩子的心率和成人本来就不一样，在悠悠这个年龄段发烧期间，这个数值属于正常范围。

问题：为什么妈妈数的心率和医生测的不一样？你来数一数你自己的心率、脉搏，再找几个不同年龄段的小朋友，看看他们的心率平均是多少，并尝试完成下表。

心率	年龄			
	1月龄	1岁	2岁	3岁

第一节 循环系统概述

循环系统是分布于全身各部的连续封闭的管道系统。人体循环系统包括心血管系统和淋巴系统。心血管系统内循环流动的是血液，心脏节律性的搏动推动血液在心血管系统中按一定方向循环往复地流动。淋巴系统内流动的是淋巴液。淋巴液沿着一系列的淋巴管道向心流动，最终汇入静脉，因此淋巴系统也可认为是心血管系统的辅助部分。

血液循环是英国生理学家威廉·哈维根据大量的实验、观察和逻辑推理于 1628 年提出的科学概念。然而限于当时的条件，他并不完全了解血液是如何由动脉流向静脉的。1661 年，意大利生物学家马尔切罗·马尔比基在显微镜下发现了动、静脉之间的毛细血管，至此血液循环的发现才真正完成。

人体血液循环系统（见图 6－1）在心脏的泵动作用下，发挥着重要的运输功能，即将氧气和营养物质输送到全身各组织细胞，同时将各种细胞分泌的活性物质送达作用部位，并将机体产生的二氧化碳和代谢废物运输到排泄器官而排出体外，维持人体内环境的平衡和稳定。

血液循环受神经体液因素的调节，这些因素在中枢神经系统调节下使循环系统保持适当的血压和血流，能够确保各组织器官的正常物质交换，维持人体正常生理功能。血液循环的停止是死亡的前兆，具有最重要的生理意义。心脏和脑对血液循环最为敏感，一旦血流停止，可迅速引起严重功能丧失，乃至死亡。因此在急救处理中，首先要保证循环系统的正常运行。

心脏节律性的搏动推动血液在心血管系统中按一定方向循环往复地流动，血液从心脏泵出，经动脉、毛细血管、静脉，最后返回心脏。心脏是血液循环的动力器官，血管是闭合的管道，瓣膜保证血液按一个方向流动。根据血液循环的路线不同，人体的血液循环可分为体循环和肺循环两部分。

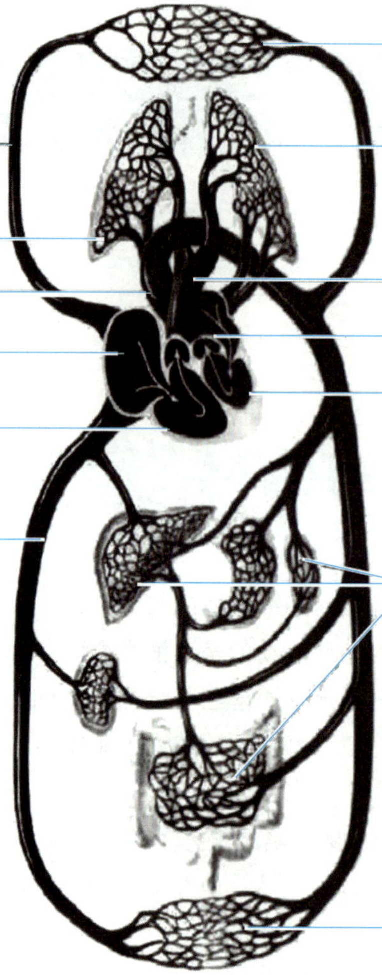

图 6-1 人体血液循环系统

体循环的路线：左心室→主动脉→各级动脉→毛细血管网→各级静脉→上、下腔静脉→右心房。在体循环中，左心室搏出的动脉血流经身体各部分组织细胞周围的毛细血管网时，与组织细胞进行物质交换，将运来的养料和氧供给细胞利用，并带走细胞产生的二氧化碳和代谢废物。这样，血液由含氧量丰富、颜色鲜红的动脉血，变成含氧量较少、颜色暗红的静脉血。体循环路程长、范围广，所以又称为大循环。

肺循环的路线：右心室→肺动脉→肺部毛细血管网→肺静脉→左心房。在肺循环中，全身的静脉血汇集后流回右心房，经右心室由肺动脉进入肺，流至肺泡周围的毛细血管网，在此进行气体交换，使静脉血重新变成含氧丰富的动脉血，经肺内各级肺静脉分支，汇集后注入左心房，再继续供应全身的生命活动。肺循环的主要功能是完成气体交换，它的路程短、范围小，所以又称为小循环。

体循环和肺循环是一个整体，不可分割、互为因果，共同完成氧和营养物质的输送、二氧化碳和代谢废物的排泄，维持机体内环境的平衡和稳定。血液就是这样由体循环到肺循环，由心脏经各级各类血管，再回到心脏，周而复始、不间断地流动着。体循环和肺循环在心脏内完成交接，不停地接续运转，完成血液循环物质运输的重要任务，构成人体完整的循环途径。

心血管在胚胎发育过程中出现得较早。胚胎早期第 14 天就开始有血管，心脏尚未形成，但在心脏生成的部位有心跳，第 22 天左右原始的心管已经形成，第 22 ～ 24 天心管已开始搏动，第 4 周原始心脏出现，至第 8 周房室中隔已完全形成，成为具有 4 个心腔的心脏。先天性心脏畸形的形成主要就在这一时期。因此，心血管的胚胎发育关键时期是在胚胎的第 2 ～ 8 周。

知识拓展

胎儿血液循环

胎儿在出生前和出生后的血液循环有很大差别。胎儿通过胎盘从母体血中获得营养和氧气，排出代谢产物和二氧化碳。来自胎盘的富含氧气的动脉血经脐静脉进入胎儿体内后，一支进入肝再汇入下腔静脉，另一支直接进入下腔静脉。下腔静脉是混合血，有来自脐静脉的动脉血，也有来自胎儿下半身含氧量较低的血液。下腔静脉进入右心房，经卵圆孔进入左心房；上腔静脉进入右心房的血液流向右心室，随后进入肺动脉。胎儿无自主呼吸，肺泡未张开，因此肺循环阻力较大，肺动脉的血液绝大部分经动脉导管进入主动脉，流到全身。一部分供应上半身组织代谢，再汇入上腔静脉进入右心房；一部分直接汇入脐动脉在胎盘内与母血进行交换；一部分流经下肢组织器官汇入下腔静脉。因此胎儿体内无纯动脉血，而是动静脉混合血。胎儿的左右两侧心脏都向全身输送血液，只有体循环而无肺循环。出生后，脐带被剪断，胎盘血供应中断，同时肺开始呼吸，开始建立肺循环。

第二节　循环系统的结构

一、心血管系统的结构

心血管系统由心脏、血管、血液构成。心脏是血液循环的动力器官。血管是管道，包括动脉、静脉、毛细血管。动脉将心脏输出的血液运送到全身各器官，是离心的管道；静脉则把全身各器官的血液带回心脏，是回心的管道。毛细血管是位于小动脉与小静脉间的微细管道，管壁薄，有通透性，是进行物质交换和气体交换的场所。心血管系统内流动的血液可携带氧、各种营养物质、细胞因子，以及代谢产物。

（一）心脏

心脏位于横膈之上，胸腔中部偏下方，两肺间偏左，是循环系统的动力器官。人的心脏基本同本人拳头大小相等，外形如桃，心尖偏向左。心脏是一中空的肌性器官，主要由心肌构成，中有间隔分成不直接相通的左右两半。心脏内有四个腔：后上部为左心房、右心房，前下部为左心室、右心室。心室连接着动脉，在连接处有瓣膜，可使血液从心脏向血管流出而不能逆流回心脏。心房连接着静脉，接受全身静脉回流的血液。左心流的是动脉血，右心流的是静脉血。心脏的结构见图 6－2。

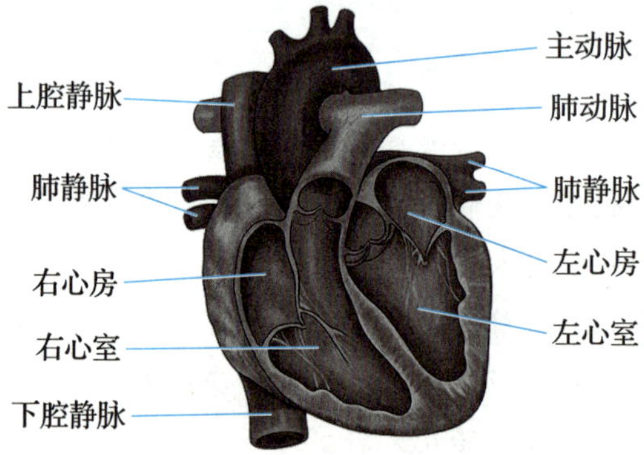

图 6－2 心脏的结构

婴幼儿心脏的重量占体重的比例大于成人。成人心脏约占体重的 0.5%，新生儿的心脏大约占 0.8%。在心脏的发育过程中，有两个增速阶段：一个是 2 岁前，另一个是青春期后期。新生儿心脏约 24g，1 岁时达到出生时的 2 倍，5 岁时 4 倍，6 岁时 6 倍，青春期后期增长到 12 ～ 14 倍，基本达到成人水平。与成人相比，婴幼儿心肌纤维束相互交织较松，弹性纤维少，6 ～ 7 岁以后弹性纤维开始分布到心肌壁内，因此婴幼儿心脏的收缩功能较差。胎儿期左、右心房的血液通过卵圆孔相通，肺循环建成后孔就关闭了，这是人类进化遗留下的痕迹。绝大多数胎儿在出生之前卵圆孔就闭合了，也有出生后半年闭合的，最晚不超过 1 年，这些都属于正常现象。部分孩子存在先天性心血管畸形，存在左右心室相通的情况，在新生儿期就会出现严重的缺氧发绀症状。

（二）血管

血管是血液流通的管道，根据构造功能不同分为动脉血管、静脉血管和毛细血管三种，其结构见图 6－3。

动脉是输送血液离开心脏的管道，源于心室，后不断分支，最后分成大量毛细血管，分布在身体较深的部位。动脉管壁厚，大动脉弹性纤维丰富，小动脉平滑肌丰富，可扩张，弹性大，能够承受较大的压力，管内血流速度快。

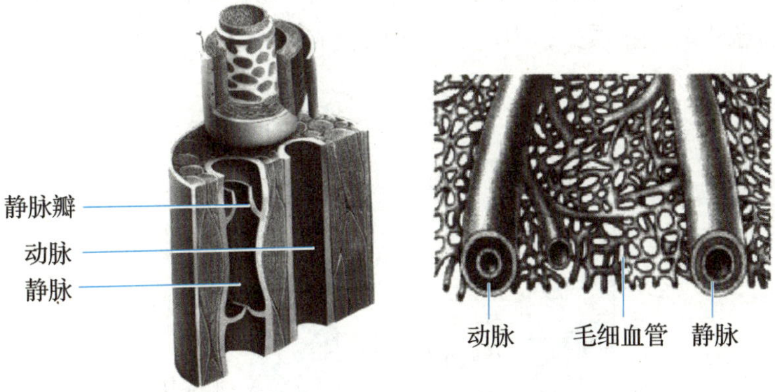

图 6-3 血管的结构

静脉是输送血液返回心脏的管道，起于毛细血管，后不断汇合，最后止于心房，分布在身体较浅的部位。静脉管壁薄，弹性纤维和平滑肌少，口径大，缺乏收缩性和弹性，与动脉相比数量多，血流速度相对慢。下肢静脉内壁有静脉瓣，有促进血液回心而不倒流的作用，若静脉瓣受损，就容易产生下肢静脉曲张。

毛细血管是连通动脉和静脉的血管，管径最细，差不多只能允许一个红细胞通过。毛细血管分布最广，除角膜、毛发、指（趾）甲、牙质及上皮等地方外，都有毛细血管分布。它的管壁最薄，仅由一层扁平上皮构成，通透性强，与周围细胞相距很近，是血液和组织液之间进行物质交换的场所。

婴幼儿血管内径比成人宽，毛细血管非常丰富，尤其是肺、肾、皮肤等处，因此血流量大，可提供的氧和营养物质充足。婴幼儿血管管壁薄，弹性小，随着年龄的增长，管壁逐渐加厚，弹性纤维增多，弹性加强，到 12 岁时方具有成人动脉的构造。在胎儿期主动脉和肺动脉通过动脉导管相通，是胎儿循环的重要通路。出生后启动呼吸系统，动脉导管在功能上关闭，绝大多数婴儿在出生后 3 个月左右动脉导管即闭合。

（三）血液

血液是流动在人的血管和心脏中的一种红色不透明的黏稠液体。血液是机体营养物质和代谢产物的主要载体。一个健康成人的血液总量相当于体重的 7% ～ 8%，同样体重的人，瘦者比胖者的血量稍多一点、男人比女人的血量要多一些。婴幼儿血流量大，年龄越小血量占体重比例越大，新生儿可达 10%。血液按含氧量的多少分为两种：一种为动脉血，颜色鲜红，含氧量高；另一种为静脉血，颜色暗红，含氧量低。血液由血浆和血细胞组成。

1. 血浆

血浆中的水大约占 90%，其余成分是血浆溶质，主要是蛋白质、葡萄糖、磷脂和无机盐类、纤维蛋白原及各种凝血物质，各种成分相对恒定。当血液凝固时，血浆中的凝血物质消耗，只剩下无色透明的血清（见图 6－4）。血清中富含免疫球蛋白，即抗体。婴幼儿血浆中凝血物质少，因此凝血时间较成人长。

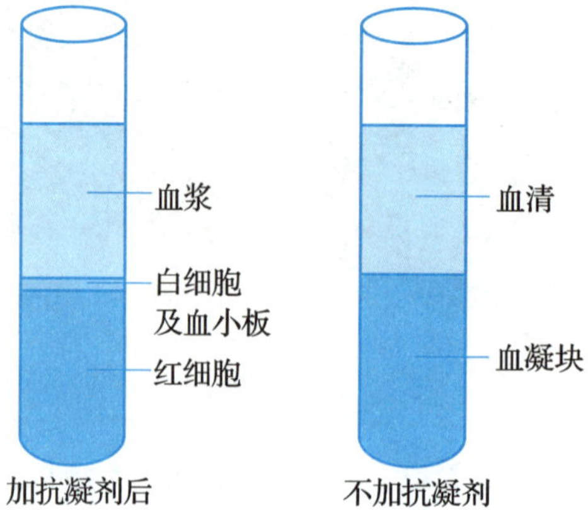

图 6－4　血液成分

2. 血细胞

血细胞包括红细胞、白细胞和血小板。

（1）红细胞。

红细胞是数量最多的一种血细胞，它没有细胞核，呈中央双凹的圆盘状，90% 由血红蛋白组成，因而血液呈红色。红细胞寿命为 120 天，生成和破坏的数量基本保持平衡。正常成人血红蛋白含量：女性为 115 ～ 150g/L，男性为 130 ～ 175g/L。血红蛋白中有铁元素，因此体内缺铁，血红蛋白不足，人就会发生贫血。血红蛋白能与氧结合，也能够与二氧化碳结合，红细胞的主要功能是通过血红蛋白为机体运输氧气和二氧化碳。在不同的生长发育期，红细胞和血红蛋白含量不同。胎儿处于相对缺氧状态，因此红细胞增生旺盛，血红蛋白含量较高，但红细胞寿命短。刚出生时红细胞和血红蛋白含量高于母体，可达 170 ～ 200g/L，由于生长发育迅速，骨髓暂时性造血功能降低，红细胞和血红蛋白含量逐渐下降。生后 10 天，红细胞和血红蛋白比出生时约减少 20%，至 2 ～ 3 个月达到最低值，为 100 ～ 120g/L，出现生理性贫血。此后，由于贫血对造血器官的刺激，红细胞和血红蛋白含量又逐渐增加，7 ～ 12 岁达到成人水平。

（2）白细胞。

白细胞无色，呈球形，体积比红细胞大，有细胞核，寿命为 9 ～ 13 天，可分为中性粒细胞、嗜酸性粒细胞、嗜碱性粒细胞、淋巴细胞、单核细胞五种类型（见图 6－5）。一般健康成人白细胞计数在（4 ～ 10）$\times 10^9$/L，由于病理原因或生理状态的改变，白细胞数量会发生较大变动。常见的病理原因有各种局部或全身的感染。在某些非疾病状况下白细胞数量也会升高，如剧烈运动、体力劳动、酷暑和严寒、情绪激动，以及妇女月经期、排卵期、妊娠期等，称为白细胞生理性增高。婴幼儿在哭闹、进食、肌肉紧张、疼痛等情况下也容易出现白细胞计数的波动。婴儿出生时白细胞数较高，可达（15～20）$\times 10^9$/L，以后开始下降，5岁左右达到成人水平。白细胞中粒细胞和淋巴细胞的变化比较突出。婴儿出生后4～6天至4～6岁期间，以淋巴细胞占优势，约占60%，中性粒细胞约占30%；而出生4～6天前和4～6岁后直至成人则以中性粒细胞占优势，约占65%。婴幼儿体内中性粒细胞的数量和功能均不及成人，抵抗力相对较差，因此要注意做好疾病预防和卫生保健。随着年龄的增长，机体抵抗力会逐渐增强。

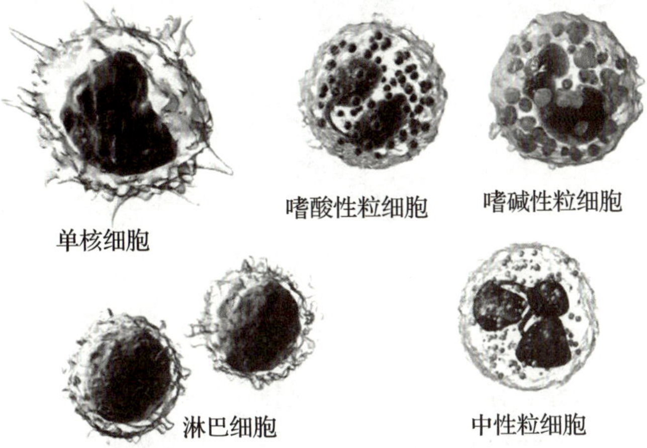

图6-5 白细胞

（3）血小板。

血小板是最小的血细胞，形状不规则，没有细胞核，寿命为8～9天。正常成人血小板数量在血液中比较恒定，为（100～300）$\times 10^9$/L。血小板的功能主要是止血和促进凝血，修复破损的血管。血小板过少，血液凝固会发生障碍，导致出血倾向，皮肤上会出现淤斑、淤点；血小板过多，则会形成血栓。

二、淋巴系统的结构

淋巴系统由广布全身的淋巴管网和淋巴器官组成，其数量与毛细血管相近，是血液循环系统的补充，是循环系统的重要组成部分。如果把人体的血液系统比作是纵横全身、奔流不息的大河，淋巴系统就是人体内涓涓细流的小溪。

（一）淋巴管网

淋巴管网内流动着无色透明的淋巴液，淋巴液来源于血液。当血液流经毛细血管时速度显著减慢，血液中的水分、营养物质、无机盐等都会透过毛细血管壁进入组织的间隙里，成为组织液。大部分组织液经物质交换重新被毛细血管吸收，小部分则被以盲端形式存在的毛细淋巴管吸收，成为淋巴液。毛细淋巴管不断汇合成淋巴管，淋巴管在行程中通过一个或多个淋巴结，将淋巴细胞带入淋巴液。全身淋巴管多次汇合，最后注入静脉，见图6-6。

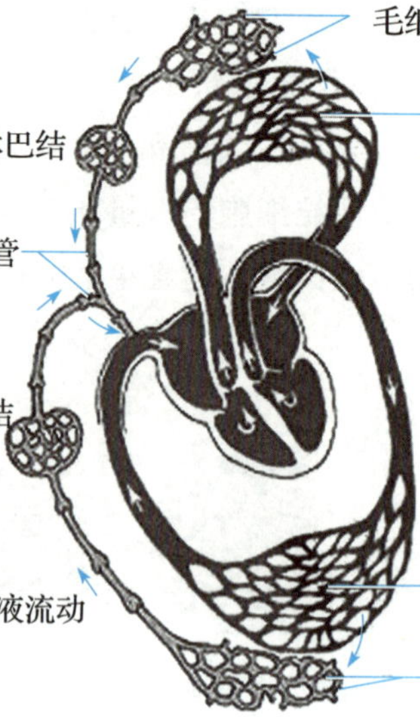

图 6－6 淋巴管网

（二）淋巴器官

淋巴器官包括淋巴结、脾、胸腺及腭扁桃体、舌扁桃体和咽扁桃体等。淋巴器官中密集生有许多细胞，发挥着免疫作用（免疫系统作用具体见第十一章）。首先，当淋巴器官中的免疫细胞发现淋巴液中混入细菌、病毒等，可进行消灭或拦截，防止这些有害物质进入血液。其次，淋巴器官生产淋巴细胞，随淋巴液进入血液循环发挥人体免疫防御作用。最后，淋巴器官是免疫反应的“战场”，生产对付细菌、病毒等的特种“武器”——抗体，这些抗体可以精准追踪和打击特殊病原体，参与免疫反应。

第三节 循环系统的功能

一、心脏的功能

心脏的主要作用是泵血，通过不停跳动，向器官、组织提供充足的血流量，以供应氧和各种营养物质，并带走新陈代谢产生的各种废物，使细胞维持正常的功能。同时，体内分泌的各种激素及其他物质也通过血液循环输送到靶器官，实现机体的体液调节，维持机体内环境的相对恒定。维持血液循环的基础是维持心脏的泵血功能，维持机体各器官的供氧和新陈代谢。因此在许多急救处理中，尤其是一些原因造成的心搏骤停，需要紧急采用心脏按压等方法来代替心脏的自动节律性活动，最大限度地维持循环和保证重要脏器的供血供氧，促使心脏恢复节律性搏动，以争取最大的抢救机会。

婴幼儿心脏发育不完全，心肌弹性纤维少，心脏收缩功能差，心脏每收缩一次搏出的血量即每搏输出量，比成人少。而婴幼儿新陈代谢旺盛，需氧量大，因此只有增加搏动频率才能适应机体的需求。所以，年龄越小，心率越快每分钟脉搏次数越多。不同年龄的正常心率范围见表 6－1。婴幼儿心脏调节能力也较差，一般来说，支配心脏活动的神经纤维 10 岁左右才发育完全。因此，婴幼儿心搏不稳定，脉搏节律不规整，要到 10 岁以后才基本稳定下来。婴幼儿感冒和多种传染病容易影响心肌，合并心肌炎，甚至导致心功能衰竭。

表 6－1　不同年龄的正常心率范围

年龄	心率（次 / 分）
新生儿	120 ～ 140
1 岁以内	110 ～ 130
2 ～ 3 岁	100 ～ 120
4 ～ 7 岁	80 ～ 100
8 ～ 14 岁	70 ～ 90

二、血液的功能

血液有运输、调节人体温度、防御、调节人体渗透压和酸碱平衡四个功能。血浆的主要功能是运载血细胞，运输维持人体生命活动所需的营养物质，如葡萄糖、氨基酸、脂肪酸等，带走废物，如二氧化碳、尿素、乳酸等，运送激素到达相应细胞或靶器官，参与体液调节过程，具有缓冲作用，能调节人体渗透压，维持血液的酸碱平衡。血清中的抗体还具有机体防御作用。

红细胞的主要作用是运送氧气、二氧化碳。但一氧化碳与红细胞的亲和力比氧气与红细胞的亲和力大 210 倍，因此一氧化碳中毒（煤气中毒）时，主要表现为机体缺氧症状，可危及生命。

白细胞作用广泛，主要参与抗感染和免疫反应。中性粒细胞和单核细胞具有强大的吞噬功能，可吞噬细菌、病毒（见图 6－7）及衰老的红细胞、坏死细胞等。当病菌侵入人体时，白细胞可以变形吞噬病菌并消化。白细胞吞噬病菌后自己也可能死亡，伤口流出的脓液就是由死亡的白细胞、病菌碎片和组织液组成的。淋巴细胞是最小的白细胞，主要参与机体的免疫反应，可以参与抗体形成过程，是免疫系统的核心成分。淋巴细胞的功能将在免疫系统中详细介绍。嗜酸性粒细胞和嗜碱性粒细胞与过敏反应相关，数量少，在白细胞中占比很小。

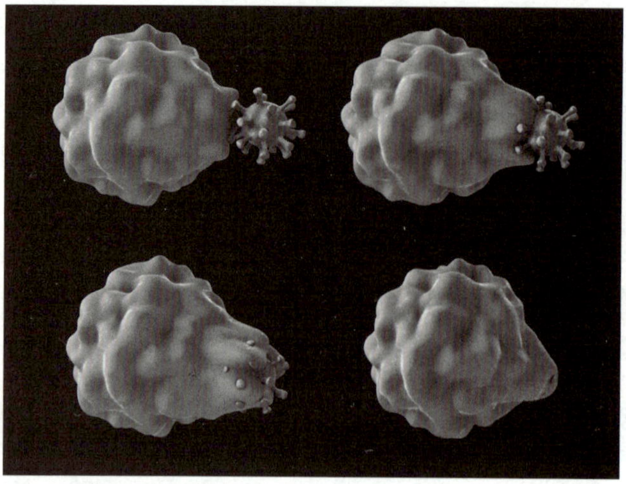

图 6-7　白细胞吞噬病毒

血小板的主要功能是止血和凝血。

三、淋巴循环的功能

淋巴循环是单向流动而不形成真正的循环，因此淋巴循环也称为淋巴回流。淋巴循环对维持机体正常生命活动具有重要的生理意义。

（一）回收蛋白质

淋巴回流可以把血液循环中渗出的血浆和蛋白质部分重新汇集到血液循环系统，是对血液循环系统的有力补充。每天组织液中有 75 ～ 200g 蛋白质由淋巴液回收到血液中，保持组织液胶体渗透压在较低水平，有利于毛细血管对组织液的重吸收。

（二）运输脂肪和其他营养物质

小肠是吸收的主要场所，小肠吸收的脂肪中有 80% ～ 90% 是由小肠绒毛的毛细淋巴管吸收，而小肠中的毛细血管不直接吸收脂类。淋巴液通过淋巴循环流入血液循环，这样脂类就进入血管中，再通过血液循环把脂类运输到毛细血管，通过跨膜运输进入身体组织液进行生物利用。

（三）调节血浆和组织液之间的液体平衡

每天在毛细血管动脉端滤过的液体总量有 2 ～ 4L，其中大部分经淋巴循环回到血液中去。即一天中回流的淋巴液的量大约相当于全身的血浆总量。当淋巴管、淋巴结发生炎症的时候，或者淋巴结由于肿瘤发生肿大的时候，淋巴回流会发生障碍，则会出现肢体肿胀的情况。

（四）清除组织中的红细胞、细菌及其他微粒

淋巴循环可以清除因受伤出血而进入组织的红细胞、侵入机体的细菌及其他微粒，

对机体起着防御作用。这一机体防卫和屏障作用主要与淋巴结内巨噬细胞的吞噬活动和淋巴细胞产生的免疫反应有关。

四、循环系统评价指标

心率、脉搏和血压都是反映血液循环状态的重要生理指标。

（一）心率

心脏的收缩和舒张是交替进行的。心室每收缩一次，就会把心室腔的血液排入动脉系统；而心室每舒张一次，就会使静脉系统的血液回到心室腔，使心室腔的血液重新充盈起来，为下一次的心室收缩排血做好充分的准备。心率、每搏输出量（搏出量）和每分输出量（心输出量）是评价心脏泵血功能的重要指标。心率是每分钟心脏跳动的次数。每搏输出量是指一侧心室一次收缩射出的血量。每分输出量是指每分钟由一侧心室收缩射出的血量。心输出量 = 搏出量 × 心率。成人搏出量约 70mL。婴幼儿心脏收缩功能差，因此搏出量也比成人小，要保持足够的心输出量，就需要增加每分钟心脏搏动次数，即心率。因此年龄越小，心率越快。在用听诊器检查心脏时，可以听到强弱两个心音，测心率以最响亮的第一心音计数。为婴幼儿测量心率，应在其安静的时候测量才准确。一般体温每升高 1℃，心率增加约 15 次，睡眠时心率减少 20 次。

（二）脉搏

脉搏是指人体表可触摸到的动脉搏动。心脏收缩将大量血液由左心室挤压到主动脉，动脉压力变大而使管径扩张，主动脉这种一张一缩的搏动，像波浪一样沿着动脉壁向身体远端传播，在体表较浅动脉处即可感受到此扩张，就形成了脉搏。正常情况下，脉搏与心率一致。婴幼儿的脉搏较细弱，应在安静状态下测量，默数 1 分钟记录搏动次数。3 岁以上幼儿可以测量桡动脉（腕部拇指侧），3 岁以下婴幼儿可以测量肱动脉（食指和中指放在臂内侧肘窝向上 2cm 处）、颈动脉（颈中线旁开 2cm）、颞动脉（耳门前方）、股动脉（大腿根处）、腘动脉（腘窝处）等。图 6－8 所示是桡动脉、肱动脉、股动脉脉搏触摸点。

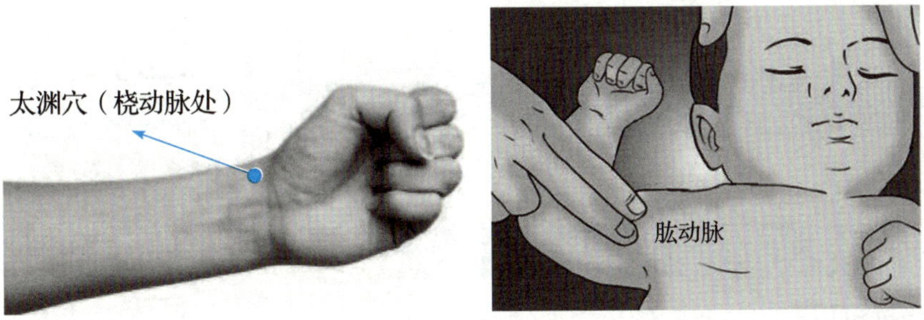

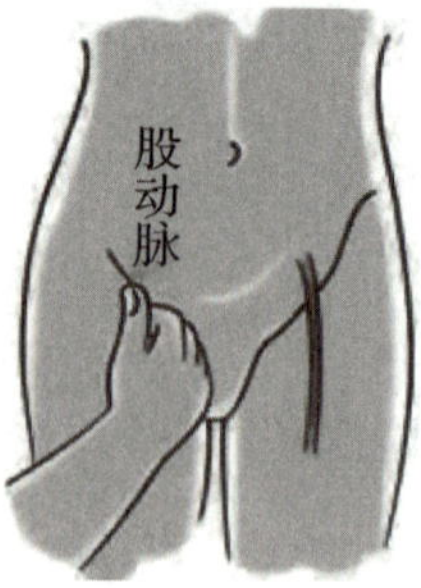

图 6－8 桡动脉、肱动脉、股动脉脉搏触摸点

（三）血压

血管是血液流通的管道，血液在向前流动时也对血管壁产生侧压力，这个侧压力就是血压，它是血液在血管内流动的动力。血压的高低与心脏收缩或舒张状态、血流速度以及血管内的血流量有关。通常所说的血压是指体循环动脉血压；当心脏收缩时，大动脉里的压力最高，称为高压，或叫收缩压；当心脏舒张时，大动脉里的压力最低，称为低压，或叫舒张压。正常成年人安静状态下的收缩压为 100 ～ 120mmHg（mmHg 读作“毫米汞柱”），舒张压为 60 ～ 80mmHg，书写形式为高压在前、低压在后，如 120/80mmHg（读作“120、80 毫米汞柱”），表示本次测量高压为 120mmHg，低压为 80mmHg。婴幼儿血压比成人低得多，年龄越小，血压越低。随着年龄的增长，血压逐渐升高。1 岁以上幼儿收缩压可按下列公式计算：收缩压＝年龄 ×2＋80mmHg。舒张压为收缩压的 2/3。高血压在婴幼儿中不多见。

为婴幼儿测量血压时，需在其安静状态下测量。哭闹、饱食、寒冷、活动均可影响血压的测量值。测量方法为：使受测手臂与心脏处于同一水平，如使用电子血压计，将袖带缚于上臂，不宜过紧或过松，袖带下缘在肘窝稍上的位置，按压“开始”键即开始测量。如使用水银血压计，先将血压计放于平整的桌面上，将袖带内的空气排空，再绑缚相同位置，一手将听诊器听筒置于肘窝内上缘的肱动脉搏动处，另一只手旋紧气囊开始打气，水银柱上升一定高度，一般超过标准血压 20 ～ 30mmHg 开始缓慢松开旋钮放气，同时聆听听诊器中的声音。当听到第一声动脉搏动声，即为高压，动脉搏动声消失前的最后一声为低压。袖带中的气体应全部放完，测量结束，记录测量数值。

第四节 循环系统的保健

一、组织适当的体育锻炼，增强体质

体育锻炼可以增强心肌收缩力，促进血液流动，增加心脏的搏血量，促进循环系统的发育。但是如果运动量过大、时间过长，使心动过速，心脏收缩和舒张的时间间隔缩短，心肌疲劳，反而会减少每次心跳的搏血量，表现为面色苍白、心慌、恶心、大汗淋漓。因此，在组织活动和锻炼时，活动时间和强度应视婴幼儿年龄和体质状况而定，运动前做好准备活动，运动后做好整理活动，不要让婴幼儿过度疲劳。应依据年龄分组进行活动，个别体质较差的孩子还需因人而异制定特殊活动方案。夏季心率快，血流速度快，不适宜进行高强度活动，也应避免长时间的户外活动，大量出汗后引起血容量不足，可能导致低血压、中暑、晕厥等。

二、合理营养，防止贫血

婴幼儿新陈代谢快，对氧的需求量大。贫血可引起心率增快，严重贫血可能引起心脏扩大，心功能衰竭。因此应重视婴幼儿贫血的早期干预，加强饮食中铁和蛋白质的补充。胎儿期新陈代谢所需的氧完全来源于母体，因此孕母的身体状况直接影响着胎儿的正常生长发育。备孕期女性应补充叶酸 0.4mg/d，同时及时治疗纠正贫血，饮食方面每周补充一次动物血或畜禽肝脏。孕期应继续加强营养，叶酸持续补充，适当补充铁元素，每周补充 1 ～ 2 次动物血或畜禽肝脏。哺乳期饮食结构基本同孕晚期，适当增加鱼禽肉蛋和海产品，每周补充 1 ～ 2 次动物肝脏，总量可达猪肝 85g 或鸡肝 40g。0 ～ 6 月龄婴儿鼓励纯母乳喂养，对于 3 ～ 6 个月婴儿的生理性贫血无须特殊干预。6 月龄后开始添加辅食，应从富含铁的泥糊状食物开始，注意优质蛋白质的摄入，定期体检，发现贫血应及时干预或纠正。培养孩子良好的饮食习惯，不挑食、不偏食，不吃或少吃零食，不喝饮料。

三、合理安排一日活动

应注意让婴幼儿劳逸结合，多饮水，保证良好睡眠。劳逸结合可促进心血管系统发育，睡眠时心率减慢，血流减缓，可以使心脏得到充分的休息。婴幼儿精力充沛，容易出汗，多饮水能够补充血容量，促进代谢废物的排泄。合理的一日活动安排，既能够增强心血管系统功能，又利于保护心脏。

四、避免过度的神经刺激

婴幼儿神经系统发育不健全，心脏的自主神经调节也不完善，容易受到惊吓，可表现为哭闹不止、睡眠不宁或嗜睡、消化不良、发热等，严重者可能引起心脏节律的紊乱，因此应避免突然或过度的神经刺激，以免影响婴幼儿心脏和血管的正常功能。

五、选择适当的衣服

婴幼儿血压低，末梢循环差，年龄越小越明显。新生儿的手足时常感觉凉凉的，并非是因为孩子穿盖少了，此时如果穿上更多的衣服或盖上更厚的被子，反而会引起孩子的燥热不适，严重者会引发婴儿捂热综合征，表现为大汗淋漓、哭声低弱、呼吸急促或者不规律、体温异常。若散热不及时，易导致大量出汗、尿量减少，从而引起脑缺氧或者中枢神经系统的损伤。因此评估孩子体感温度不应以手足温度为准，而应以胸部或腹部的温度为宜。婴幼儿的衣服和鞋袜也不宜过小、过紧，以免影响血液循环和心脏活动。

六、重视婴幼儿循环系统功能评估

婴幼儿心脏、血管发育不完全，心脏收缩功能差，多种疾病可能诱发心肌炎，如病毒性感冒、腹泻、严重呕吐等，心肌炎病情隐匿，但发展迅速，如果失治、误治则预后差，甚至危及生命。因此应及时评估和了解婴幼儿循环系统功能状况，如有异常及时治疗。如果孩子出现动辄大喘气、胸闷不适，或者活动耐力下降、容易累、乏力，这些都是心肌炎早期症状，应及时到医院就诊。如果合并出现不符合病情发展的心率过快，说明心肌收缩力下降，心功能受损；若大汗淋漓、皮肤湿冷，说明血压下降，应警惕休克的发生。这些都是心肌炎的高危状态。

本章小结

本章主要介绍了婴幼儿循环系统的结构特点、生理功能和保健要求。循环系统为婴幼儿的生长发育进行氧和营养物质的运输，增强婴幼儿心血管功能，保护心脏、血管，预防贫血，也是婴幼儿卫生保健的重要内容。通过学习，同学们可以了解循环系统的组成，认识心脏、血管的结构和功能，多种血细胞对人体的重要作用，体循环和肺循环的循环路径，以及婴幼儿循环系统的特点，了解循环系统的评价方法和指标，掌握心率、脉搏、血压的测量方法，进而学会如何保护婴幼儿的循环系统，促进婴幼儿心脏、血管的发育。

同步练习

一、选择题

1. 5 岁以下婴幼儿体内的白细胞以哪种类型为主？（　　）

A. 中性粒细胞　　B. 淋巴细胞　　C. 单核细胞　　D. 红细胞

2. 心脏有 2 次发育增速期，分别是（　　）。

A. 新生儿期　　B. 2 岁前　　C. 学龄前期　　D. 青春期后期

3. 下列细胞中主要发挥吞噬病原体作用的是（　　）。

A. 中性粒细胞　　B. 红细胞　　C. 血小板　　D. 单核细胞

4. 婴儿 6 月龄后应添加哪种辅食？（　　）

A. 含锌高的泥糊状食物　　B. 含铁高的泥糊状食物

C. 含铁高的动物血　　D. 含钙高的泥糊状食物

5. 生理性贫血常发生于哪个年龄段？(　　)

A. 新生儿期　　B. 2～3月龄　　C. 3～6月龄　　D. 6～12月龄

二、判断题

1. 心脏左右两半球通过房室口相通。(　　)
2. 年龄越小，心率越快。(　　)
3. 年龄越小，血压越高。(　　)
4. 动脉血就是动脉中流动的血液。(　　)
5. 新生儿手足凉说明穿少了，需保暖。(　　)

三、简答题

1. 简述人体血液循环途径。
2. 简述如何测量婴幼儿脉搏及在何处测量。
3. 简述使用水银血压计测量血压的方法。

四、思考题

请思考婴幼儿血液循环系统的特点和卫生保健要求。

第七章 内分泌系统

学习目标

知识目标

1. 熟悉内分泌系统的结构。
2. 了解内分泌系统的生理功能。
3. 掌握婴幼儿内分泌系统的特点。
4. 掌握婴幼儿内分泌系统的保健要求。

能力目标

能够识别婴幼儿内分泌系统疾病的症状，根据婴幼儿内分泌系统发育情况科学开展保育工作。

素养目标

通过婴幼儿内分泌系统的学习，培养托育服务工作者理论联系实际的工作态度。

案例导入

某天中午，3 岁女孩然然（化名）因为没吃早餐吵着肚子饿，妈妈吴女士就拎出一袋荔枝给她吃。一连吃掉近 20 颗荔枝后，然然突然出汗、面色苍白，晕倒在饭桌前，吴女士忙将女儿送往医院。医生检查后发现，然然是因为过量食用荔枝引起低血糖。经过口服葡萄糖、输液等紧急治疗后，然然痊愈出院。

问题：为什么然然会低血糖呢？

第一节 内分泌系统概述

人体由许多器官、组织和无数的细胞构成，它们不仅要完成各自的生物功能，还要应对外环境的变化和伤害。内分泌、神经和免疫三个系统相互协调，共同担负着维持生命的重要责任。激素则是内分泌系统实现这种协调作用的物质基础。它们由内分泌器官和内分泌组织细胞产生，释放到血液循环中，转运至靶器官或者靶组织。

知识拓展

内分泌系统激素的主要来源

（1）经典内分泌腺体的分泌，如垂体、甲状腺、甲状旁腺、胰岛、肾上腺、性腺等。

（2）非内分泌腺器官的分泌，如脑、心、肝、肾、胃、肠道等器官的一些细胞除自身所固有的特定功能外，还兼有内分泌功能，比如心肌细胞可生成心房钠尿肽等。

（3）在一些组织器官中转化而成，如血管紧张素在肺组织中转化为具有生物活性的激素。

激素对机体整体功能的调节作用可归纳为以下几方面。

一、激素产生过多

（1）内分泌腺肿瘤，如甲状腺腺瘤、甲状旁腺腺瘤、胰岛素瘤、胰高血糖素瘤、醛固酮腺瘤、嗜铬细胞瘤等。这些肿瘤多为良性，自主性分泌激素，临床表现为相应腺体的功能亢进。

（2）多发性内分泌腺瘤，即多个内分泌腺肿瘤或者增生，产生过多的激素。性质可为良性，也可为恶性。

（3）伴瘤内分泌综合征，也称异位激素分泌综合征。分泌异位激素的肿瘤细胞多数起源于分布在体内的神经内分泌细胞。

（4）产生自身抗体，例如毒性弥漫性甲状腺肿的甲状腺刺激性抗体刺激甲状腺细胞表面的促甲状腺激素受体，引起甲亢。

二、激素产生减少

（1）内分泌腺被破坏，原因包括自身免疫损伤、肿瘤压迫、感染、放射损伤、手术切除、缺血坏死。

（2）内分泌腺激素合成缺陷，多为遗传性疾病。例如甲状腺激素合成酶缺陷引起的先天性甲减。

（3）内分泌腺以外的疾病，如肾脏破坏性病变，25－羟基维生素 D 不能在肾脏实现 1α－羟化，活性维生素 D 的产生减少，进而导致肾性骨病。

三、激素在靶组织抵抗

激素受体突变或者受体后信号转导系统障碍，导致激素在靶组织不能实现生物学作用。这类内分泌疾病大多表现为功能减退或功能异常，但是血中激素水平异常增高。例如，生长激素受体突变造成拉伦侏儒症；甲状腺激素受体基因突变引起甲状腺激素抵抗综合征；机体胰岛素介导的葡萄糖代谢能力下降导致胰岛素抵抗等。甲状腺激素抵抗综合征多见于儿童和青少年，男女发病比例约 1.2∶1，可能并发聋哑、骨发育延迟、智力低下及躯体畸形。胰岛素抵抗可以理解为人体对高血糖的适应性降低，其出现远远早于糖尿病诊断。超重或肥胖、久坐或运动量少、吸烟、维生素 D 缺乏和高血压是胰岛素抵抗的危险因素，因此生活方式干预是糖尿病前期干预的重要手段。

第二节　内分泌系统的结构

内分泌系统是人体重要的调节系统之一，它与神经系统、免疫系统相互调节并共同作用，维持人体生理功能的完整性和稳定性。人体内分泌器官主要包括垂体、甲状腺、甲状旁腺、肾上腺、胰腺、性腺（卵巢、睾丸）等。

一、垂体

垂体位于蝶鞍的垂体窝内，是人体最重要的内分泌腺，有“内分泌之王”之称，可分泌多种激素，并调控其他多种内分泌腺，在神经系统与内分泌腺的相互作用中具有重要地位。垂体可分为腺垂体和神经垂体两部分。腺垂体主要分泌生长激素、促甲状腺激素、促肾上腺皮质激素、促卵泡激素、促黄体生成激素等；中间部和神经垂体合称为垂体后叶，主要储存和释放下丘脑分泌的抗利尿激素及催产素。

二、甲状腺

甲状腺（见图 7-1）位于颈部气管前下方，分左右两叶、峡部，腺体后有甲状旁腺及喉返神经。甲状腺的主要功能是合成与分泌甲状腺素，调节机体基础代谢及生长发育，在婴儿期神经系统的发育中起着重要作用。

甲状腺有两层被膜：气管前筋膜包绕甲状腺形成甲状腺鞘，称为甲状腺假被膜；甲状腺自身的外膜伸入腺实质内，将腺体分为若干小叶，即纤维囊，又称甲状腺真被膜。腺鞘与纤维囊之间的间隙内有疏松结缔组织、血管、神经和甲状旁腺等。在甲状腺左右叶的上端，假被膜增厚并连于甲状软骨，称为甲状腺悬韧带；左、右叶内侧和甲状腺峡后面的假被膜与环状软骨和气管软骨环的软骨膜融合，形成甲状腺外侧韧带。上述韧带

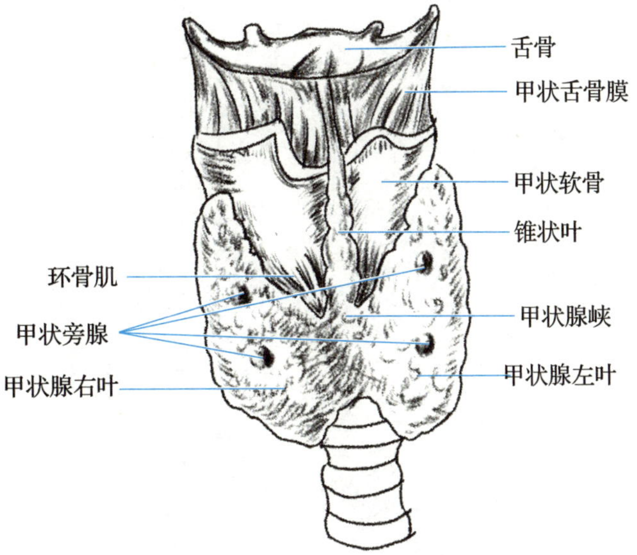

图 7-1 甲状腺

将甲状腺固定于喉及气管壁上，因此，吞咽时甲状腺可随喉上、下移动，这是判断甲状腺是否肿大的依据之一，即吞咽时若颈部前面有突起的包块上、下移动，则为甲状腺肿大。喉返神经常在甲状腺外侧韧带和悬韧带后面经过。

三、甲状旁腺

甲状旁腺共有 4 个，位于甲状腺两叶的上下极。甲状旁腺内的主要细胞为分泌甲状旁腺激素的主细胞。甲状旁腺分泌的甲状旁腺激素和甲状腺滤泡旁细胞分泌的降钙素在维持钙磷平衡、骨骼代谢等方面具有重要作用。

四、肾上腺

肾上腺（见图 7-2）位于腹膜后脊柱两侧肾脏上端，左侧肾上腺呈半月形，右侧多呈三角形。肾上腺实质分为皮质和髓质两部分，其中，皮质来源于中胚层，髓质来源于外胚层。肾上腺皮质激素主要分为三类：束状带合成的糖皮质激素、球状带合成的盐皮质激素及束状带和网状带合成的性激素。肾上腺髓质中的嗜铬细胞主要合成和储存儿茶酚胺类激素。

五、胰腺

胰腺的内分泌部为胰岛，由许多大小不等、形状不定的细胞群组成，其周围有薄膜包裹，散布于胰腺实质内，主要合成分泌胰高血糖素、胰岛素，以及少量的生长抑素和胰多肽。在上述多种激素中，胰岛分泌入血液的激素仅有胰岛素和胰高血糖素，二者在血糖的调节中起着重要作用。胰岛细胞如图 7-3 所示。

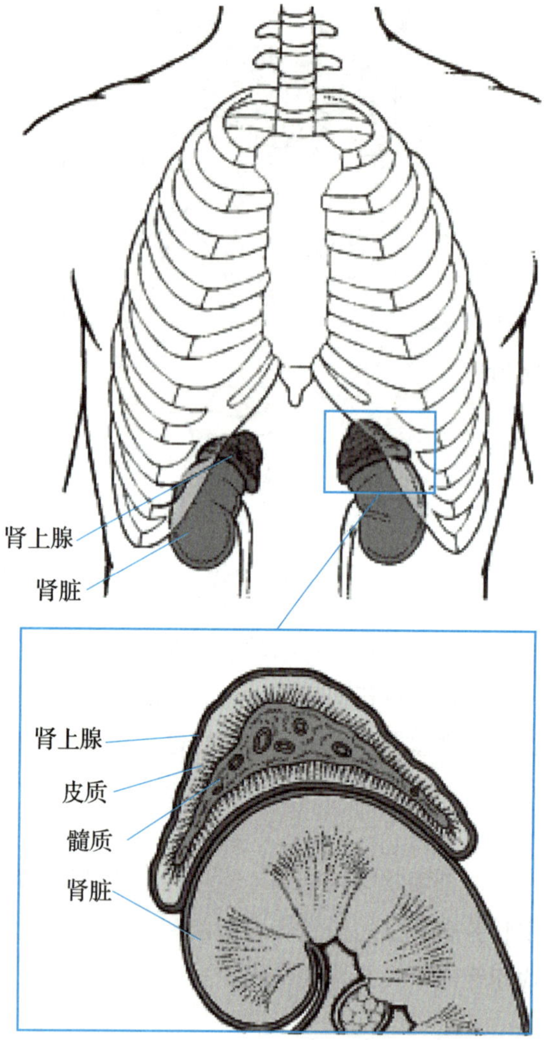

图 7－2 肾上腺

六、性腺

性腺在胚胎早期位于后腹壁的上部，自性腺至阴囊或大阴唇之间有一引带，随着胚胎逐渐长大，引带相对缩短，性腺位置下降。至胚胎 3 月龄时，女性卵巢停留于骨盆下方，而男性睾丸则继续下降，于胚胎 7 ～ 8 月龄时降至阴囊。如睾丸在出生后 3 ～ 5 个月仍未能降至阴囊，则称为隐睾症。卵巢的主要作用是产生卵子、分泌雌激素和孕激素。睾丸的主要作用是产生精子、分泌雄激素。

（一）卵巢

卵巢为一对扁椭圆形的性腺，是产生与排出卵子、分泌类固醇激素的性器官。卵巢由外侧的骨盆漏斗韧带（卵巢悬韧带）和内侧的卵巢固有韧带悬于盆壁与子宫之

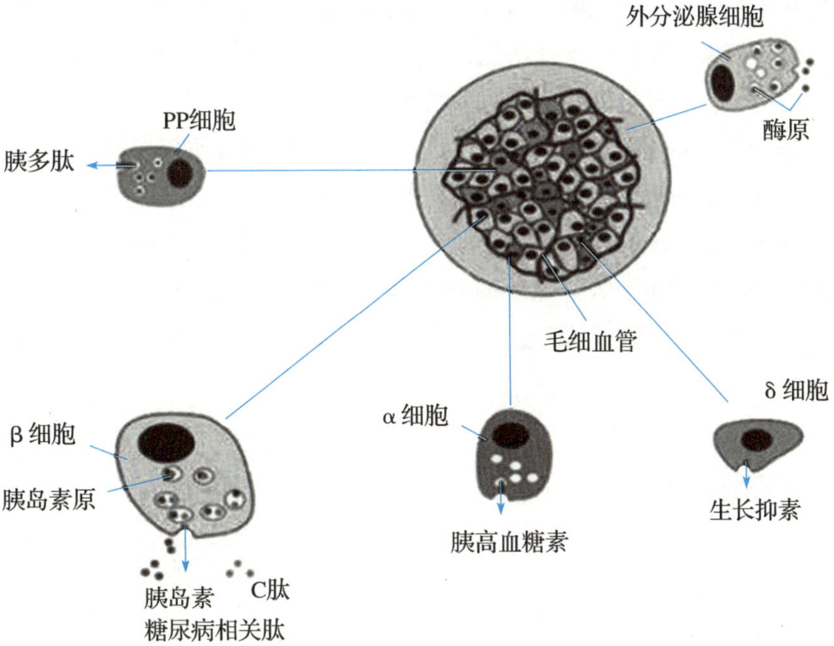

图 7－3 胰岛细胞

间，借卵巢系膜与阔韧带相连。卵巢前缘中部有卵巢门，神经、血管通过骨盆漏斗韧带经卵巢系膜在此出入卵巢；卵巢后缘游离。卵巢的大小、形状因年龄大小而有差异。

卵巢表面无腹膜，由单层立方上皮覆盖，称为生发上皮。上皮的深面有一层致密纤维组织，称为卵巢白膜；再往内为卵巢实质，又分为外层的皮质和内层的髓质。皮质是卵巢的主体，由大小不等的各级发育卵泡、黄体和它们退化形成的残余结构及间质组织组成；髓质与卵巢门相连，由疏松结缔组织及丰富的血管、神经、淋巴管以及少量与卵巢韧带相延续的平滑肌纤维构成。

（二）睾丸

睾丸位于阴囊内，左右各一，呈微扁的椭圆体，表面光滑。睾丸表面有一层坚厚的纤维膜，称为白膜，沿睾丸后缘白膜增厚，凸入睾丸内形成睾丸纵隔。从纵隔发出许多结缔组织小隔，将睾丸实质分成许多睾丸小叶。睾丸小叶内含有盘曲的曲细精管，曲细精管的上皮能产生精子。

第三节 内分泌系统的功能

从胚胎开成直至青春发育期，整个机体都处于不断生长发育和成熟的阶段，内分泌系统本身也在不断地发育和成熟。内分泌系统的功能与胎儿器官的形成、分化与成熟以及儿童、青少年的生长发育、生理功能、免疫机制等密切相关。在此过程中，激素的产生、分泌、结构和功能异常均可导致内分泌疾病。

下丘脑作为神经内分泌系统的高级中枢，其分泌的激素作用于腺垂体调节相应的激素分泌，后者分泌的激素再作用于周围靶器官的激素分泌；靶器官分泌的激素反过来又可影响腺垂体和下丘脑的分泌活动。因此，下丘脑、垂体、靶器官三者连成具有重要调节功能的神经内分泌轴。人体重要的神经内分泌轴主要有：下丘脑－垂体－生长轴、下丘脑－垂体－甲状腺轴、下丘脑－垂体－肾上腺轴、下丘脑－垂体－性腺轴。如图 7－4 所示。

知识拓展

下丘脑与垂体

下丘脑与垂体位于大脑底部，两者在结构上和功能上都有着密切联系。成人下丘脑平均重量仅 4g，不足全脑的 1%，但它是极为重要的结构，与中枢神经系统其他脑区存在错综复杂的传入和传出联系。下丘脑的一些神经元具有内分泌功能，这些神经内分泌细胞在汇集和整合各种信息后，将神经活动的电信号转变为化学信号，即合成并分泌激素，因此它们具有神经元和内分泌细胞的双重特征，它们通过与垂体联系，将神经和体液调节系统进行整合，广泛参与机体功能的调节。

一、神经内分泌轴

下丘脑－垂体－生长轴主要包括下丘脑、垂体、肝脏和长骨之间的反馈调节活动。下丘脑分泌生长激素释放激素与生长抑素，调节垂体生长激素的分泌，生长激素作用于肝脏等组织刺激类胰岛素样生长因子的分泌，后者作用于长骨促进生长。生长激素的分泌呈脉冲式，分泌频率夜间比白天高、青春期比成年期高，其分泌峰值一般在入睡后 45 ～ 90 分钟出现。此外，运动、应激状态、血糖等代谢物质也会对生长激素的分泌产生不同程度的影响。生长轴中任何环节出现异常均可引起生长障碍。

下丘脑－垂体－甲状腺轴对于维持机体正常甲状腺素水平有着重要作用。在下丘脑分泌的促甲状腺激素释放激素的作用下，垂体前叶分泌促甲状腺激素，其与甲状腺滤泡上皮细胞表面的受体相结合，刺激甲状腺激素的合成与释放。当下丘脑神经元感知到外周血液循环中甲状腺素水平下降时，促甲状腺激素释放激素分泌增多刺激垂体合成并分泌促甲状腺激素，在促甲状腺激素的作用下甲状腺素的合成与分泌增多，使血液循环中甲状腺素水平升高。而升高的甲状腺素又可负反馈性抑制促甲状腺激素释放激素与促甲

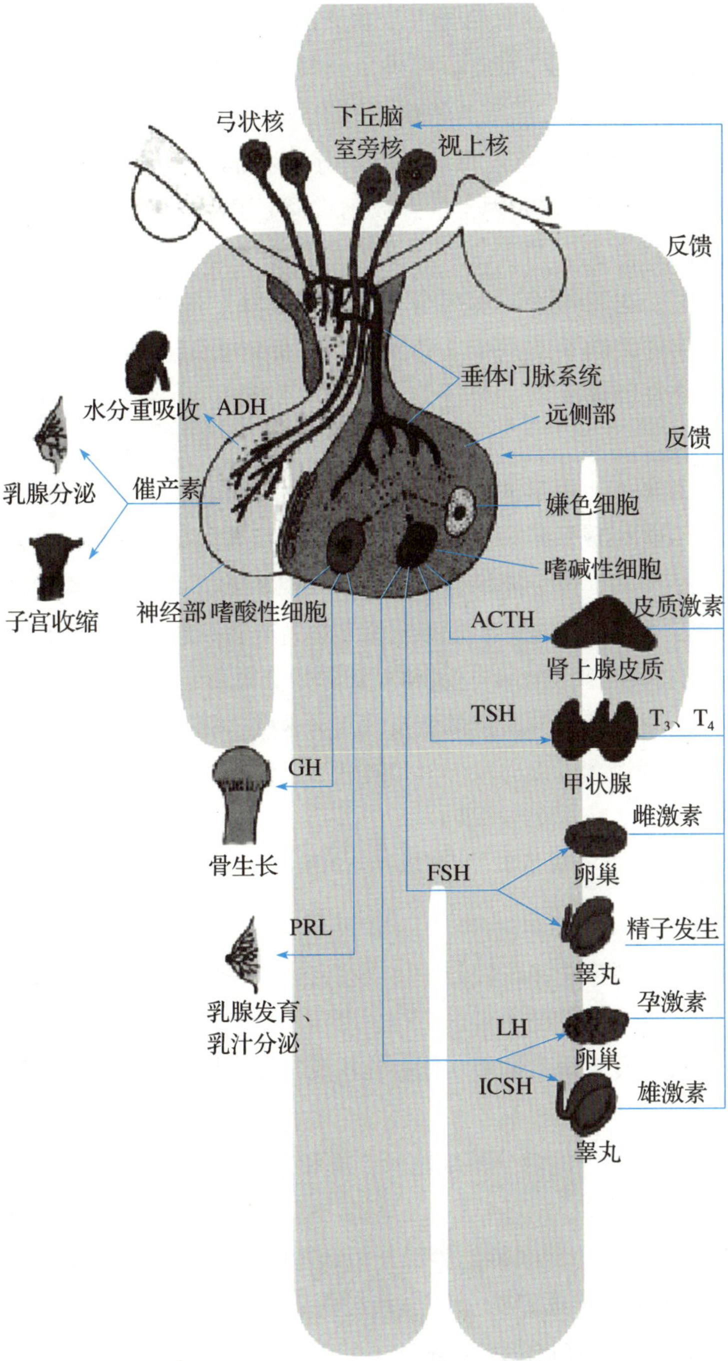

图 7－4 下丘脑－垂体系统与外周内分泌腺体及器官的功能联系示意图

注：ADH：血浆抗利尿激素；GH：生长激素；PRL：催乳素；ACTH：促肾上腺皮质激素；TSH：促甲状腺激素；FSH：促卵泡激素；LH：促黄体生成激素；ICSH：间质细胞激素。

状腺激素的分泌，使体内甲状腺素维持在稳定的水平。

下丘脑－垂体－肾上腺轴包括下丘脑、垂体、肾上腺三者之间复杂的反馈调节活动，在免疫、消化、情绪以及能量代谢等多种人体生理活动中起着重要作用。下丘脑促肾上腺皮质激素释放因子调控垂体促肾上腺皮质激素的分泌，后者会刺激肾上腺皮质激素的合成与分泌；而血浆游离皮质醇可负反馈性调节促肾上腺皮质激素释放因子和促肾上腺皮质激素的分泌，皮质醇浓度高时促肾上腺皮质激素释放因子、促肾上腺皮质激素的分泌减少，皮质醇浓度低时二者的分泌增加。此外，应激状态也可通过刺激下丘脑促肾上腺皮质激素释放因子的释放刺激肾上腺皮质激素的分泌。促肾上腺皮质激素与皮质醇的分泌具有清晨高、夜间低的昼夜节律，一般在清晨4:00—6:00增多，在上午8:00左右达到峰值，后逐渐下降，午夜降至最低。一般认为皮质醇的昼夜节律是促肾上腺皮质激素的昼夜节律所致，而促肾上腺皮质激素的昼夜节律可能与促肾上腺皮质激素释放激素的分泌节律、光亮与黑暗的循环、摄食循环等相关。

在下丘脑 – 垂体 – 性腺轴中，下丘脑以脉冲形式分泌促性腺激素释放激素刺激腺垂体分泌促性腺激素，即促黄体生成激素和促卵泡激素，促进卵巢和睾丸发育，并分泌雌二醇和睾酮。在新生儿期，原由胎盘分泌的性激素水平急剧下降，使促性腺激素释放激素的抑制得到解除，继而促黄体生成激素、促卵泡激素短暂升高。此时部分女婴可出现乳房增大、阴道分泌物增多甚至阴道出血，这种现象称为“微小青春期”。在儿童期，由于受到中枢神经系统的控制以及对性激素的负反馈甚为敏感，促性腺激素释放激素的分泌量甚少，血清促黄体生成激素及促卵泡激素均较低下，促卵泡激素的水平稍高于促黄体生成激素，女孩尤为明显。

二、激素的功能

内分泌系统通过分泌各种激素全面调控与个体生存密切相关的基础功能活动，如维护组织和细胞的新陈代谢，调节机体的生长、发育、生殖及衰老过程等，所以它是机体的调节系统，与神经系统和免疫系统的调节功能相辅相成，分别从不同方面调节和维持机体的内环境稳态。

激素是由内分泌腺或器官组织的内分泌细胞所合成和分泌的高效能生物活性物质，它以体液为媒介，在细胞之间递送调节信息。经典概念认为，激素通过血液循环将所携带的调节信息递送至机体远处的靶细胞，实现长距细胞间通信，所以内分泌也称远距分泌。现代研究表明，激素还可通过旁分泌、神经内分泌、自分泌、内在分泌（见图7－5）、腔分泌等短距细胞通信方式传递信息。

知识拓展

激素分泌的调控方式

1. 体液调节

（1）直接反馈调节：很多激素都参与体内物质代谢的调节，这些物质代谢导致血液中理化性质的变化，又反过来调节相应激素的分泌水平，形成直接反馈效应。如甲状旁腺激素可促进骨钙入血，引起血钙升高；而血钙升高则可负反馈性引起甲状旁腺激素分泌减少，从而维持血钙水平的稳态。

（2）多轴系反馈调节：下丘脑－垂体－靶腺轴在激素分泌稳态中具有重要作用。轴系是一个有等级层次的调节系统，系统内高位激素对下位内分泌活动具有促进性调节作用，而下位激素对高位内分泌活动多起抑制性作用，从而形成具有自动控制能力的反馈环路。

2. 神经调节

下丘脑是神经系统与内分泌系统活动相互联络的重要枢纽。下丘脑的传入和传出通路复杂而又广泛，内外环境中各种形式的刺激都可能经这些神经通路影响下丘脑神经内分泌细胞的分泌活动，发挥其对内分泌系统和整体功能活动的高级整合作用。胰岛、肾上腺髓质等腺体及器官、组织都接受神经纤维支配。神经活动对激素分泌的调节具有特殊意义。例如，在应激状态下，交感神经系统活动增强，肾上腺髓质分泌儿茶酚胺类激素增加，协同交感神经广泛动员机体潜在能力，增加能量释放，以适应活动需求。夜间睡眠时迷走神经活动占优势，可促进胰岛细胞分泌胰岛素，有助于机体积蓄能量、休养生息。婴儿吸吮母亲乳头通过神经反射引起母体催乳素和催产素的释放，发生射乳反射等，均体现出神经活动对内分泌功能的调控。

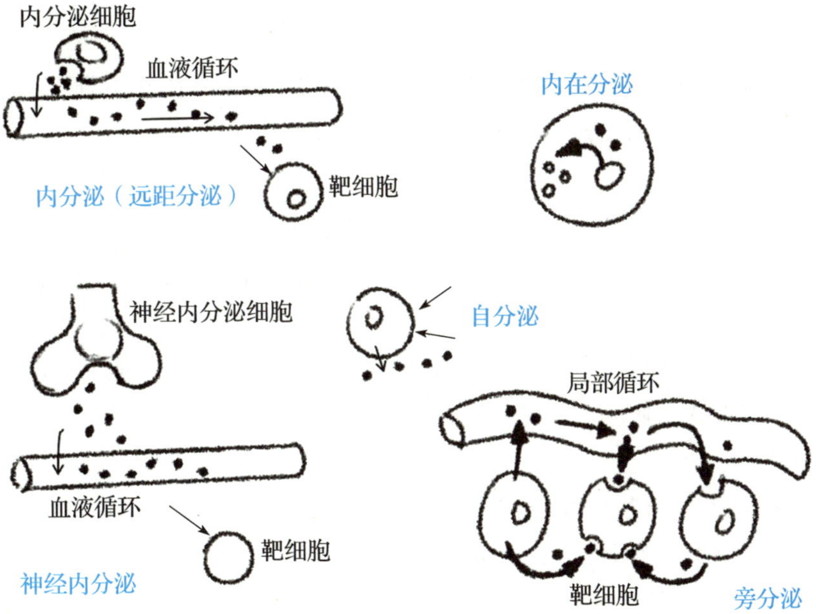

图 7－5 激素在细胞间传递信息的主要方式

激素对机体整体功能的调节作用可归纳为以下几个方面：

（1）维持机体稳态。激素参与调节水、电解质和酸碱平衡以及维持体温和血压相对稳定等过程，还直接参与应激等，与神经系统、免疫系统协调、互补，全面调整机体功能，适应环境变化。

（2）调节新陈代谢。多数激素都参与调节组织细胞的物质中间代谢和能量代谢，维持机体的营养和能量平衡，为机体的各种生命活动奠定基础。

（3）促进生长发育。激素能促进全身组织细胞的生长、增殖和分化，参与细胞凋亡过程等，调节各系统器官的正常生长发育和功能活动。

（4）调节生殖过程。激素能促进生殖器官的正常发育成熟，并对生殖过程进行调控，维持生殖细胞的生成直到妊娠和哺乳过程，以保证个体生命的绵延和种系的繁衍。

（一）甲状腺素

1. 产热

甲状腺素能加速体内细胞氧化反应的速度，从而释放热能。

2. 促进生长发育及组织分化

甲状腺素能促进细胞组织的生长发育和成熟；促进钙、磷在骨质中的合成代谢和骨、软骨的生长。

3. 对代谢的影响

甲状腺素能促进蛋白质合成，增加酶的活力；促进糖的吸收、糖原分解和组织对糖的利用；促进脂肪的分解和利用。

4. 对中枢神经系统的影响

甲状腺素对神经系统的发育及功能调节十分重要，特别是在胎儿期和婴儿期，甲状腺素不足会严重影响脑的发育、分化和成熟，且不可逆转。

5. 对维生素代谢的作用

甲状腺素参与各种代谢，使维生素 B_1、维生素 B_2、维生素 B_3、维生素 C 的需要量增加；同时，对胡萝卜素转变成维生素 A 及维生素 A 生成视黄醇具有促进作用。

6. 对消化系统的影响

甲状腺素分泌过多时，食欲亢进，肠蠕动增加，排便次数多，但性状正常；分泌不足时，常有食欲缺乏、腹胀、便秘等症状。

7. 对肌肉的影响

甲状腺素分泌过多时，常可导致肌肉神经应激性增强，出现震颤。

8. 对血液循环系统的影响

甲状腺素能增强肾上腺素能受体对儿茶酚胺的敏感性，故甲亢患者会出现心跳加速、心排出量增加等症状。

（二）生长激素

1. 促进生长

生长激素对几乎所有组织和器官的生长都有促进作用，尤其是对骨骼、肌肉和内脏器官的作用最为显著，故也被称为躯体刺激素。生长激素的促进生长作用主要是由于生长激素能促进骨、软骨、肌肉和其他组织细胞的增殖以及增加细胞中蛋白质的合成，促进全身多数器官细胞的大小和数量的增加。若幼年期生长激素分泌不足，会导致患儿生长停滞，身材矮小，称为侏儒症；相反，若幼年期生长激素分泌过多则会导致巨人症。

2. 调节新陈代谢

相对于对生长的调节，生长激素对肝、肌肉和脂肪等组织新陈代谢的作用在数分钟内即可出现，表现为即时效应。生长激素对蛋白质代谢的总体效应是促进合成代谢，主要促进氨基酸向细胞内转运，并抑制蛋白质分解，增加蛋白质含量。生长激素能加速软骨、肌肉、肝、肾、肺、肠、脑及皮肤等组织的蛋白质合成。生长激素促进蛋白质合成的效应与其促进生长的作用相互协调。

此外，生长激素还可促进胸腺基质细胞分泌胸腺素，可刺激 B 淋巴细胞产生抗体，增强自然杀伤细胞和巨噬细胞的活性，从而参与机体免疫系统功能调节。生长激素还具有抗衰老、调节情绪与行为活动等效应。生长激素还参与机体的应激反应，是腺垂体分泌的重要应激激素之一。

（三）促激素

腺垂体分泌的促甲状腺激素、促肾上腺皮质激素、促卵泡激素及促黄体生成激素这四种激素，入血后都特异性地作用于外周各自的下级内分泌靶腺，再经靶腺激素调节全身组织细胞的活动，因此统称为促激素。促甲状腺激素、促卵泡激素与促黄体生成激素都是不同程度糖基化的糖蛋白。促甲状腺激素的靶器官是甲状腺；促肾上腺皮质激素的靶器官是肾上腺皮质；促卵泡激素与促黄体生成激素的靶器官是两性的性腺（卵巢和睾丸）。

第四节 内分泌系统的保健

一、重视女性孕前、孕期及哺乳期体检

应重视女性孕前、孕期及哺乳期的健康检查及营养搭配。孕前体检可有效避免新生儿内分泌系统疾病。孕妇缺碘对胎儿的影响很大，对胎儿中枢神经系统和内分泌系统的影响最为严重。这是因为孕妇对甲状腺素的需要量大，但在缺碘的情况下，尽管母体的

甲状腺在加倍工作，但所生成的甲状腺激素仍不能满足胎儿的需要，导致胎儿全身脏器及骨骼系统的发育停滞，尤其可造成死胎、流产、早产，以及先天性畸形。孩子出生后呈智力低下、体格矮小、呆傻面容，以及瘫痪、又聋又哑等克汀病的表现。

二、合理搭配膳食，养成良好生活习惯

以正确的方式喂养婴幼儿，合理搭配膳食，能为孩子的健康发育提供足够的营养。要注意培养婴幼儿良好的进食行为和生活习惯，鼓励婴幼儿自己用餐具进餐、按时进餐，进餐时间不宜超过 30 分钟，不吃零食，不偏食挑食。婴幼儿不宜在非常安静的环境下睡眠，睡觉之前不应过度兴奋，房间的光线以微暗为宜，一般情况下，白天睡眠 1 ～ 2 次较好，晚上睡眠 10 个小时左右较佳，最好不要超过 12 个小时。

良好的生活习惯对于促进儿童生长激素的分泌尤为重要。儿童生长激素的分泌一天有七个高峰，最主要的分泌是在夜间，前半夜多，后半夜相对少，夜间分泌占全天生长激素分泌量的 70%，白天运动时分泌相对较多，安静时分泌较少。因此每天应进行适量运动，保证充足的睡眠时间，如小学生每日应保证最少 9 个小时的睡眠时间，有利于生长激素的分泌。此外，小儿饮食均衡、营养充足、心情愉悦等，均有助于其身高的增长。

在进行健康教育的过程中，应注意对排泄活动进行正确教育，对于一岁半至两岁的幼儿要进行适当的大小便训练，帮助其更好地排泄。应培养幼儿的独立生活能力，养成良好的生活习惯，如睡眠、进食、排便、沐浴、游戏、户外活动等。

三、定期体检，适当进行户外活动，预防疾病

指导家长及时监测肥胖、内分泌系统疾病以及营养不良等疾病的发生。家长带婴幼儿到户外晒太阳，或者进行适当运动，能够促进营养吸收，达到有效锻炼的效果。每 3 ～ 6 个月体检一次，定期进行预防接种，预防异物吸入、烫伤、跌伤等意外伤害的发生。

本章小结

本章主要介绍了婴幼儿内分泌系统的结构特点、生理功能和保健要求。人体内分泌器官主要包括垂体、甲状腺、甲状旁腺、肾上腺、性腺等，其中垂体被称为“内分泌之王”，分泌多种激素，并调控其他多种内分泌腺。内分泌系统通过激素来调控机体基础功能活动，甲状腺激素、生长激素及促激素对婴幼儿生长发育有着重要的作用。通过本章的学习，同学们可以认识到内分泌系统的重要性，了解内分泌系统的结构，并能够根据激素的功能及作用特点，科学地安排婴幼儿日常活动，适应其身体生长发育需求。

同步练习

一、选择题

1. 内分泌系统实现协调作用的物质基础是（　　）。

A. 激素　　B. 受体　　C. 甲状腺　　D. 胰岛

2. 人体最重要的内分泌腺是（　　）。

A. 甲状腺　　B. 垂体　　C. 肾上腺　　D. 胰岛

3. 在婴儿期神经系统的发育中起着重要作用的是（　　）。

A. 甲状腺　　B. 垂体　　C. 肾上腺　　D. 甲状旁腺

4. 甲状旁腺共有（　　）个。

A. 2　　B. 1　　C. 4　　D. 3

5. 吞咽时（　　）可随喉上、下移动，可作为判断其自身是否肿大的依据。

A. 甲状旁腺　　B. 甲状腺　　C. 扁桃体　　D. 淋巴结

二、判断题

1. 人体内分泌器官主要包括垂体、甲状腺、甲状旁腺、肾上腺、胰腺、性腺（卵巢、睾丸）等。（　　）

2. 甲状旁腺内的主要组织为分泌甲状旁腺激素的主细胞。（　　）

3. 在儿童期，由于受到中枢神经系统的控制以及对性激素的负反馈甚为敏感，促性腺激素释放激素的分泌量少，血清促黄体生成激素及促卵泡激素均较低下，促卵泡激素的水平稍低于促黄体生成激素，女孩尤为明显。（　　）

4. 如睾丸在出生后2～3个月仍未能降至阴囊，则称为隐睾症。（　　）

5. 胰岛分泌入血的激素仅有胰岛素和胰高血糖素，二者在血糖的调节中起着重要作用。（　　）

三、简答题

1. 简述激素对机体整体功能的调节作用。

2. 简述甲状腺素的功能。

3. 简述垂体的结构。

四、思考题

请思考应如何做好婴幼儿内分泌系统的卫生保健工作。

第八章 泌尿系统

学习目标

知识目标

1. 掌握泌尿系统的结构。
2. 熟悉泌尿系统的生理功能。
3. 掌握婴幼儿泌尿系统的特点。
4. 了解婴幼儿泌尿系统的保健要求。

能力目标

1. 掌握婴幼儿泌尿系统的卫生保健方法，有效开展保育工作。
2. 能在日常工作中发现婴幼儿泌尿系统的卫生问题。

素养目标

1. 培养托育服务工作者的责任心和认真细致的工作品德。
2. 培养托育服务工作者的卫生健康素养。

案例导入

2 岁半的小刚快要上幼儿园了，可小刚妈妈就是高兴不起来，因为小刚还有一个“大问题”没解决：鼓鼓囊囊的尿不湿、湿答答的裤子、画满“地图”的床单……妈妈急切地盼望小刚能学会自己上厕所。姥姥埋怨妈妈：“人家都给孩子把尿，就你一直不把尿，小刚才会到现在还尿床。”妈妈也很委屈：“儿科医生不让把尿的，我也不知道为什么会这样呀！”

问题：你怎么看待把尿的问题？妈妈的做法对不对？如果是你，你会如何训练幼儿自主排尿？

第一节　泌尿系统概述

泌尿系统包括肾脏、输尿管、膀胱和尿道，如图 8－1 所示。泌尿系统的主要功能是排泄。排泄是指机体代谢过程中所产生的各种不为机体所利用或者有害的物质向体外输送的生理过程。被排出的物质一部分是营养物质的代谢产物，另一部分是衰老的细胞破坏时所形成的废物。

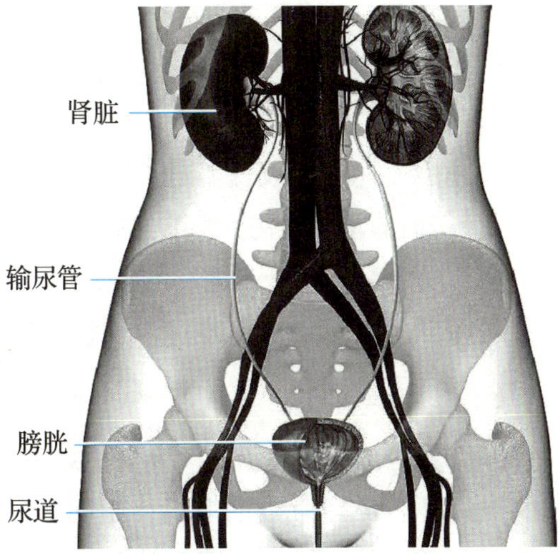

图 8－1　泌尿系统

人体排泄的途径有三种：一是由呼吸器官排出，主要是二氧化碳和一定量的水，水以水蒸气形式随呼出气体排出；二是以汗液的形式由汗腺分泌排出，其中除水外，还有氯化钠和尿素等；三是通过尿液的形式由泌尿系统排出体外，排泄物主要是水溶性并具有非挥发性的物质和异物，种类最多，量也最大，由循环系统送至肾，在肾内形成尿液，再经排尿管道排出体外。因此，肾脏是排泄的主要器官。尿的质和量经常随机体内环境的改变而发生一定的变化，对保持内环境的相对稳定和电解质的平衡起着重要的作用。如果肾功能发生障碍，代谢产物蓄积体内，改变了内环境的理化性质，就会发生相应的病变，严重时可出现尿毒症，甚至危及生命。

在整个胚胎发育过程中，人类肾脏要经历相互联系、重叠、交叉三个阶段，即前肾、中肾、后肾的发育形成阶段。前肾出现于胚胎第 3 周，到了第 5 周就退化、消失。与此同时中肾开始发育，到了第 12 周时会经历与前肾同样的过程——退化、消失。后肾也称为永久肾，是出生后行使功能的肾脏。后肾在胚胎第 5 周开始生长、发育，第 10 周时出现泌尿功能。随着胚胎逐渐发育完善，尿量逐渐增加，胎儿的尿液与羊水混合，是羊水的来源之一。

第二节　泌尿系统的结构

健康检查中有一项是检查人的尿液，包括尿液是如何形成的？检查尿液有什么意义？下面让我们一起来学习一下泌尿系统的知识。

一、肾脏

（一）肾的形态

肾是实质性器官，呈红褐色扁豆状，左右各一个，可分为上下端、前后面及内外侧缘。肾上端宽薄，下端窄厚。前面凸向前外侧，后面扁平，紧贴腹后壁。外侧缘隆凸，内侧缘中部的凹陷有肾的血管、神经、淋巴管及肾盂出入肾，称肾门。出入肾门的结构被结缔组织包裹成束，称肾蒂。肾蒂内的主要结构，由前向后依次为肾静脉、肾动脉、肾盂；由上向下依次为肾动脉、肾静脉、肾盂。因下腔静脉靠近右肾，故右肾蒂较左肾蒂短。肾门伸入肾实质的凹陷称肾窦，内有肾血管、肾小盏、肾大盏、肾盂和脂肪组织等。

（二）肾的位置与毗邻

肾位于脊柱两侧，腹膜后隙内，紧贴腹后壁。左肾上端平对第 11 胸椎体下缘，下端平对第 2 ～ 3 腰椎间的椎间盘，第 12 肋斜过其后面中部。右肾因受肝的影响，比左肾低 1 ～ 2cm，上端平对第 12 胸椎体上缘，下端平对第 3 腰椎体上缘，第 12 肋斜过其后面上部。肾门的体表投影点在竖脊肌外侧缘与第 12 肋的夹角处称肾区，某些肾病患者触压或叩击该处时可引起疼痛。

肾的上方为肾上腺，左肾上部邻接胃后壁，中部与胰尾和脾血管接触，下部为结肠左曲。右肾上部与肝毗邻，下部与结肠右曲相接触，内侧缘与十二指肠降部相邻。两肾后面上 1/3 与膈相邻。

（三）肾的结构

肾单位是组成肾脏功能和结构的基本单位，每个肾脏由 100 多万个肾单位组成。每个肾单位包括肾小球、肾小囊和肾小管三个部分。肾冠状切面上可见肾实质分为皮质和髓质。肾皮质为浅层 1/3，富含血管，新鲜标本呈红褐色，主要由肾小体和肾小管组成；肾小体肉眼可见，为密布的细小红色颗粒，由血管球和肾小囊组成。肾髓质为深部 2/3，血管较少，色淡红，主要由肾小管组成；其内有 15 ～ 20 个肾锥体，肾锥体呈圆锥形，底朝向皮质，尖朝向肾门；伸入肾锥体之间的肾皮质称肾柱；2 ～ 3 个肾锥体尖端合并成肾乳头，肾乳头顶端有许多小孔称乳头孔，集合管内的终尿经乳头孔流入漏斗形的肾小盏。每侧肾有 7 ～ 8 个肾小盏，其边缘包绕肾乳头。在肾窦内，2 ～ 3 个肾小盏合并成 1 个肾大盏，再由 2 ～ 3 个肾大盏合并成扁漏斗状的肾盂。肾盂出肾门后逐渐变细为输尿管（见图 8－2）。

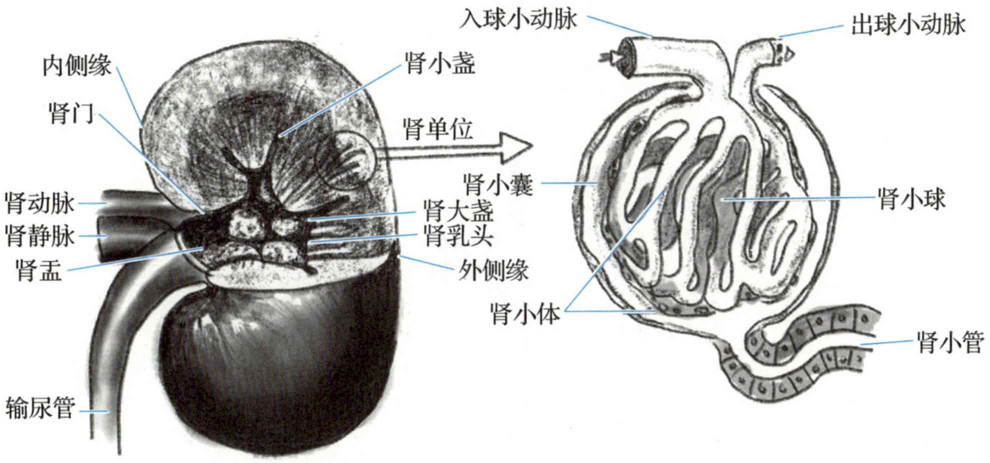

图 8－2 肾脏的结构

足月新生儿每个肾脏约有 100 万个肾单位，与成人相当，出生后不再形成新的肾单位。肾单位的胚胎发育在第 34 ～ 36 周完成，但其内部结构、功能的完善与成熟还需要相当长一段时间。婴儿出生时，肾小球的平均直径只有成人的 1/3 ～ 1/2，肾小管平均长度相当于成人的 1/10。这种结构上的差异在婴儿出生后 12 ～ 14 个月消失，因此肾脏的各种生理功能在 1 ～ 1.5 岁后才达到成人水平。

二、输尿管

输尿管是一对输送尿液的肌性管道，上端始于肾盂，下端开口于膀胱。输尿管壁由平滑肌组成，从肾盂向下不停蠕动，将尿液送入膀胱。

（一）输尿管的分段

根据输尿管的行程，其全长可分为腹部、盆部和壁内部 3 部分。输尿管腹部是自肾盂下端至小骨盆入口处的部分；输尿管盆部是小骨盆入口处至膀胱壁外表面的部分；输尿管壁内部是输尿管穿经膀胱壁的部分。

（二）输尿管的狭窄

输尿管有 3 处狭窄，第一处位于肾盂与输尿管移行处；第二处位于跨越髂血管入小骨盆口处；第三处位于膀胱壁内部。如图 8－3 所示。这些狭窄是结石易滞留的部位，可引起剧烈绞痛。

三、膀胱

膀胱位于盆腔内，其大小、形状、位置及壁的厚薄均随充盈程度、年龄和性别而有所不同。空虚时呈三棱锥形，充盈时呈卵圆形。成人膀胱的容积为 350 ～ 500mL，最

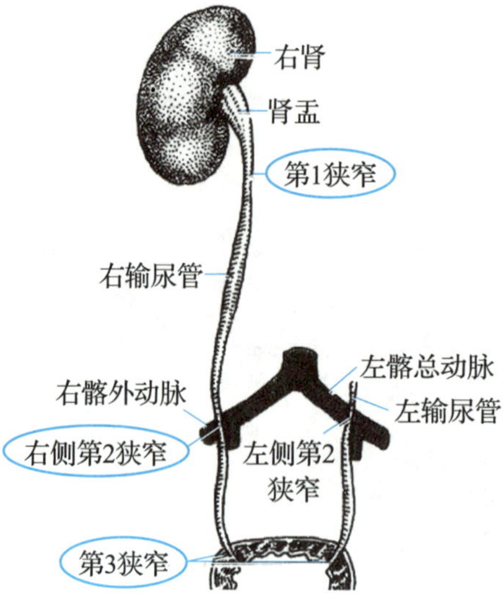

图 8－3　输尿管狭窄

大可以达到 800mL。膀胱有通向尿道的开口，在膀胱和尿道交界处有较厚的环形平滑肌，称尿道括约肌，它收缩时尿道口关闭；舒张时，尿道口开放，尿液排出。当膀胱内储尿量达到一定程度（400mL 左右）时，膀胱内压升高，膀胱被动扩张，膀胱壁内的感受器受到刺激产生兴奋，兴奋传入神经传到脊髓的排尿反射初级中枢，再上传至大脑皮层的排尿反射高级中枢，产生尿意。大脑皮层向下发出冲动，引起膀胱壁逼尿肌收缩，尿道括约肌舒张，将储存在膀胱内的尿液排出。

四、尿道

尿道是排尿的通道，是从膀胱通向体外的管道。男性尿道细长，约 20cm，起自膀胱的尿道内口，止于尿道外口，行程中通过前列腺部、膜部和阴茎海绵体部。女性尿道较短，为 3～5cm，直径 0.6cm，易扩张，起于尿道内口，开口于阴道前庭的尿道外口。女性尿道在穿越尿生殖膈时，周围有尿道、阴道括约肌环绕，可控制排尿。与男性尿道相比，女性尿道具有宽、短、直的特点，易发生逆行性尿路感染。

知识拓展

经常憋尿的危害

托班的明明有憋尿的坏习惯，不管是在家里还是园里，他都很少排尿。主班王老师多次询问引导，但明明总说没有尿。休息时间其他幼儿一起排队喝水时，明明也不愿去，或者去了也不喝完杯子里的水。明明每次在玩游戏或玩玩具的时候，几乎一下午都不去小便。

经常憋尿，会损伤机体膀胱内的感觉神经功能，干扰神经系统的正常调节功能。幼儿正处于生长发育期，憋尿更容易对其神经功能产生不良影响，也会引发机体的一系列病症。明明爱憋尿的原因有两种：一是喝水较少，二是贪玩。首先，教师应让幼儿了解憋尿的危害性，引导幼儿主动排尿；其次，要引导幼儿及时补水，让幼儿了解喝水的好处；最后，在引导幼儿排尿时应注意幼儿爱玩的特点，对幼儿排尿善加引导。

第三节　泌尿系统的功能

一、肾脏的功能

肾脏是形成尿液的器官。血液流经肾小球时，除血细胞和大分子的蛋白质外，血浆中的一部分水、无机盐、葡萄糖和尿素等物质，经过肾小球和肾小囊内壁的过滤作用，过滤到肾小囊中，形成原尿。成人每天形成的原尿约有 150L。终尿的形成与肾小管的重新吸收作用，以及肾小管和集合管的分泌作用有关。原尿经过肾小管，99% 的水分被重新吸收，葡萄糖和蛋白质等营养物质也全部被重新吸收到血液中。肾小管和集合管上皮细胞将它们周围毛细血管血液中的一些成分，以及这些细胞自身产生的一些成分分泌或排泄到管腔中，这些物质汇总到一起形成终尿。成人每天形成的终尿有 1.5 ～ 2L。

（一）肾小球的滤过功能

血液流经肾小球时，除血细胞和大分子蛋白质外，几乎所有的血浆成分均可通过肾小球滤过膜进入肾小囊，形成与血浆等渗的原尿，即肾小球滤过液。肾小球滤过率（GFR）取决于肾小球内毛细血管压和肾小囊内的静水压、胶体渗透压、滤过膜通透性和滤过膜面积等因素。当平均动脉压在 80 ～ 160mmHg 范围波动时，机体可通过自身调节肾血流量，维持肾小球毛细血管压和 GFR 的相对恒定，保证代谢废物的排出和体液的平衡。

（二）肾小管的重新吸收和分泌功能

1. 重新吸收功能

原尿流经肾小管和集合管，绝大部分物质被重新吸收回血液，如 99% 的水、全部的葡萄糖和氨基酸、大部分的电解质以及碳酸氢根等，最后形成约 1.5L 的终尿。

2. 分泌和排泄功能

肾小管上皮细胞可将自身产生或血液内的某些物质排泌到尿中，如有机酸、尿酸、某些抗生素和造影剂等，以调节机体电解质、酸碱代谢的平衡和排出废物。

3. 浓缩和稀释功能

通过逆流倍增、髓质渗透压梯度和抗利尿激素的作用，肾脏可以对水发挥强大的调节功能。体内水过多时，肾脏稀释尿液，排水量增加；体内缺水时，肾小管对水的重新吸收增加，排水量减少。肾脏的浓缩和稀释功能可反映远端肾小管和集合管对水平衡的调节能力。肾衰竭患者的肾脏对水代谢的调节功能发生障碍，可发生水潴留或脱水。

（三）肾脏的内分泌功能

肾脏具有重要的内分泌功能，所分泌的激素分为血管活性激素和非血管活性激素。前者作用于肾脏本身，参与肾的生理功能，调节肾脏的血流动力学和水钠代谢，包括肾素、血管紧张素、前列腺素、激肽释放酶、内皮素和利尿肽等；后者作用于全身，包括1,25–二羟维生素 D_3 和促红细胞生成素等。

1. 肾素

肾素主要由肾小球旁器的球旁细胞产生，肾灌注压下降、交感神经兴奋及体内钠含量的减少均可刺激其分泌。导致肾素分泌增加的常见病理或生理性原因有：（1）急性失血、应用利尿药、肝硬化大量腹腔积液等致肾灌注压下降；（2）运动、寒冷刺激、应用外周血管收缩药等引起交感神经兴奋；（3）过度限制钠的摄入和失钠。肾素可使肝脏产生的血管紧张素原转变为血管紧张素Ⅰ，再经肺、肾的转换酶作用生成血管紧张素Ⅱ及血管紧张素Ⅲ。血管紧张素Ⅱ和血管紧张素Ⅲ直接引起小动脉平滑肌收缩，使血压上升，同时血管紧张素Ⅱ和血管紧张素Ⅲ还可刺激醛固酮的分泌，促进钠的潴留，增加血容量，使血压升高。

2. 前列腺素（PG）

肾脏的 PG 大部分由肾髓质的间质细胞分泌，主要有 PGE_2、PGA_2 和少许 $PGF_{2\alpha}$。前两者能扩张肾血管，增加肾血流量和水钠的排出，使血压降低。$PGF_{2\alpha}$ 则有收缩血管的作用。

3. 激肽释放酶

肾皮质内所含的激肽释放酶可促使激肽原生成激肽，激肽可扩张小动脉，增加肾血流量，并刺激前列腺素的分泌。肾脏激肽释放酶的产生和分泌受细胞外液量、体内钠量和肾血流量等诸多因素的影响。

4. 1,25–二羟维生素 D_3［$1,25-(OH)_2D_3$］

维生素 D_3 在肝内羟化成 $25(OH)D_3$，经由肾脏近端小管细胞内的 1α–羟化酶进一步羟化，活化为 $25(OH)_2D$，释放入血。$1,25-(OH)_2D_3$ 具有促进小肠对钙、磷的吸收，促进肾小管对钙、磷的重吸收以及骨钙动员等作用。发生慢性肾衰竭时，因肾实质损害可致 $1,25-(OH)_2D_3$ 减少，会导致低钙血症而诱发肾性骨营养不良。

5. 促红细胞生成素（EPO）

EPO 具有促进骨髓造血细胞和原红细胞的分化成熟、促进网织红细胞释放入血以及加速血红蛋白合成等作用。肾脏疾病常伴有贫血，肾性贫血的发生与肾实质破坏导致

EPO 的形成减少有关。

肾脏在胚胎时期并不承担排泄废物、维持体内环境稳定的功能，胎盘暂时“代管”着肾脏的工作，此时即使肾脏有严重的结构和功能缺陷，胎儿仍可以正常生长发育。出生后，这一功能迅速转移给肾脏，肾脏功能迅速成熟，以适应宫外生活及各种应激变化。

知识拓展

肾功能衰竭

肾功能衰竭即肾脏的功能部分或全部丧失的病理状态，可分为急性和慢性两种。急性肾功能衰竭的病情进展快速，通常是因为肾脏血流供应不足、肾脏阻塞造成功能受损或是受到毒物的损伤等，双肾在短时间内功能丧失。而慢性肾衰竭主要是因为各种原因造成的慢性进行性肾实质损害，肾明显萎缩，不能维持其基本功能，肾功能逐渐下降。

二、输尿管的功能

输尿管上端始于肾盂，下端开口于膀胱，是一对细长的管道，呈扁圆柱状，管壁由平滑肌组成，管径平均为 0.5 ～ 0.7cm，男性管长为 27 ～ 30cm，平均为 28cm；女性管长为 25 ～ 28cm，平均为 26cm。右侧短于左侧约 1cm。输尿管的功能是输送尿液，通过从肾盂向下不停蠕动，将肾脏生成的尿液送入膀胱。输送尿液的力量来自滤过压以及肾盂和输尿管平滑肌收缩的作用。

三、膀胱的功能

膀胱是储存尿液的囊状肌性器官，有暂时储存尿液的作用。排尿是一个复杂的受意识控制的反射活动。膀胱壁由平滑肌和弹性纤维组成，有较大的伸展性和收缩性。当膀胱储尿到一定量时，膀胱内压力逐渐加大，刺激膀胱壁上的感受器使之产生兴奋；兴奋经传入神经传到脊髓的排尿中枢，再上传入大脑皮质，使人产生尿意。大脑皮质根据当时的情况决定是否排尿，如果当时情况不适于排尿，大脑皮质就暂时将排尿中枢抑制，并使尿道括约肌收缩。待情况许可时，大脑皮质取消其对排尿中枢的抑制而排尿。

知识拓展

如何及早发现婴幼儿发生尿路感染?

婴儿如果发生尿路感染，常伴有不明原因的发热、体重减轻、生长迟滞、呕吐、腹泻、黄疸等症状，其中不明原因的发热尤为明显。如果在幼儿期发生尿路感染，幼儿会出现尿频、尿失禁、尿痛及灼热感等症状。另外，已经会控制小便的幼儿如果发生尿路感染，会有夜尿或者不明原因的腹痛、尿液变臭等症状。

四、尿道的功能

尿道是膀胱与体外相通的一段管道，其主要功能为排尿，对于男性来说，还兼有排精的功能。

第四节　泌尿系统的保健

一、婴幼儿泌尿系统的特点

（一）肾脏

婴幼儿肾脏的重量占体重的比例大于成人。个体出生后肾脏位置较低，随着躯体长高，肾脏位置逐渐升高，最后到达腰部。在 1 岁和 12 ～ 15 岁两个阶段肾脏的发育最快。总体而言，婴幼儿年龄越小，未成熟的肾单位越多，肾小管越短。婴幼儿肾脏的生理功能尚未成熟，浓缩尿和排泄毒物的功能较弱，在喂养不当、患病或应激状态时，机体易出现水肿、脱水、尿毒症等。

（二）肾盂和输尿管

婴幼儿肾盂和输尿管长，弯曲度大、宽，管壁肌肉和弹力组织发育不全，紧张度较低，因此容易出现尿流不畅，引起尿路感染。婴幼儿输尿管和膀胱结合处结构发育不成熟，易发生膀胱输尿管反流，而导致尿路感染。

（三）膀胱

婴幼儿新陈代谢旺盛，尿总量较多，而膀胱容量小，黏膜柔弱，肌肉层及弹性组织不发达，储尿功能差，所以年龄越小，每天排尿次数越多。幼儿 1 岁时，每天排尿 15 ～ 16 次，2 ～ 3 岁每天 10 次左右，4 ～ 7 岁每天 6 ～ 7 次。另外，由于婴幼儿神经发育不健全，对排尿的调节能力差，故在 3 岁以前主动控制排尿能力较差，年龄越小表现得越突出，时常出现遗尿现象。婴幼儿控制排尿的能力是随着年龄的增长逐渐形成的，而形成的条件是大脑逐渐发育成熟和成人的训练。到 3 ～ 4 岁，幼儿自行控制排尿的机制就逐渐形成了。

（四）尿道

婴幼儿尿道较短，新生男孩尿道长 5 ～ 6cm，生长速度缓慢，直至青春期才显著增长；女孩尿道更短，刚出生时仅长 1 ～ 3cm，15 ～ 16 岁时才增长至 3 ～ 5cm。婴幼儿尿道黏膜柔嫩，弹性组织发育也不完全，尿道黏膜容易损伤和脱落。而且，女孩的尿道开口接近肛门，不注意保持外阴部的清洁就容易发生尿道感染而引起炎症。感染后，细菌可以经尿道上行到膀胱、输尿管、肾脏，引起膀胱炎、肾盂肾炎等。

二、婴幼儿泌尿系统的卫生保健措施

（一）供给充足的水分

每天让婴幼儿饮适量的温开水，使体内的代谢产物及时随尿排出体外。另外，充足的尿液对尿道有清洗作用，可以降低感染的概率。

（二）谨慎应用有肾脏毒性的药物

婴幼儿肾脏发育不完善，功能尚不健全，排泄能力不及成人，对于食物及药物的代谢能力相对不足，在药物的选择上要特别注意避免有肾毒性的成分。在食物的选择上，也要避免高盐腌制食物、隔夜餐或含有大量添加剂的食品。

（三）养成定时排尿的习惯

任何年龄段都不应该把尿。把尿不利于婴幼儿髋关节的发育，容易造成髋关节发育不良，甚至脱位。过早的把尿训练，会使婴幼儿自身的肛门括约肌韧带松弛，容易造成直肠黏膜突出而出现脱肛，脱肛的出现又会造成排便梗阻，增加排便困难，导致肛裂。频繁把尿还会让婴幼儿对大人的指令产生条件反射，使膀胱充盈量减少，刺激下降，憋不住尿，容易出现尿频。婴幼儿排尿排便的能力与神经系统的成熟度有关，一般从 1.5 岁左右开始逐渐与环境、声音训练相适应，排便的条件反射约在 3 岁时完成。因此要在幼儿 1.5 ～ 2 岁期间开始进行如厕训练，如固定便盆和模仿大人，特别是在睡觉前后、喝奶前后进行如厕训练，若训练得当，1.5 岁即能表示要大小便，并能自己主动去小便，2 ～ 3 岁后夜间不小便，4 ～ 5 岁后不尿床，由无约束到有约束排尿。婴幼儿总尿量小（见表 8－1），膀胱容积小，神经系统对排尿的调节能力差，所以主动控制排尿能力差，年龄越小越明显。教师组织集体活动前，要提醒幼儿排尿并掌握好时间间隔。不要让幼儿憋尿，防止发生排尿困难和造成感染。

表 8－1 婴幼儿尿量

年龄	正常（mL）	少尿（mL）	无尿（mL）
0 ～ 1 岁	500 ～ 600	小于 200	小于 50
1 ～ 3 岁	600 ～ 800	小于 300	
3 ～ 6 岁	800 ～ 1 400	小于 400	

（四）注意会阴部的清洁，预防尿路感染

婴幼儿尿道短，黏膜柔嫩，容易发生上行性感染。便后或每晚睡前应给婴幼儿清洗外阴部。不要让婴幼儿坐地和穿开裆裤，特别是女孩。要教会婴幼儿擦屁股的正确方法

（从前往后）。

知识拓展

婴幼儿外阴的清洁护理

（1）清洗外阴的毛巾、盆等要专用，毛巾使用后需消毒。

（2）清洗外阴时，可用干净的湿毛巾按外阴、外阴周围、外阴下面、肛门的顺序擦拭。

（3）擦大便应从前往后擦；要勤换洗尿布；每天要洗屁股。

（4）提醒幼儿不要渴急了才喝水。当饮水量充足时，尿液形成后从上向下流动，对输尿管、膀胱、尿道起到冲刷作用，可以减少尿路感染。

（五）加强锻炼，预防肾炎

婴幼儿肾炎发病前 1 ～ 4 周常有急性扁桃体炎、皮肤脓疱病等先驱感染，由此引起体内一系列自身免疫反应，造成肾脏损伤而致病。预防婴幼儿肾炎最根本的方法是预防感染，尤其是链球菌感染。所以锻炼身体、增强体质、注意清洁卫生、避免和减少呼吸道及皮肤的感染就可以大大降低急性肾炎的发病率。一旦发生了感染，要及时进行彻底的治疗，特别是对患有急性化脓性扁桃体炎、猩红热以及脓疱疮的婴幼儿，更要及时治疗。如果明确了是 A 组溶血性链球菌感染，就应该及时、彻底地使用青霉素及其他敏感的抗生素进行治疗，并且在感染后 1～3 周内定期进行尿常规的检查，以及早预防肾炎。

本章小结

本章主要介绍了婴幼儿泌尿系统的结构特点、生理功能和保健要求。泌尿系统是婴幼儿在生长发育过程中排出代谢产物和水的主要渠道，能够保持婴幼儿内环境的相对稳定。通过本章的学习，同学们可以了解泌尿系统的组成，认识肾脏、输尿管、膀胱、尿道的结构和功能，尿液形成的过程，以及婴幼儿泌尿系统的生理特点。婴幼儿肾脏功能相对不足，要注意保护肾脏功能，注意饮食安全，避免应用有肾毒性的药物，这些都是婴幼儿卫生保健的重要内容。

同步练习

一、选择题

1. 婴幼儿泌尿系统中有泌尿功能的器官是（　　）。

A. 尿道　　B. 肾脏　　C. 输尿管　　D. 膀胱

2. 泌尿系统中有暂时储存尿液作用的器官是（　　）。

A. 尿道　　B. 肾脏　　C. 输尿管　　D. 膀胱

3. 婴幼儿年龄越小，膀胱的容积越（　　），储存尿液的能力越（　　）。

A. 小，强　　B. 小，差　　C. 大，强　　D. 大，差

4. 婴幼儿多喝白开水可以减少（　　）的发生。

A. 皮肤病　　B. 尿路感染　　C. 能量消耗　　D. 传染病

5. 对于婴幼儿遗尿，成人不应该有的态度是（　　）。

A. 和颜悦色　　B. 耐心细致　　C. 热心帮助　　D. 责备呵斥

二、判断题

1. 婴幼儿肾脏的重量大于成人，且婴幼儿年龄越小，排尿次数越少。(　　)

2. 成人不应频繁地提醒幼儿排尿，以免形成尿频，影响膀胱的正常储尿功能。(　　)

3. 人体新陈代谢过程中的最终产物都由泌尿系统排出体外。(　　)

4. 人体排泄的途径有两种：一是由泌尿系统通过尿液排出体外，二是由呼吸系统通过呼气排出体外。(　　)

5. 输尿管上接肾盂，下连膀胱，是一对细长的肌性管道，其功能是泌尿。(　　)

三、简答题

1. 简述泌尿系统的组成。

2. 简述肾脏的功能。

3. 简述输尿管的功能。

4. 简述膀胱的功能。

四、思考题

请思考如何根据婴幼儿泌尿系统的特点做好婴幼儿卫生保健工作。

第九章 生殖系统

学习目标

知识目标

1. 掌握男性生殖系统的结构和功能。
2. 掌握女性生殖系统的结构和功能。
3. 了解婴幼儿生殖系统的卫生保健要求与恰当的性教育方法。

能力目标

能够进行家庭和托育机构生殖系统主题教育。

素养目标

1. 通过学习婴幼儿生殖系统知识，树立维护婴幼儿生殖健康的意识。
2. 能够采取适当的方式开展性教育活动，并制定防性侵的应急预案。

案例导入

随着城市化的推进，留守儿童成为在农村生活的主要群体。留守女童因缺少父母的必要监护，成为犯罪分子猥亵、性侵的对象。这些受害女童平时都跟随爷爷奶奶、外公外婆一起生活，这些隔代老人平时忙于农活、生产，无暇顾及孩子，难以有力监护。犯罪分子多以上学、放学途中独行或无人看管的低龄女童为目标，以辅导作业、帮助带路为由或者用零食等引诱，将她们骗至偏僻的居民楼、公厕或其他场所进行猥亵或性侵。

问题： 你如何看待上述现象？如果你是一位托育机构工作人员，你会如何进行幼儿性教育？

第一节 生殖系统概述

人类生殖系统包括男性生殖系统和女性生殖系统。生殖系统由性腺和生殖器官组成。性腺，即男性的睾丸与女性的卵巢；生殖器官，即男性内生殖器和外生殖器，女性内生殖器和外生殖器。

一、性腺

（一）睾丸

男性睾丸位于阴囊内，左右各一个，外观呈扁椭圆体，具有内侧和外侧两面，前、后两缘，其实质由许多锥体形的睾丸小叶组成，每个小叶内含有 2 ～ 3 条曲细精管，曲细精管就是精子的发源地。曲细精管之间为结缔组织，隐藏其中的间质细胞会分泌睾酮等雄激素。

（二）卵巢

女性卵巢左右各一个，呈扁椭圆状，重 5 ～ 6g。卵巢的发育从青春期开始，自月经来潮后按月排卵，并分泌雌激素，直至绝经期。

二、生殖器官

（一）男性生殖器官

男性生殖器官包括输精管道、附属腺体以及外生殖器三部分。输精管道有附睾（储存精子，并为其生长成熟提供营养）、输精管（长约 40cm，负责输送精液）、射精管（长约 2cm，负责射精）、尿道（排尿与排精的共同管道）。附属腺体有精囊腺、前列腺与尿道球腺，其分泌物如前列腺液等可为精子提供营养和能源，参与精液组成，帮助精子活动。外生殖器有阴囊与阴茎，前者保护睾丸，后者则在性行为时发挥作用。

（二）女性生殖器官

女性生殖器官包括外露部分与内脏部分，外露部分又称外阴，指的是两股内侧从耻骨联合至会阴的区域，有阴阜（生长阴毛）、大小阴唇（保护尿道口及阴道口）、阴蒂（性敏感区）、阴道前庭、尿道口、阴道口、前庭大腺、会阴等；内脏部分则有输卵管（长 8 ～ 14cm，是卵子与精子相遇之处）、子宫（形状如同倒置的梨子，是孕育胎儿的摇篮）、阴道（用于排出月经、分娩胎儿以及性行为）等。

生殖系统结构如图 9－1 所示。

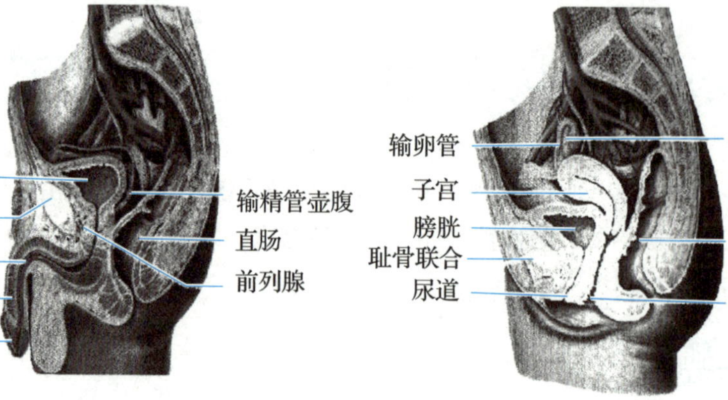

图 9-1 生殖系统结构（左：男性，右：女性）

知识拓展

人类的生殖

人类的生命是通过生殖过程来延续的，而生殖过程的实现需要雌雄个体良好的生殖状态来保障。生殖过程包括受精、着床、妊娠、分娩和哺乳等。

受精，指精子和卵子结合成合子的过程，实质是把父本精子的遗传物质引入母本的卵子内，使双方的遗传性状在新生命中得以表现。

着床，指妊娠的开始，是胚胎植入子宫内膜的过程，一般在受精后的 7～8 天，子宫内膜在雌激素和黄体酮的作用下处于分泌期。

妊娠，指着床后妇女怀胎的过程。从成熟卵受精后到胎儿娩出，一般为 280 天左右。

分娩，指胎儿脱离母体成为独立存在的个体的过程。分娩的全过程共分为三期，也称为三个产程。第一产程，为宫口扩张期；第二产程，为胎儿娩出期；第三产程，为胎盘娩出期。

哺乳，指母亲用自己的乳腺分泌乳汁哺育婴幼儿的生物现象。乳汁中含有丰富的营养，还有一些抵御疾病的特殊抗体，因此对婴幼儿的生长发育极其有利。主张产后立即哺乳，正常足月新生儿出生半小时内就可让母亲哺乳，这样可防止新生儿低血糖，新生儿吸吮乳头还可刺激母体分泌乳汁，为母乳喂养开个好头；早哺乳还能使母亲减少产后出血。

第二节 女性生殖系统

女性生殖系统由卵巢、输卵管、子宫、阴道（内生殖器）、前庭大腺和外阴（外生殖器）组成。

一、女性生殖系统的结构

（一）卵巢

卵巢位于子宫底的后外侧，与盆腔侧壁相接。卵巢表面被覆单层立方或扁平上皮，内有薄层致密结缔组织，周围厚的部分内有各级卵泡、黄体、闭锁卵泡等（见图 9－2）。卵泡由一个初级卵母细胞与其周围的多个卵泡细胞构成。卵泡发育会经历四个阶段：原始卵泡、初级卵泡、次级卵泡和成熟卵泡。月经周期的第 14 天，在垂体释放的大量激素的作用下，次级卵母细胞随卵泡液从卵巢排出的过程，称为排卵。

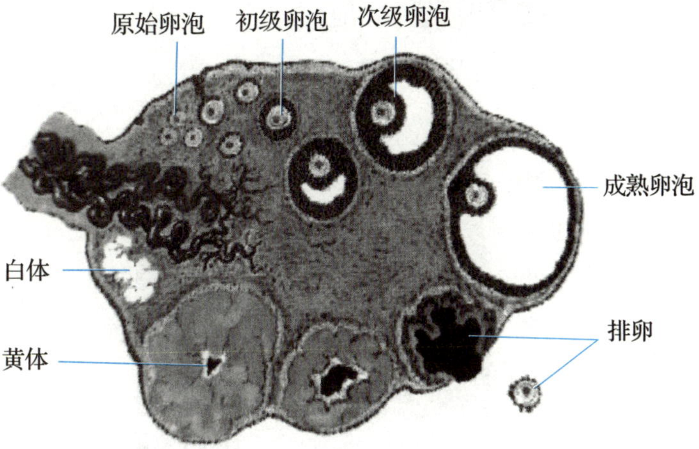

图 9－2　卵巢的结构

（二）输卵管

输卵管由内侧向外侧分为四部，分别是输卵管子宫部、输卵管峡部（结扎部位）、输卵管壶腹部（受精部位）和输卵管漏斗部（输卵管伞）。

（三）子宫

子宫为呈倒置梨形、中空的肌性器官，位于小骨盆腔中央，前有膀胱，后邻直肠，呈前倾、前屈位。子宫可分为宫底、宫体和宫颈三部分。如图 9－3 所示。子宫壁由内膜、肌层和浆膜组成。

（四）阴道

阴道分为下端和上端，下端包括阴道口（开口于阴道前庭）和处女膜，上端包括阴道穹（前穹和后穹），后穹最深，邻直肠子宫陷凹。如图 9－4 所示。

（五）前庭大腺

前庭大腺简称巴氏腺，是两个黄豆大小的圆形或卵圆形小体，呈红黄色，位于阴道口两侧、前庭球的后内侧，与前庭球相接，并往往与其重叠在一起，其深部依附于会阴

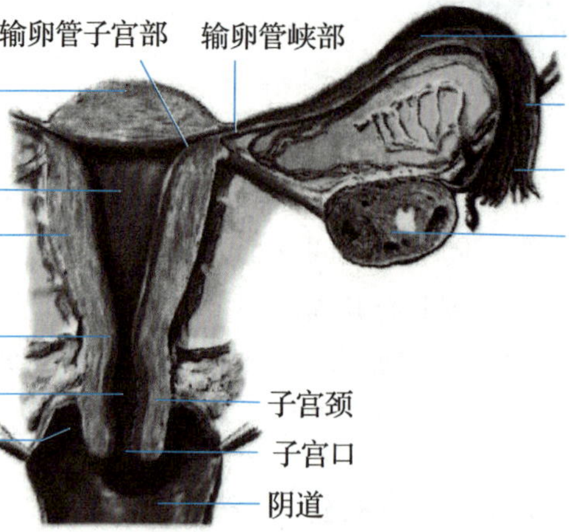

图 9－3 子宫及输卵管

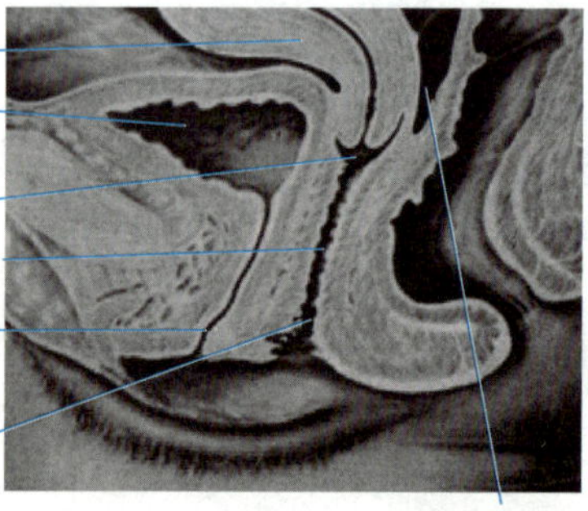

图 9－4 阴道的结构

深横肌，其表面覆盖球海绵体肌（阴道括约肌）。其分泌物黏稠，有滑润阴道前庭的作用。

（六）外阴（外生殖器）

外阴即女阴，由阴阜、大阴唇、小阴唇、阴蒂和阴道前庭构成，如图 9－5 所示。

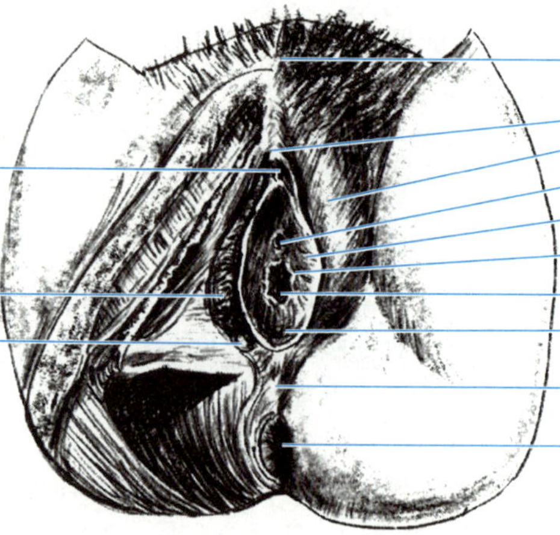

图 9－5 外阴的结构

二、女性生殖系统的功能

（一）女性内生殖器功能

1. 卵巢的功能

卵巢是女性的生殖腺，性成熟期最大，其后随月经停止而逐渐萎缩；成人卵巢大如拇指末节。卵巢的主要功能是产生卵子和分泌女性激素（雌激素、孕激素）。卵子的成熟呈周期性，在一个月经周期中，卵巢内常有几个至十几个卵泡同时发育，但一般只有一个发育成熟为卵子。随着卵泡的成熟，卵巢壁有一部分变薄而突出，排卵时卵泡就从这里破裂排出卵子进入输卵管。一般情况下，女子自青春期起，每隔 28 天排卵一次，每次通常只排出一个卵，排卵一般是在两次月经中间，即下一次月经前的第 14 天左右。女子一生中有 400 ～ 500 个卵泡发育为成熟的卵子。雌激素的主要作用是促进女性生殖器官发育及功能活动，并激发第二性征的出现，突出女性体态，如皮肤细嫩、皮下脂肪丰满、乳房隆起、臀部宽阔等。卵巢分泌的孕激素（又称孕酮、黄体酮）能保证受精卵在子宫着床，并维持妊娠的全过程。

2. 输卵管的功能

输卵管的主要功能是吸取卵巢排出的卵子，给卵子和精子提供结合的场所，并把受精卵送入子宫腔内。

3. 子宫的功能

精子从阴道进入子宫到达输卵管，并与卵子结合成受精卵，子宫内膜就不再脱落和出血，等待受精卵的到来，使它在这里着床并发育成胎儿。分娩时子宫收缩，胎儿娩出。因此，子宫的功能就是产生月经和给胎儿提供生长发育的场所。

4. 阴道的功能

阴道为女性性交的器官，也是月经流出和胎儿娩出的通道，是一个富有伸展性的管状器官，上连子宫，下达阴道口。幼女及绝经后的妇女由于缺乏雌激素，阴道黏膜上皮菲薄，皱襞少且伸展性小，不仅容易损伤，而且由于缺乏自净作用，病菌一旦侵入则易繁殖而发生感染；而阴道壁有丰富的血管，受伤后容易出血或形成血肿。性行为时，阴道壁的血管高度充盈，渗出液体，滑润阴道，避免损伤。

（二）女性外生殖器功能

自青春期开始，女阴部皮肤上长出阴毛，阴毛的分布大多呈尖端向下的倒三角形，是女性的第二性征之一。一般在 10 岁以后，在阴阜开始隆起的同时，大阴唇开始丰满且有色素沉着，并向内遮掩小阴唇，青春期后也长有阴毛。大阴唇皮层内含有大量的脂肪组织和弹性纤维，并含有丰富的静脉血管、淋巴管和神经，损伤后易引起出血和血肿。两侧大阴唇自然合拢，遮盖阴道口及尿道口，起保护作用。两侧大阴唇的基底部都有腺体组织，性兴奋时因充血而变得更为柔软、胀大，且从中线向外张开，暴露阴道口，便于性交。大阴唇感觉比较敏锐，性兴奋时腺体组织能分泌液体润滑外阴，小阴唇含有丰富的神经末梢，极其敏感，平时合拢，关闭阴道口及尿道口，性兴奋时充血、分开并增大，增加阴道的有效长度。阴蒂含有丰富的感觉神经末梢，性兴奋时可稍肿胀、隆起、增大。阴道口位于尿道口后方，形状和大小常不规则。阴道口覆有一层较薄的黏膜称处女膜，膜的中央有小孔，孔的形态、大小和膜的厚薄因人而异。初次性行为时，处女膜往往破裂，可伴有少量出血和疼痛感觉，但也有例外者（不破或早已破裂）。前庭大腺在性兴奋时，可分泌淡黄色液体润滑阴道。

知识拓展

乳房和会阴

乳房与会阴虽然不是女性生殖器官，但是在人体发育和生殖繁衍中也起着举足轻重的作用。

乳房外部由乳头、乳晕和乳晕腺组成，内部由乳腺叶、乳腺小叶、输乳管、输乳管窦和乳房悬韧带组成（见图 9－6 和图 9－7）。

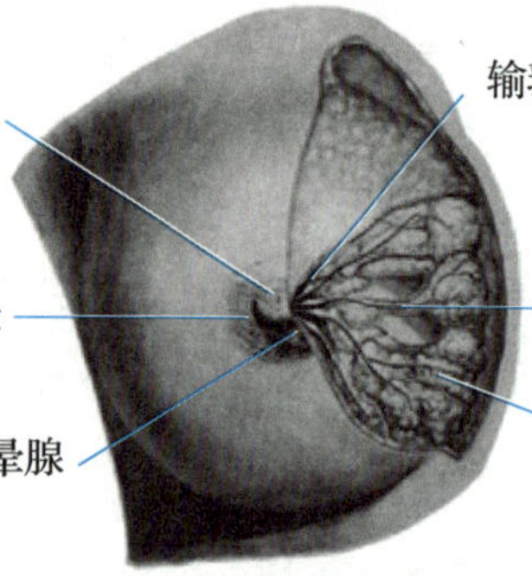

图 9－6　乳房外部构造

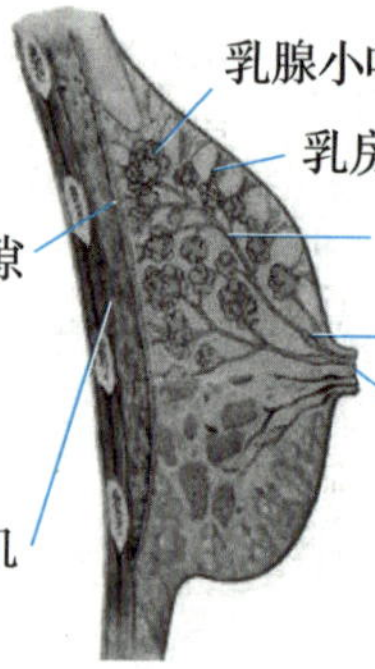

图 9－7　乳房内部构造

广义的会阴是封闭小骨盆下口的所有软组织，呈菱形；狭义的会阴（产科会阴）指肛门与外生殖器之间狭小区域的软组织。分娩时会阴易发生撕裂，助产时应注意保护。

第三节　男性生殖系统

一、男性生殖系统的结构

男性生殖系统由内生殖器和外生殖器构成。内生殖器包括生殖腺（睾丸）、输精管道（附睾、输精管、射精管和男性尿道）和附属腺（精囊腺、前列腺和尿道球腺）；外生殖器包括阴囊和阴茎。如图 9－8 所示。

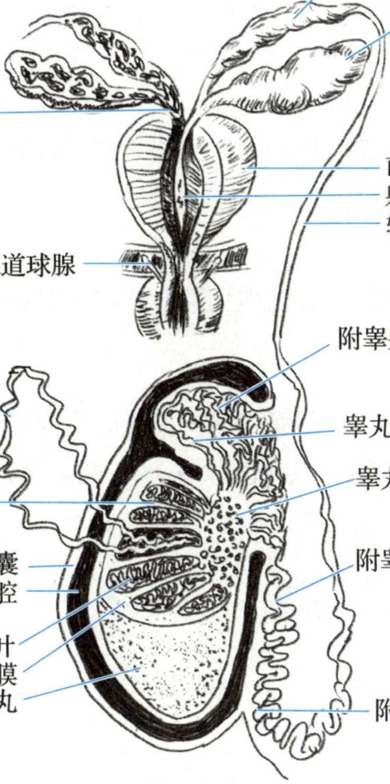

图 9－8 男性内生殖器的结构

(一) 睾丸

睾丸位于阴囊内，左右各一，分上下两端、内侧和外侧两面、前后两缘。睾丸由睾丸小叶构成，每个睾丸小叶内有 2 ～ 3 条曲细精管。曲细精管由生精上皮构成。生精上皮由生精细胞和支持细胞构成。生精细胞包括精原细胞、初级精母细胞、次级精母细胞、精子细胞和精子。

(二) 附睾

附睾位于睾丸的上端和后缘，分附睾头、附睾体、附睾尾三部分。

(三) 输精管与射精管

输精管可分为睾丸部、精索部、腹股沟管部和盆部。射精管由输精管壶腹和精囊的排泄管汇合形成，穿通前列腺，开口于男性尿道前列腺部。精索是睾丸上端至腹股沟管深环之间的一对圆索状结构。输精管结扎术常在精索部进行。

(四) 附属腺

男性附属腺包括精囊、前列腺和尿道球腺，三者各有各的功能，一旦出现腺体口阻塞，导致细菌病毒感染，就会引起局部炎症。

1. 精囊

精囊为扁椭圆形囊状器官，位于膀胱底之后、输精管壶腹的外侧，其排泄管与输精管末端合成射精管。

2. 前列腺

前列腺呈栗子形，位于膀胱底和尿生殖膈之间，分底、体、尖。体后面有一纵生浅沟为前列腺沟，内部有尿道穿过。

3. 尿道球腺

尿道球腺埋藏在尿生殖膈内，呈豌豆形，开口于尿道海绵体部的起始部。

（五）外生殖器

外生殖器包括阴囊和阴茎。阴囊是保护睾丸的重要组织，阴囊皮肤表面有丰富的汗腺，经常分泌汗液。阴茎由阴茎头（也称龟头）、阴茎体和阴茎根三部分组成，阴茎头和阴茎体交界处称冠状沟，冠状沟处有上翻的包皮。

二、男性生殖系统的功能

（一）男性内生殖器的功能

1. 睾丸的功能

睾丸是产生雄性生殖细胞（精子）的器官，也是产生雄激素的主要内分泌腺，它能促进男性生殖器官和男性第二性征的发育及维持。曲细精管上皮细胞具有产生精子的作用；曲细精管汇合成直细精管，是精子输送的管道系统，最后汇集、合成一条管进入附睾头部，通过输精管排出体外。

2. 附睾的功能

附睾有储存和排放精子、促使精子成熟和分泌液体供给精子营养的作用。上述生理功能是通过附睾上皮细胞的吸收、分泌和浓缩功能来实现的。

3. 精索、输精管及射精管的功能

精索是睾丸、附睾及输精管血液、淋巴液的循环通路，也是睾丸生精功能的重要保证及成熟精子输送的主要途径。输精管是精子从附睾被输送到前列腺部尿道的唯一通路。射精管是输精管壶腹与精囊管汇合之后的延续。

4. 附属腺的功能

精囊为屈曲状的腺囊，其分泌液主要为精浆液，占精液的 70% 左右，对精子的存活有重要作用。前列腺分泌前列腺液，主要为精浆液，含有多种微量元素及多种酶类；前列腺前括约肌，具有防止逆行射精的功能。尿道球腺左右各一，位于尿生殖膈上下筋膜之间的会阴深囊内，开口于球部尿道近端，可分泌少量液体，为精浆的成分之一。

5. 尿道的功能

男性尿道既有排尿功能，又有排精的功能，长 12 ～ 20cm。其中有尿道球腺，可分泌液体，既参与精液的组成，又有性交时润滑阴茎头的作用。

精液由精子和精囊、前列腺分泌的液体组成，呈乳白色，一次射精 2 ～ 3mL，含精子 3 亿～ 5 亿个。

（二）男性外生殖器的功能

1. 阴囊的功能

阴囊的主要功能是调节温度，使睾丸处于恒温环境中（35℃左右）；阴囊皮肤薄而柔软，含有丰富的汗腺和皮脂腺。在寒冷时，阴囊收缩使睾丸上提接近腹部，借助身体热量提高温度；在炎热时，阴囊松弛使睾丸下降，拉长与腹部的距离，同时分泌汗液以利于阴囊内热量散失，使睾丸温度下降。睾丸产生精子和精子的成熟需要在 35℃左右的环境中进行，而人体体温为 37.2℃左右，阴囊收缩时保温，松弛时降温，因此可以说，阴囊是睾丸的“恒温箱”。当阴囊出现问题时，恒温环境受到破坏，则不利于精子的生成和发育，影响精子的质量。

2. 阴茎的功能

阴茎的主要功能是排尿、排精液和进行性行为。阴茎皮肤极薄，皮肤下无脂肪，具有活动性和伸展性。阴茎海绵体的血窦可以附入血液，在无性冲动时阴茎绵软，在受到性刺激时阴茎海绵体的血窦内血液增多，阴茎则膨大、增粗变硬而勃起，当流入的血液和回流的血液相等时，阴茎会持续勃起。阴茎头部神经末梢丰富，性感极强，在性交达到高潮时，射精中枢的高度兴奋会引起射精。

第四节 生殖系统的保健

一、生殖系统的发育

生殖系统是最晚成熟的系统，会经历胚胎期、儿童期和青春期。婴儿出生后，母体激素水平下降，而婴儿本身性腺未发育，所以生殖系统没有特殊的发育；婴幼儿下丘脑－垂体－性腺轴无活动，生殖系统处于幼稚状态，发育非常缓慢，功能静止。睾丸在胚胎 7 ～ 8 月龄时降入阴囊，若出生后 3 ～ 5 个月未降入阴囊，称为隐睾症。男童睾丸在 1 ～ 10 岁发育很慢。女童的卵巢较小，发育缓慢，18 岁才达成人重量，在性成熟后才能排卵。

二、婴幼儿生殖系统的卫生保健措施

（一）重视性教育

婴幼儿对性别产生好奇心的时候，家长和老师要进行正确的引导和教育，对幼儿的提问要及时、正确地解答，教给幼儿一些性知识，使其形成正确的性别角色认知，提高自我保护意识，预防性侵。

（二）衣物要宽松适当

婴幼儿衣服应宽松、干净，内衣选择全棉材质，内外裤都需宽松，每天换洗内裤，不要穿紧身裤。

（三）注意外生殖器的清洁

注意保持婴幼儿外生殖器的干净卫生，每天用温水清洗外阴。需要注意的是，女童清洗外阴应从前往后淋洗，最后洗肛门。

（四）预防性早熟

正常情况下，开始发育的平均年龄为女孩 10.5 岁、男孩 11.5 岁。性早熟通常定义为女孩 8 岁前出现第二性征发育，包括乳房发育，开始出现阴毛，后出现初潮；男孩在 9 岁前出现第二性征发育，包括睾丸增大，后出现阴毛和阴茎增长等。性早熟患儿骨骺可能提前闭合，导致身高过早停止发育。比如孩子的自然条件，本可以长到 175cm，但由于性早熟，可能长到 160cm 就不再长高。此类孩子成年后，个子通常比较矮小。性早熟的发生除了与遗传有关外，还与肥胖、晚睡、误食激素类药物等有关。因此，培养婴幼儿良好的生活习惯、饮食习惯对于预防性早熟有着非常重要的意义。

本章小结

本章主要介绍了生殖系统的基本知识、男性生殖系统和女性生殖系统的结构与功能、婴幼儿生殖系统的卫生保健措施。男女生殖系统均分为内、外生殖器，主要功能是产生生殖细胞和分泌性激素。通过本章的学习，同学们可以了解男性和女性生殖系统的组成、主要生殖器官的功能，以及婴幼儿生殖系统的保健要求。对于婴幼儿生殖系统的卫生保健，主要应做好婴幼儿的性教育和防性侵工作，并注意外生殖器的清洁卫生，培养良好的生活习惯和饮食习惯，避免性早熟。

同步练习

一、选择题

1. 女性的性腺是（　　）。

A. 子宫　　B. 卵巢　　C. 阴道

D. 输卵管　　E. 阴蒂

2. 下列哪项不是阴道的功能？（　　）

A. 导入精液　　B. 排出月经　　C. 分娩通道

D. 排尿　　E. 润滑

3. 男性的主性器官（性腺）是（　　）。

A. 阴茎　　B. 前列腺　　C. 睾丸

D. 阴囊　　E. 附睾

4. 卵子和精子结合的场所是（　　）。

A. 腹腔　　B. 输卵管　　C. 子宫壁

D. 卵巢　　E. 阴道

5. 关于性教育如何开展，下列说法中不正确的是（　　）。

A. 性教育可以在一日生活中开展实施

B. 可以在主题活动中专门开展

C. 托育机构可以设置防性侵预案

D. 家庭教育中父母应该采用适合婴幼儿心理特点的方式开展

E. 幼儿时期不宜开展，会引发性早熟

二、判断题

1. 女性孕育生命的器官是子宫。（　　）
2. 附睾可以生成精子和保存精子。（　　）
3. 男性尿道是排出精液和尿液的器官。（　　）
4. 输卵管是输送卵细胞的器官。（　　）
5. 阴道是精子进入和胎儿产出的通道。（　　）

三、简答题

1. 简述男性生殖系统的结构和功能。
2. 简述女性生殖系统的结构和功能。
3. 简述婴幼儿生殖系统的卫生保健措施。

四、思考题

1. 你认为家长在家庭生活中应该如何做好婴幼儿的性教育？
2. 作为托育机构教师，你认为应该如何将生殖健康渗透到日常教学活动中去？

第十章 感觉器官和皮肤

学习目标

知识目标

1. 掌握感觉器官的主要组成部分。
2. 掌握各个感觉器官和皮肤的结构。
3. 熟悉各个感觉器官和皮肤的生理功能。
4. 掌握婴幼儿各个感觉器官和皮肤的特点。
5. 了解婴幼儿感觉器官和皮肤的保健要求。

能力目标

能够按照相关的保健要求做好婴幼儿感觉器官和皮肤的保健工作。

素养目标

增强托育服务工作者从事婴幼儿保育工作的责任感。

案例导入

丽丽是一家托育机构的老师，今年她的班级中有一名叫艾叶的小朋友引起了她的注意。艾叶2岁了，但是很少和其他小朋友一起交流玩耍，走路不稳当，也不会说话，动不动就哭，每天早上妈妈送她来机构她都会大哭，中午吃饭的时候只吃馒头，其他都不吃，老师和她说话她也好像没有听见一样。丽丽感觉不太对劲，就和艾叶的家长仔细沟通了一下，这才得知艾叶被医院诊断为感统失调。

问题：如果你是丽丽，你在日常工作中应该如何对待这种小朋友呢？

第一节　感觉器官和皮肤概述

一、感觉

（一）感觉的概念

感觉是人脑对直接作用于感觉器官的客观事物个别属性的反映。

知识拓展

知觉和感觉

知觉是大脑对直接作用于感觉器官的客观事物整体属性的反映。例如，闻到茉莉花香，头脑中会立刻呈现出茉莉花的样子，这就是知觉现象。

知觉和感觉都是感觉器官产生的，都是大脑对于现实的反映，但是感觉只能反映事物的个别属性，例如大小、长短、颜色等，而知觉使大脑对事物有一个完整的概念，从而知道它的意义。

（二）感觉的分类

1. 外部感觉

外部感觉指机体外的刺激，反映外界事物的个别属性，包括视觉、听觉、嗅觉、味觉和皮肤感觉。

2. 内部感觉

内部感觉指机体内的刺激，反映身体的位置、运动和内脏器官的不同状态，包括肌肉运动感觉、平衡感觉和内脏感觉等。

知识拓展

婴幼儿感统失调

感觉统合简称感统，感觉统合是大脑的功能，感觉统合失调即为大脑功能失调的一种，也可称为学习能力障碍。

我们要感知外界的信息，就需要将各个器官的感觉信息输入组合起来，经大脑的统合作用，完成对外界环境的感知进而做出反应。只有经过感觉统合，神经系统的不同部分才能协调整体作用，使个体与环境顺利接触；没有感觉统合，大脑和身体就不能协调发展。

目前感统失调主要有以下几种表现形式：

1. 前庭平衡功能失调

表现为好动不安，走路易跌倒，注意力不集中，上课不专心，爱做小动作，容易违反课堂纪律，容易与人发生冲突，调皮任性，爱挑剔，很难与其他人同乐，也很难与别人分享玩具和食物，不能考虑别人的需要，还可能出现语言发展迟缓、语言表达困难。

2. 视觉感不良

表现为无法流利地阅读，经常出现跳读或漏读、多字或少字，写字偏旁部首颠倒，甚至不识字，学了就忘，不会做计算，常抄错题、抄漏题等。

3. 触觉过分敏感

表现为紧张、孤僻、不合群，害怕陌生的环境，喜欢咬指甲，爱哭，爱玩弄生殖器，过分依恋父母，容易产生分离焦虑，过分紧张，爱惹别人，偏食或暴饮暴食，脾气暴躁。

4. 听觉感不良

表现为对别人的话听而不闻，丢三落四，经常忘记老师说的话和布置的作业等。

5. 本体感失调

表现为缺乏自信，消极退缩，手脚笨拙，语言表达能力极差。

6. 动作协调不良

表现为平衡能力差，走路容易摔倒，经常出现摔伤，不会翻滚、骑车、跳绳和拍球，手工能力差、精细动作差等。

二、感觉器官

感受器是指分布在人体表面和内部，负责接收人体内外环境变化的信息，并将其转化为神经冲动的结构或装置。感觉器官就是感受器及其附属结构的统称，常见的感觉器官包括视器、前庭蜗器等。

三、皮肤

皮肤有丰富的感受器，是外部感觉的重要来源，广泛分布于人体体表。皮肤除了感觉功能外，对人体还有保护作用，可以调节体温，同时又有分泌和排泄的作用。

第二节　感觉器官和皮肤的结构

一、视器

视器也就是眼，是人体最重要的感觉器官，人体接收外界环境的信息有 80% 以上是通过视器进行的。视器由眼球及其附属器（眼副器）组成。

（一）眼球

眼球由眼球壁及其内容物组成。其中，眼球壁包括外膜、中膜和内膜；内容物包括眼房和房水、晶状体、玻璃体，如图 10－1 所示。

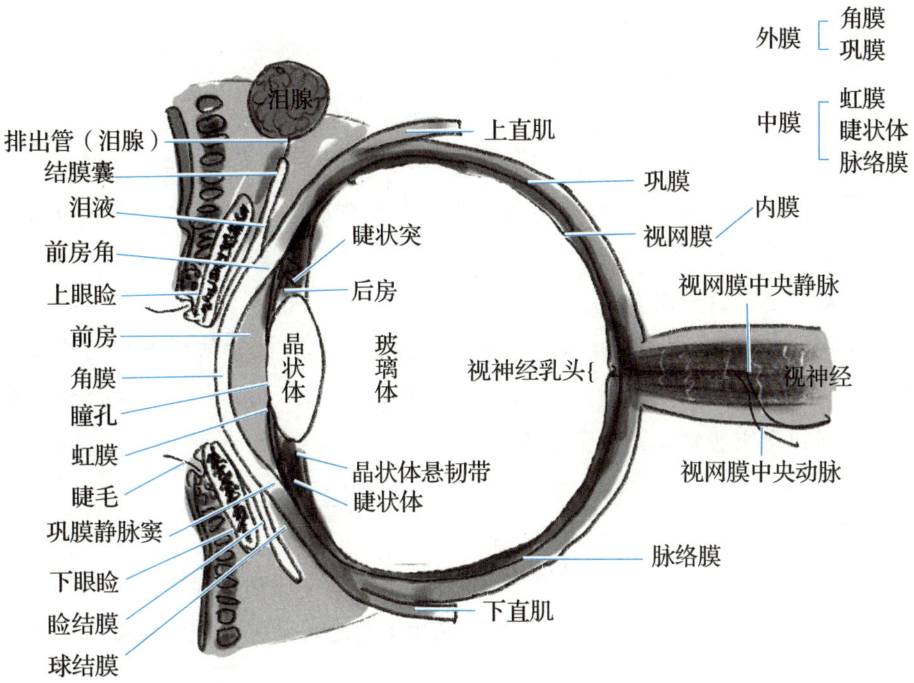

图 10－1　眼球的结构

1. 眼球壁

（1）外膜。

外膜由致密坚韧的结缔组织膜构成，又称为纤维膜，分为角膜和巩膜。

1）角膜：位于外膜的前 1/6，无色透明，曲度较大，外凸内凹，具有屈光作用。角膜上没有血管，但是有丰富的感觉神经末梢。

2）巩膜：位于外膜的后 5/6。巩膜是一层乳白色、不透明的厚膜，质地坚韧，前缘与角膜相接，中部有血管和神经通过，后部有视神经穿过。

（2）中膜。

中膜富含血管和色素细胞，呈棕黑色，又称为血管膜或色素膜，由前向后分为虹膜、睫状体和脉络膜三部分，如图 10－2 所示。

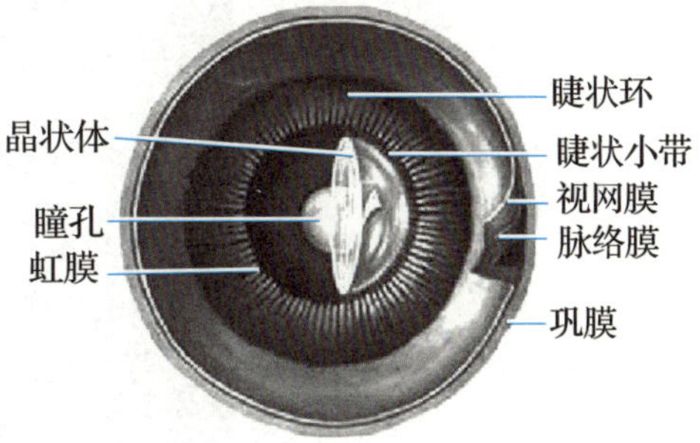

图 10－2　中膜后面观

1）虹膜。

虹膜是中膜最前面的部分，呈圆盘形。中央是圆形的瞳孔，瞳孔是外界光线进入眼睛的通道。虹膜的基质由两种不同的平滑肌构成：一种称为缩瞳肌，由副交感神经支配，环绕瞳孔周缘，可以缩小瞳孔；另一种称为扩瞳肌，由交感神经支配，呈放射状排列，可以使瞳孔扩大。

知识拓展

人的眼睛为什么会有不同的颜色？

虹膜是由内皮细胞、前界膜、基质层、后界膜及后上皮层共五层组织构成的，其中前界膜、基质层和后上皮层中含有很多色素细胞。色素细胞中所含的色素越多，虹膜的颜色就越深，眼球的颜色也就越黑；色素含量越少，虹膜的颜色就越浅，眼球的颜色也就越淡。

细胞的色素与种族遗传有很大关系。黄色人种虹膜色素细胞中的色素含量比较多，所以看上去眼球是黑色的；而白色人种虹膜色素细胞中的色素含量相对要少一些，所以看上去眼球是浅蓝色或浅灰色的。

2）睫状体。

睫状体位于虹膜后面，是中膜的肥厚部分，能够产生房水。睫状体内的平滑肌称为睫状肌，由副交感神经支配，可以通过调节晶状体曲度来调整视觉清晰度。

3）脉络膜。

脉络膜位于中膜的后 2/3，含有丰富的血管和色素，呈棕色。它具有调节眼内压力、吸收眼内散射的多余光线以避免视觉扰乱、给眼球提供营养等作用。

（3）内膜。

内膜（见图 10－3）是眼球壁的最内层，也就是视网膜。视网膜是一层透明的薄膜组织，含有能感光的视细胞。视细胞分为锥细胞和杆细胞。视神经起始处有白色的视神经盘，视神经盘处无感光细胞，称生理性盲点。在视神经盘的颞侧约 3.5mm 稍偏下方

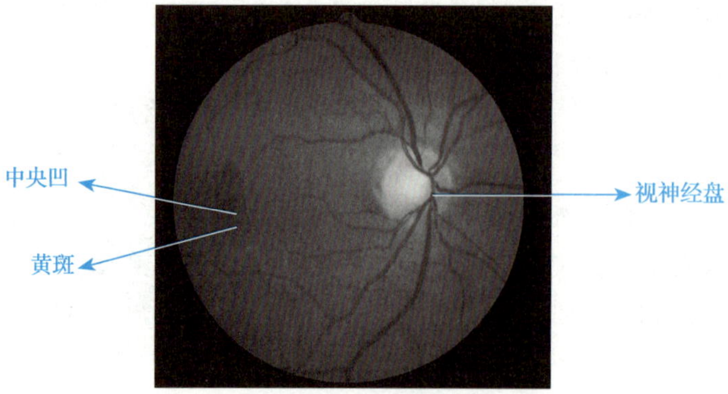

图 10－3 内膜

有一黄色小区称黄斑，黄斑中央凹陷称中央凹，是视力最敏锐处，也是锥细胞的主要分布区域，主要感受强光和颜色，在白天或光线较强时起主要作用。杆细胞主要分布于视网膜周边部，主要感受弱光，在夜间或光线较暗时起主要作用。如图 10－4 所示。

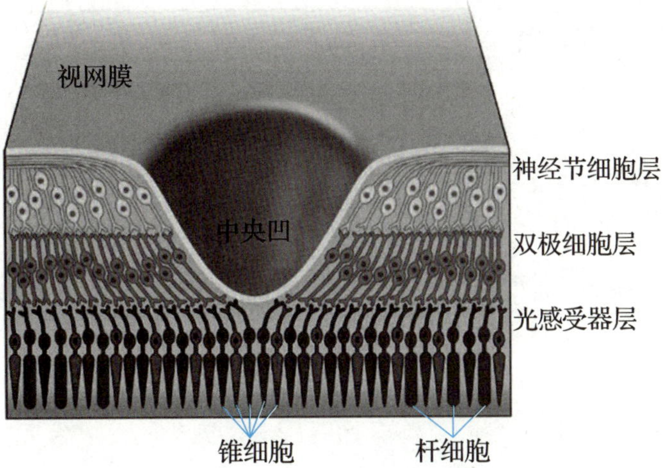

图 10－4 视网膜细胞层

知识拓展

视力缺陷

我们能够看清楚物体是因为光线聚焦在视网膜上，因此当光线聚焦点出现偏差时，就会形成近视或者远视。如图 10－5 所示。

近视：如果眼球过长或者晶状体的屈光能力增强，光线聚焦在视网膜前面，就会形成近视。近视需要佩戴凹透镜，使光线向外折射重新聚焦于视网膜上。

远视：如果眼球过短或者晶状体的屈光能力减弱，光线聚焦在视网膜后面，就会形成远视。远视需要佩戴凸透镜，使光线向内折射重新聚焦于视网膜上。

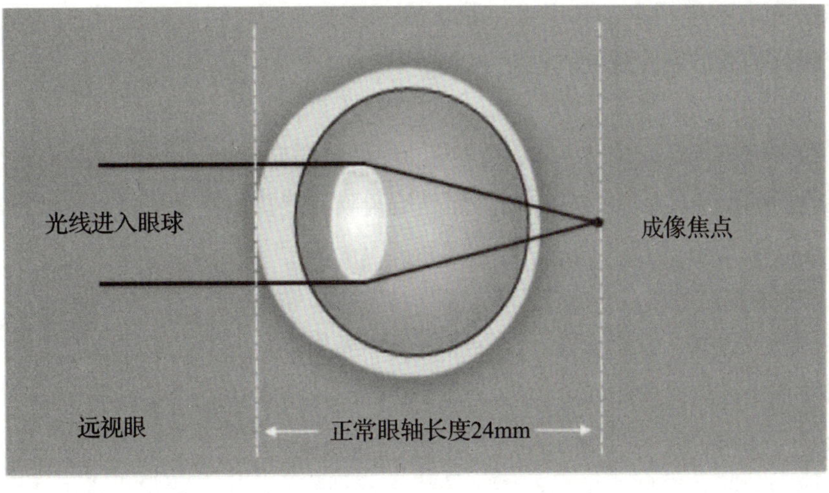

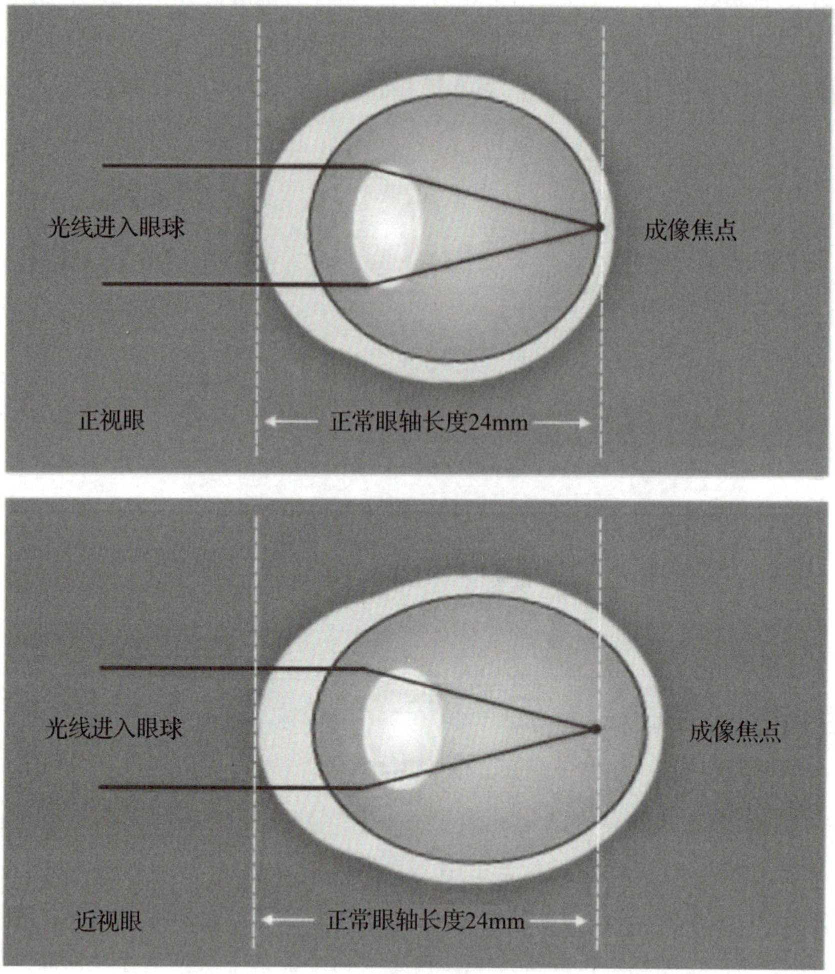

图 10－5　近视与远视

2. 内容物

眼球的内容物包括眼房和房水、晶状体、玻璃体，它们都是透明的，具有屈光作用，与角膜合称眼的屈光系统。

（1）眼房和房水。

眼房位于角膜和晶状体、睫状体之间的间隙，借瞳孔相互交通。房水充盈于眼房内，是无色透明的液体。房水的主要功能是给角膜和晶状体提供营养，维持正常的眼内压，另外还具有屈光作用。

（2）晶状体。

晶状体无色透明、富有弹性，没有血管和神经分布，位于虹膜与玻璃体之间。晶状体前面曲度较小，后面曲度较大，呈双凸透镜状。晶状体外面包裹着具有高弹性的晶状体囊。晶状体若因疾病或创伤而变混浊，则会导致白内障。

晶状体与睫状体之间由睫状小带（晶状体悬韧带）连接。睫状小带由透明、坚硬、无弹性的纤维交错构成。晶状体的曲度随所视物体的远近不同而改变。当视近物时，睫状小带松弛，晶状体变凸，屈光能力变强，使进入眼球的光线聚焦在视网膜上。当视远物时，与此相反。如图 10－6 所示。

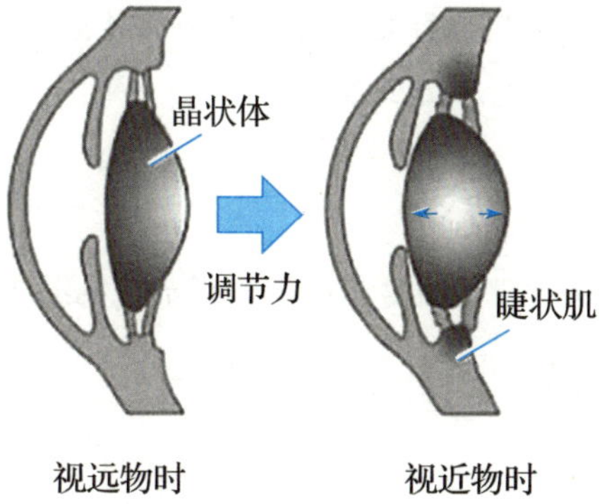

图 10－6 晶状体视物变化

（3）玻璃体。

玻璃体是一种胶状物质，无色透明，表面覆盖着玻璃体膜。玻璃体位于晶状体与视网膜之间，约占眼球的 4/5。玻璃体对视网膜有支撑作用，如果支撑作用减弱，会导致视网膜剥离。如果玻璃体混浊，会影响视力。

（二）眼副器

眼副器包括眼睑、结膜、泪器、眼球外肌。

1. 眼睑

眼睑分上睑和下睑，主要起到保护眼球的作用。上、下睑之间的裂隙称睑裂。睑裂两端成锐角，分别称内眦和外眦。睑的游离缘称睑缘。眼睑的前缘一般有 2 ～ 3 行睫毛，睫毛的作用主要是防止灰尘进入眼内和减弱强光照射。如果睫毛长向角膜，称为倒睫，倒睫是婴幼儿常见眼部疾病，会使眼球有异物感，经常流泪，造成结膜充血，甚至角膜浅表溃疡。

眼睑的结构由浅至深可分为：皮肤、皮下组织、肌层、睑板和睑结膜。

2. 结膜

结膜是一层光滑透明的黏膜，位于眼球的前面和眼睑的后面，薄且富含血管。按所在部位，结膜可分为睑结膜、球结膜和角膜上皮。睑结膜衬覆于上、下睑内面，球结膜覆盖在眼球前面，在接近角膜边缘处移行为角膜上皮。

> **知识拓展**
>
> **婴幼儿结膜炎**
>
> 婴幼儿结膜炎常见的有细菌性结膜炎和病毒性结膜炎。

细菌性结膜炎又称“红眼病”，表现为眼部有大量脓性分泌物，使眼睛封住从而无法睁眼，分泌物如果附着在角膜上可影响视力，去除分泌物后视力正常。细菌性结膜炎具有流行性，在托育机构内可暴发流行。

病毒性结膜炎主要由腺病毒引起，具有很强的传染性，具体表现为眼睑红肿、眼部有异物感、瘙痒疼痛、流泪怕光等。

3. 泪器

泪器由泪腺、泪点、泪小管、泪囊和鼻泪管组成（见图 10－7）。

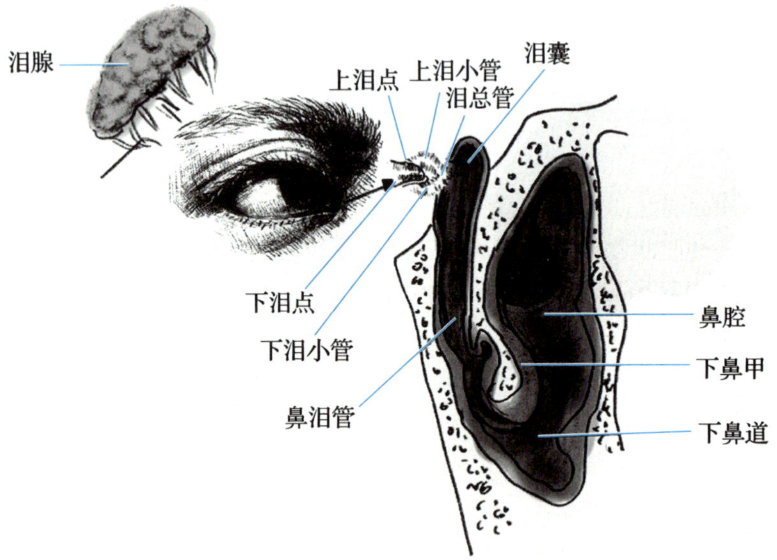

图 10－7　泪器的结构

（1）泪腺。

泪腺位于眼眶上壁的泪腺窝内，可分泌泪液，同时借助眼睑的眨眼活动将泪液涂抹于眼球表面。泪液有防止角膜干燥和冲洗灰尘的作用，并且因为含有溶菌酶，还具有杀菌作用。多余的泪液会通过泪湖，经泪点、泪小管进入泪囊，再经鼻泪管到鼻腔。

婴幼儿的泪腺发育不成熟，无法分泌足够的泪液，并且婴幼儿眨眼的频率较低，所以对于外界的刺激保护能力较差，易受到伤害。因此不建议让婴幼儿长时间观看电视、手机等电子产品。

（2）泪点。

泪点是位于上、下睑缘内侧端泪乳头顶端的小孔，是泪液进入泪道的起始处。

（3）泪小管。

泪小管为连接泪点与泪囊的管道，分为上泪小管和下泪小管。

（4）泪囊。

泪囊位于眼眶内侧的泪囊窝中。泪囊下端移行为鼻泪管。泪囊的前面有睑内侧韧带和眼轮匝肌睑部的纤维横过。眼轮匝肌收缩时，睑内侧韧带拉伸使泪囊扩大，囊内产生负压，使泪液流入泪囊。

（5）鼻泪管。

鼻泪管为膜性管道。鼻泪管的上部与骨膜紧密结合；下部在鼻腔外侧壁黏膜的深面，下部开口于下鼻道外侧壁的前部。鼻泪管黏膜内有丰富的静脉微血管，所以婴幼儿感冒时，黏膜充血肿胀使鼻泪管下口闭塞，泪液向鼻腔引流不通畅，会引起流泪的现象。

4. 眼球外肌

眼球外肌包括运动眼球的4块直肌、2块斜肌和上提上眼睑的上睑提肌（见图10－8）。

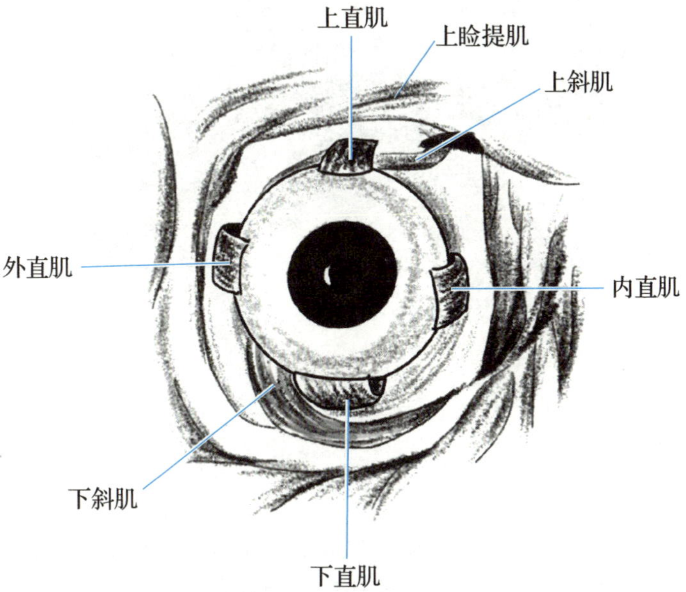

图10－8 眼球外肌解剖图

上睑提肌起自视神经管前上方眶壁，位于上直肌的上方。上睑提肌由动眼神经支配，收缩时可上提上眼睑，开大眼裂。

上直肌位于上睑提肌的下方、眼球的上方。上直肌由动眼神经支配，收缩时可使瞳孔转向上方。内直肌位于眼球内侧，止于眼球内侧的巩膜。内直肌由动眼神经支配，可使瞳孔转向内侧。下直肌在眼球下方，止于巩膜。下直肌由动眼神经支配，可使瞳孔转向下内方。外直肌位于眼球外侧。外直肌由展神经支配，可使瞳孔转向外侧。

上斜肌位于上直肌与内直肌之间，由滑车神经支配，收缩时可使瞳孔转向下外方。下斜肌起自眶下壁的内侧近前缘处，向后外止于巩膜，由动眼神经支配，可使瞳孔转向上外方。

眼球的正常运动并非依靠单一肌肉的收缩，而是两眼数条肌协同作用的结果。如眼向下俯视时，两眼的下直肌和上斜肌必须同时收缩；仰视时，需要两眼上直肌和下斜肌同时收缩；侧视需要一侧眼的外直肌和另一侧眼的内直肌共同作用；聚视中线则是两眼内直肌共同作用的结果。当某一肌麻痹时，可出现斜视和复视现象。

二、前庭蜗器

前庭蜗器就是耳，分为外耳、中耳和内耳。外耳和中耳主要负责收集外界的声波，内耳有感受声音和位置的感受器。如图 10－9 所示。

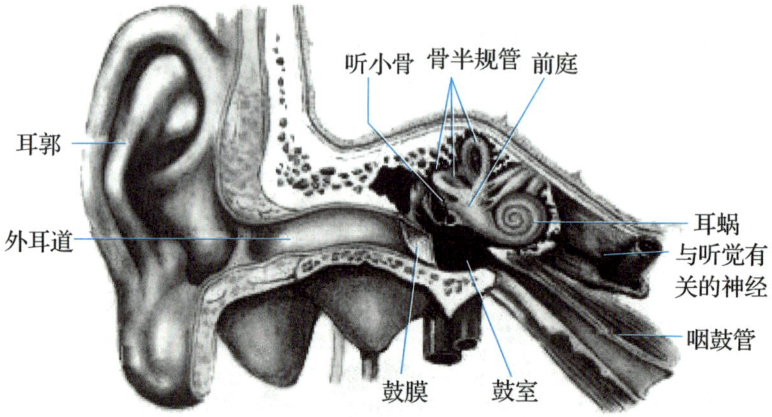

图 10－9　耳的结构

（一）外耳

外耳包括耳郭、外耳道和鼓膜。

1. 耳郭

耳郭内为弹性软骨，皮下脂肪很少，血管、神经较多。最下方没有软骨的地方称为耳垂，是临床采血常用部位。耳郭的主要作用是收集外界的声波。

2. 外耳道

外耳道是一条自外耳至鼓膜的弯曲管道，长 2.1 ～ 2.5cm，外 1/3 为软骨部，内 2/3 为骨性部。外耳道内表面覆盖一层皮肤，皮下组织很少，与下方的软骨膜或骨膜紧贴，不易移动。外耳道皮肤内有丰富的感觉神经末梢，因此在发生疾病时疼痛感较强。外耳道的皮肤内含毛囊、皮脂腺和耵聍腺，耵聍腺的分泌物称为耵聍（俗称耳屎），有保护耳道的作用。

知识拓展

婴幼儿的耵聍需要清理吗?

婴幼儿耳部较为脆弱，正常情况下耳内的耵聍无须处理，因为外耳道本身有自洁功能，会将深处的耵聍排出。但是当耵聍特别多甚至结块形成栓塞时，会影响听力或者导致耳道疼痛、发炎，这时千万不要在家自行处理，直接用耳勺清理非常容易损伤耳道，严重者可能导致鼓膜损伤或穿孔，应到医院进行外耳道冲洗或进行相应治疗。

3. 鼓膜

鼓膜是一层半透明、淡灰色、椭圆形的薄膜，位于外耳道和鼓室之间，是外耳和中耳的分界。成人鼓膜呈倾斜状态，与外耳道底形成 45° ～ 50° 的倾斜角。婴儿的鼓膜几乎呈水平位。

知识拓展

婴幼儿急性化脓性中耳炎

急性化脓性中耳炎是溶血性链球菌、葡萄球菌、肺炎链球菌等常见的化脓性致病菌侵入婴幼儿耳部引起的急性感染，通常由咽鼓管、鼓膜或血行途径传染。婴幼儿患病后常出现发热、耳痛、听力减退、鼓膜充血等，甚至会有脓液从鼓膜穿孔处流出。出现此种情况应及时就医，进行对症治疗，控制感染，必要时进行引流。平时应加强婴幼儿身体锻炼，防止呼吸道感染，及时治疗邻近器官的病灶，以预防该病的发生。

（二）中耳

中耳位于外耳和内耳之间，主要由鼓室、咽鼓管、乳突窦和乳突小房构成。中耳的主要作用是将来自外耳的声音放大输入内耳，为下一步的听觉转导做准备。

1. 鼓室

鼓室位于颞骨岩部内，前方通过咽鼓管与鼻和咽喉相通，后方通过乳突窦与乳突小房通连。鼓室内有听小骨、韧带、肌、血管和神经等。听小骨有三块，分别是锤骨、砧骨和镫骨，三块听小骨组成听骨链，将外界声波对鼓膜的震动放大并传到内耳。

2. 咽鼓管

咽鼓管是连接鼓室与鼻咽部的通道。咽鼓管呈弓状弯曲，分为软骨部和骨部。外 1/3 为骨部，内有颈内动脉；内 2/3 为软骨部。软骨部平时是闭合的，在吞咽或呵欠时会打开，以平衡中耳和外耳的气压，使鼓膜保持正常震动。

咽鼓管是中耳通气引流的唯一通道，其主要功能是引导气体进入鼓室，从而维持鼓膜两侧压力平衡，保证鼓膜的正常震动。

（三）内耳

内耳又称为迷路，全部埋藏于颞骨岩部骨质内，由骨迷路和膜迷路构成。

1. 骨迷路

骨迷路沿颞骨岩部长轴排列，由后外上至前内下分为骨半规管、前庭和耳蜗。

（1）骨半规管。

骨半规管由三个“C”形的骨性管道组成，分为前骨半规管、后骨半规管和外骨半规管。

（2）前庭。

前庭位于骨迷路中部，是一个不规则的腔隙，与耳蜗和骨半规管相通，内有神经通过。

（3）耳蜗。

耳蜗是外周听觉系统的重要组成部分，核心部分为柯蒂氏器（位于耳蜗膜蜗管基底膜上的螺旋器），是听觉转导器官，负责将来自中耳的声音信号转换为神经电信号并传送到大脑中进行进一步处理，以实现听觉知觉。

耳蜗位于前庭的前内下方，外形像蜗牛壳。耳蜗尖端称为蜗顶，朝向前外侧；耳蜗底部称为蜗底，朝向内耳道底。蜗顶到蜗底的部分是由骨松质构成的蜗轴，呈锥形，内有蜗神经以及血管。蜗轴外侧有骨螺旋板，其在蜗顶处与蜗轴之间形成蜗孔。骨螺旋板伸入骨螺旋管内，但未到达骨螺旋管的外侧壁，其间缺损的部分是膜蜗管附着的基础。骨螺旋板和膜蜗管将骨螺旋管分为前庭阶和鼓阶两部分，两部分的淋巴液在蜗孔处相通。

2. 膜迷路

（1）椭圆囊和球囊。

椭圆囊和球囊位于前庭，占据前房部。椭圆囊在后上方，球囊较小，在前下方。在椭圆囊内底和前壁上有椭圆囊斑，球囊前壁上有球囊斑，它们是位觉感受器，主要感受直线加速或减速运动。

（2）膜半规管。

膜半规管位于骨半规管内。膜壶腹是骨壶腹内的彭大部分，膜壶腹壁上有隆起的壶腹嵴，是位觉感受器，主要感受旋转运动。

（3）蜗管。

蜗管套在蜗螺旋管内，尖端为盲端，起端通过连合管与球囊相连。蜗管的横切面呈三角形，有上、外和下三个壁。上壁为前庭膜，主要是将前庭阶和蜗管隔开；外壁较厚，富有血管，与骨膜相结合；下壁由骨螺旋板和螺旋膜组成，并与鼓阶相隔。螺旋膜又称基底膜，其上有螺旋器，又称柯蒂氏器，是听觉感受器。

三、皮肤

皮肤是人体面积最大的器官，占体重的 5% ～ 15%，皮肤展开的面积有 1.5 ～ $2m^2$。

皮肤厚度因部位的不同而略有差异，足底的皮肤最厚，有 4 ～ 5mm，眼皮上的皮肤最薄，不到 1mm。

皮肤覆盖全身，有了皮肤的保护，人体内的各种组织和器官才能够免受外界的伤害，有助于维持人体内环境的稳定。同时人体的新陈代谢也离不开皮肤。皮肤有不同的颜色（白、黄、红、棕、黑色等），主要因人种、年龄及部位不同而异。

皮肤由表皮、真皮和皮下组织构成，并含有附属器官（汗腺、皮脂腺、毛发、指甲、趾甲）以及血管、淋巴管、神经和肌肉等（见图 10－10）。

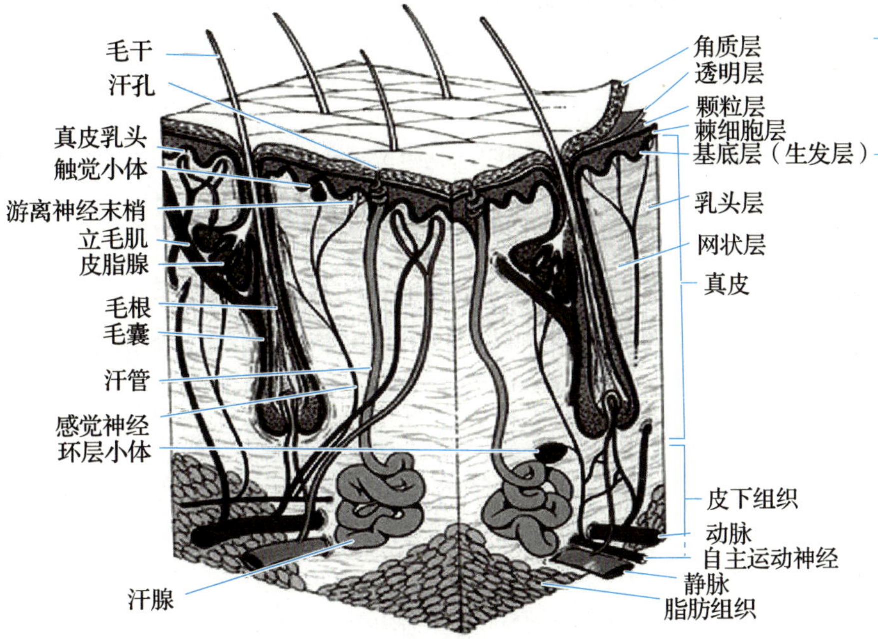

图 10－10 皮肤的结构

（一）表皮

表皮是皮肤最外面的一层，约 0.2mm 厚，由外向内可分为 5 层。

1. 角质层

角质层由数层没有细胞核的角质化细胞组成，含有角蛋白。角质层的作用主要是抵抗外界对皮肤的摩擦和化学物质内侵，防止人体内体液外渗。角蛋白吸水力较强，一般含水量不低于 10%，以维持皮肤的装填，如果角蛋白含水量过低，会出现皮肤干燥，甚至出现鳞屑或皴裂（见图 10－11）。

由于部位不同，角质层的厚度差异甚大，眼睑、额部、腹部等部位角质层较薄，足底部位角质层最厚。

婴幼儿的角质层薄且容易脱落，不像成人表皮有大量的死皮细胞形成有效屏障，容易被外物渗透和摩擦受损。

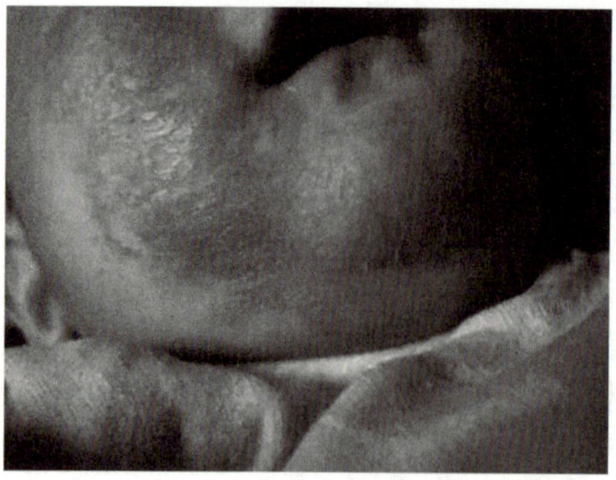

图 10－11　幼儿脸部表皮皴裂

2. 透明层

透明层由 2～3 层核已死亡的扁平透明细胞组成，含有角母蛋白。透明层能够防止水分、电解质、化学物质的通过，故又称屏障带。

3. 颗粒层

颗粒层由 2～4 层扁平梭形细胞组成，含有大量嗜碱性透明角质颗粒。颗粒层里的扁平梭形细胞层数增多时，称为粒层肥厚，并常伴有角化过度；颗粒层减少或消失时，常伴有角化不全。

4. 棘细胞层

棘细胞层又称为有棘层，由 4～8 层多角形的棘细胞组成，由下向上渐趋扁平，细胞间借桥粒互相连接，形成所谓细胞间桥。

5. 基底层

基底层又称生发层，由排列呈栅栏状的圆柱细胞组成。基底层细胞不断分裂并逐渐向上推移、角化、变形，形成表皮的其他层，最后角化脱落，这个从分裂到脱落的代谢过程一般认为是 28 天左右。

基底细胞间夹杂着一种来源于神经嵴的黑色素细胞（又称树枝状细胞），能产生黑色素，皮肤中黑色素含量的多少决定着皮肤颜色的深浅。

知识拓展

人的皮肤为什么会有不同的颜色？

目前世界上主要有三大人种，即黄色人种、白色人种和黑色人种。那么，人类的不同肤色究竟是怎么来的呢？

科学家普遍认为，皮肤的颜色主要是由皮肤内黑色素的含量决定的，黑色素在皮肤内含量越高，肤色就越深。黑色素可以吸收阳光中的紫外线，避免皮肤受到伤害，黑色素越多，吸收紫外线的能力越强。

黑人的祖先生活在非洲阳光充裕的地方，在进化过程中，由于黑色素可以保护皮肤免遭紫外线的伤害，因而肤色深的人更易生存下来，久而久之，深肤色被一代一代传承下来，生活在那里的人类就慢慢演变成了黑人。而生活在高纬度地区的人类，由于那里光照较弱，因此他们皮肤中的黑色素含量就随着一代一代的进化变得越来越少，肤色也就越来越白。

（二）真皮

真皮层由纤维、基质、细胞构成。接近于表皮的称为乳头层，又称真皮浅层；下面的部分称为网状层，又称真皮深层。

1. 纤维

纤维有胶原纤维、弹力纤维、网状纤维三种。胶原纤维是真皮的主要成分，约占95%，集合组成束状，乳头层的胶原纤维束较细，排列紧密。弹力纤维在网状层下部较多，能使皮肤保持弹性，同时起到支撑皮肤及其附属器的作用。网状纤维是未成熟的胶原纤维，它位于皮肤附属器及血管周围。婴幼儿的真皮比较薄，大约为成人的1/3，弹力纤维较少，还有一些比较薄的不成熟纤维。

2. 基质

基质是一种无定形的、均匀的胶样物质，充盈于纤维束和细胞间的空隙中，主要作用是为皮肤各种成分提供物质支持，并且是新陈代谢的场所。

3. 细胞

细胞主要有成纤维细胞、组织细胞和肥大细胞。成纤维细胞的主要作用是产生胶原纤维、弹力纤维和基质。组织细胞具有清除作用，主要是吞噬微生物、代谢产物、色素颗粒和异物等。肥大细胞主要位于真皮和皮下组织中，以真皮乳头层为最多，它的主要作用是储存和释放组胺及肝素等。

（三）皮下组织

皮下组织在真皮的下部，由疏松结缔组织和脂肪小叶组成。皮下组织的厚薄依年龄、性别、部位及营养状态的不同而不同。其主要作用是防止体内热量流失、储备能量和抵御外来机械性冲击等。

（四）附属器官

1. 汗腺

汗腺主要有小汗腺和大汗腺。小汗腺也就是通常所说的汗腺，位于皮下组织，除唇部、龟头、包皮内面和阴蒂外，分布于全身，主要作用是分泌汗液，调节体温。大汗腺主要位于腋窝、乳晕、脐窝、肛周和外生殖器等部位。婴幼儿的汗腺发育不完善，汗腺的密度大于成人，出汗温度也稍高于成人，因此婴幼儿比较容易出现角质浸渍和痱子。尤其是新生儿，不能通过汗液来调节体温，特别容易受环境温度的影响，因此当婴幼儿有发热症状的时候，应禁止捂汗，否则体温可能越捂越高，甚至导致不可逆的损伤。

2. 皮脂腺

皮脂腺位于真皮层靠近毛囊的地方。除手掌外几乎分布于全身，以头皮、面部、胸部、肩胛间和阴阜等处较多。皮脂腺的主要作用是分泌皮脂，润滑皮肤和毛发，防止皮肤干燥。

知识拓展

皮脂分泌的变化

刚出生的婴儿由于受体内含有的母体激素的影响，皮脂总含量与成人接近，男婴通常比女婴产生更多皮脂。大约从满月开始，总皮脂量开始逐渐减少。幼儿时期，因为激素分泌不足，皮脂分泌量少，所以皮肤较为干燥，尤其到了冬季需要涂抹润肤露。到了青春期，随着性激素的分泌越来越多，皮肤分泌皮脂的能力也逐渐提高，皮肤干燥情况就会得到改善，有很多青少年还会面临青春期皮脂分泌旺盛形成痤疮等的烦恼。

3. 毛发

毛发有长毛、短毛、毫毛三种。在皮肤表面以上的部分称为毛干，在毛囊内的部分称为毛根，毛根下端膨大的部分称为毛球，突入毛球底部的部分称为毛乳头。毛乳头内有丰富的血管和神经，从而生成毛发并维持营养，如果毛乳头发生萎缩，毛发失去营养就会脱落。

知识拓展

婴儿胎毛

婴儿胎毛是指刚出生的婴儿身上的毛发。一些地方有给满月婴儿剃“满月头”的习俗，认为这样将来孩子的头发、眉毛等会长得乌黑浓密。

如果婴儿出生时头发浓密，且正好是炎热的夏季，为防止湿疹，建议将婴儿的头发剃短，但不宜剃光头。尤其要注意已经长了湿疹的头皮不要剃刮，否则更易感染。

4. 指（趾）甲和血管、淋巴管

指（趾）甲是一种结缔组织，主要成分是角蛋白，主要作用是保护指（趾）端。

皮肤的表皮无血管，真皮层及以下部分有。动脉进入皮下组织后分支，上行至皮下组织与真皮交界处形成深部血管网，给毛乳头、汗腺、神经和肌肉供给营养。

淋巴管起于真皮乳头层内，沿血管走行，流入所属的淋巴结。淋巴管是辅助循环系统，可阻止微生物和异物的入侵。

第三节 感觉器官和皮肤的功能

一、视器的功能

视器，也就是人的眼睛，其最主要的作用就是产生视觉。视觉是通过视器（眼睛）接受外界环境中一定频率范围内的电磁波刺激，经中枢系统相关部分进行编码加工和分析后获得的主观感觉。

如果把人的眼睛比作一台照相机，那么折光系统就由角膜、房水、晶状体和玻璃体共同组成，瞳孔就相当于照相机的光圈，巩膜、虹膜和脉络膜共同构成暗箱，视网膜就相当于感光胶片。当外界的光线经过折光系统折射后，在视网膜上形成影像，同时产生神经冲动，这种神经冲动通过神经传递到大脑感觉皮层中的视觉中枢，从而产生视觉。

视觉形成的过程可表示为：外界光线→角膜→瞳孔→房水→晶状体（折射光线）→玻璃体（支撑、固定眼球）→视网膜（形成物像）→视神经（传导视觉信息）→大脑视觉中枢（形成视觉），如图 10－12 所示。

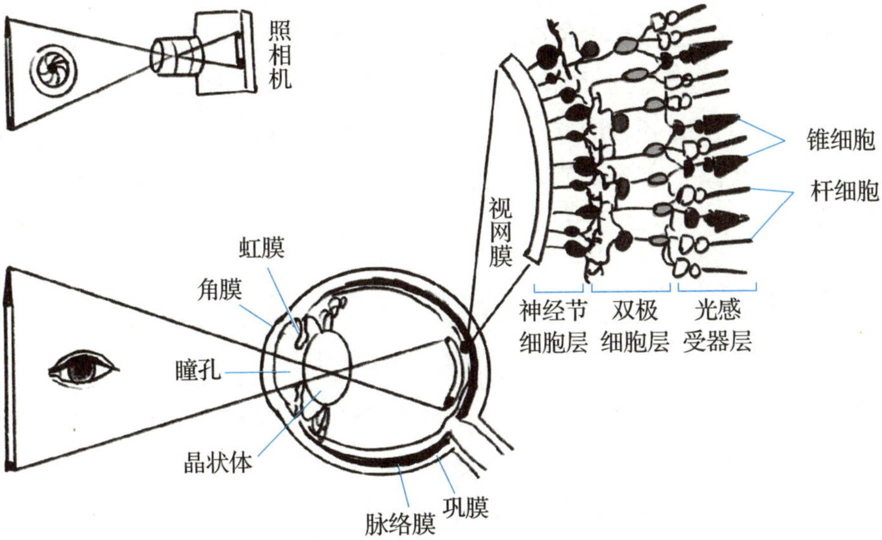

图 10－12 视觉的形成

知识拓展

婴幼儿视力发育变化

婴幼儿的视力发育变化如表 10－1 所示。

表 10－1 婴幼儿的视力变化

年龄	视力	年龄	视力
3 个月	0.02	2 岁	0.5 ～ 0.6
6 个月	0.05 ～ 0.08	3 岁	0.7
1 岁	0.2 ～ 0.25	4 岁	0.8 ～ 1.0
1.5 岁	0.4	5 岁及以上	1.0 ～ 1.5

二、前庭蜗器的功能

前庭蜗器的主要功能是产生听觉和维持机体平衡。

（一）产生听觉

听觉产生的过程为：外界声波通过耳郭的收集进入外耳道，引起鼓膜震动。鼓膜的震动通过三块听小骨进行传递，同时听小骨会增强震动的力度，并将其传递到内耳，使前庭膜、蜗管内淋巴、基底膜、鼓阶外淋巴等相继发生震动。震动使细胞发出神经冲动，使耳蜗神经纤维产生动作电位传递到大脑，从而形成听觉。同时，大脑会对声音信号进行解码，我们才能觉察到听到的内容以及声音的高低和强弱。

耳朵可以帮我们判断声音的方位，这是因为音波到达两只耳朵的时间不同，如果声源位置在正前或正后方，基本上就无法正确判断声源。如果一只耳朵听力受损，也无法正确判断声源。

知识拓展

婴幼儿听力发育变化

新生儿：在睡眠中能够被很大的声音惊醒，说明已经初步具备了听力。

1 个月：对声音的反应比新生儿敏感，会被突然出现的声音吓到，尤其是在吃奶时如果有大的声音会停止吸吮。

2 ～ 3 个月：听见母亲的声音会做出积极的反应；对自己熟悉的音乐也会做出相应的表情。

4 ～ 5 个月：能感受不同方位发出的声音，会将头转向声音传来的方向，开始寻找声源；对从未听到过的声音表现出兴趣；能分辨得出父母的声音。

6～7个月：能区别父母的声音，听懂自己的名字，叫他时能有所反应；更积极主动地寻找声源。

8～9个月：能迅速、正确地找出声音的来源；能区别语气中的情绪，如是生气还是和蔼；能懂得简单的生活用语。

10～12个月：能够寻找不同强度的声音；会随着音乐摆手；开始学说话，并能简单发音。

1～1.5岁：能寻找视线之外（如隔壁房间）的声音，对语言的理解有较大进步，一般在此时开口说话，并开始喜欢听故事。

2岁：能听懂简单的指令；能进行简单的对话。

3岁：能精确区分不同的声音。

4岁：听力发育完善。

（二）维持机体平衡

耳朵之所以能够维持机体的平衡，主要是因为前庭系统的作用。

前庭中的半规管能感觉到旋转运动的刺激，通过它可以诱发运动感觉和姿势反射，在运动中维持身体的平衡。人体失衡时，半规管产生平衡脉冲，通过大脑的平衡中心刺激相应的反射动作，从而恢复人体平衡，避免可能的损伤。这也是天生的反应之一。

三、皮肤的功能

皮肤主要有以下功能：屏障功能、吸收功能、感觉功能、分泌和排泄功能、体温调节功能、代谢功能、免疫功能等。

（一）屏障功能

屏障功能是指皮肤可以保护体内的组织免受外界有害因素的损伤，也可以阻止体内水分、电解质及营养物质的丢失。当外界刺激作用于人体时，皮肤可以减缓外力的作用从而保护内部组织。皮肤的角质层和黑色素颗粒可以反射和吸收紫外线，防止体内水分流失。皮肤分泌的汗液可以调节化学物质的酸碱度从而保护皮肤。皮肤表面的皮脂膜呈现弱酸性，能阻挡外界细菌等的侵入，同时可以抑制和杀灭细菌。皮肤的酸碱度可能随着外界环境温度和湿度的变化而变化，婴幼儿自身不能够调节皮肤酸碱度。

（二）吸收功能

皮肤能够吸收外界的水分及营养物质等，并且是有选择地吸收。营养物质可以进入角质层内，毛孔可以少量吸收大分子物质和水溶性物质，还有少量的营养物质可以通过表皮的细胞间隙渗透进真皮层。

皮肤的吸收能力与外界物质的性质和皮肤本身的因素有关系。就外界物质而言，脂溶性的物质容易被吸收，而水溶性的物质吸收能力较差。就皮肤本身的因素来讲，角质层越薄越容易吸收营养成分；皮肤本身含水量越高，吸收能力越强；毛孔扩张时，营养物质可以通过毛孔进入真皮层从而被吸收。

婴幼儿皮肤吸收力强，水分含量多，角质层较薄，较为娇嫩，因此在给婴幼儿使用护肤露时应注意尽量选择含化学物质较少的产品。

（三）感觉功能

皮肤内含有丰富的感觉神经末梢，可以感受外界的各种刺激，产生各种不同的感觉，这些感觉又可以分为单一感觉和复合感觉。单一感觉包括触觉、痛觉、压力觉、热觉、冷觉等，复合感觉包括皮肤定位觉、两点辨别觉、实体辨别觉和体表图形觉。

（四）分泌和排泄功能

1. 分泌功能

分泌功能是指汗腺分泌汗液，皮脂腺分泌皮脂。在皮肤的表面，皮脂与汗液混合形成乳化皮脂膜，具有滋润保护皮肤、毛发等作用。内分泌、外界温度、皮肤表面湿度、年龄、饮食等都能够影响皮脂腺的分泌功能。婴幼儿皮肤的分泌功能发育不完善，因此在寒冷干燥的天气可以适当使用护肤露增强对皮肤的滋润和保护。

2. 排泄功能

排泄功能是指皮肤通过出汗排泄体内代谢产生的废物，如尿酸、尿素等。

（五）体温调节功能

体温调节功能是指皮肤通过血液循环和汗液蒸发对体温进行调节。皮肤主要通过两种方式调节体温：一是通过血液循环调节。当外界气温较高时，皮肤的毛细血管网开放，体表血流量增多，使皮肤散热增加，体温不致过高。当气温较低时，皮肤毛细血管网部分关闭，部分血流不再经过体表，而是直接由动静脉吻合支进入静脉中，使体表血流量减少，从而减少散热，保持体温。二是通过汗液蒸发调节。当气温高时，人体大量出汗，汗液蒸发过程中可带走身体的部分热量，起到降低体温的作用。

一般情况下，建议使用体温计来测量婴幼儿腋窝的体温，因为这种测量方法比较准确。正常的体温范围是 36 ～ 37.4℃。由于婴幼儿年龄比较小，身体各方面的发育尤其是体温调节中枢发育不完善，因此容易受一些外界因素的影响而出现体温的波动。如果婴幼儿穿衣较多或者室温较高，体温有可能会偏高一些，可以达到 37.3℃左右；如果室温偏低或者穿着较少，体温可能会偏低，在 36℃左右。

（六）代谢功能

皮肤能够对其含有的糖、蛋白质、脂类、水和电解质等物质进行代谢，同时皮肤还参与全身的代谢活动。皮肤中有大量的水和脂肪，能够为人体的活动提供能量，可以补充血液中的水分或储存人体多余的水分。皮肤是储存糖的仓库，能调节血糖的浓度，以维持血糖的正常水平。

（七）免疫功能

皮肤还是一个免疫器官，通过免疫细胞和免疫分子参与免疫活动。

第四节　感觉器官和皮肤的保健

一、视器的保健

（一）定期进行体检

为婴幼儿定期进行视力检查是及时发现婴幼儿视力异常的有效措施，一旦发现视力异常应及时就医诊治。为了能准确地测知婴幼儿眼睛的屈光性质与屈光程度，对婴幼儿验光必须使用阿托品散瞳验光，因为婴幼儿眼睛有很强的调节能力，其他的验光方法如原瞳孔验光、双星明快速散瞳验光对婴幼儿来说都是不准确、不可取的。

知识拓展

怎样居家测查婴幼儿的视力?

正常情况下，刚满月的婴儿会对灯光和靠近的活动物体有闭眼的反应；2 个月的婴儿能够随着大人活动的手指或者玩具转动眼球；4 个月左右的婴儿可以摸和看带颜色的物体；6 个月左右的婴儿能够抓住自己面前比较近的物体或者玩具。4～7 个月的婴儿如果视力有问题，会出现爬动和玩玩具等举止行为比同月龄婴儿的动作缓慢、准确度低等现象，显得有些笨手笨脚，如出现此种情况请及时去看眼科医生。8 个月左右的婴儿出现注视跟随，即大人指到哪里，就可以看到哪里，并且固定直视不动。1 岁左右可以准确地指鼻孔。2 岁左右可以避开路上的障碍物。一般从 3 岁开始可以用视力表测查视力。

（二）避免强光刺激

婴幼儿的眼睛还处于发育阶段，适应环境变化能力较差，如果灯光太强会使婴幼儿情绪烦躁。卧室灯光过强还会打乱婴幼儿的生物钟，使他们分不清白天黑夜，睡眠受到影响，久而久之会影响正常的生长发育。

另外，光电媒体也会对婴幼儿的视力产生较大影响。电子荧光屏的画面切换速度快，婴幼儿长时间注视屏幕，视网膜上的感光物质视紫红质消耗加快，若未能及时补充其合成物质维生素 A 和相关营养素，会导致视力下降、眼痛、怕光、暗适应能力降低等。因此，婴幼儿每天看电子屏幕时间最好不超过 20 分钟，距屏幕 2 ~ 3 米远，其高度略低于眼睛视平线，同时室内亮度不能与电子屏幕的亮度相差太大。

知识拓展

婴幼儿斜视和弱视

斜视是指两只眼睛不能同时看一件东西，同时还会伴有远视的情况，常见于2岁左右的幼儿。斜视分为先天性的和后天形成的，后天形成的斜视，一般幼儿眼外肌肉收缩能力正常，可能是看东西眼睛离得太近，双眼球向内反转所致。如果发现幼儿出现斜视，要及时就医，年龄越小，治疗效果越好。

弱视是指在眼部无器质性病变的情况下矫正视力低于 0.9，一般可分为斜视性弱视以及趋光性弱视，多见于婴幼儿时期。大多表现为看东西时总喜欢眯着眼睛，或距离很近，还会出现经常擦眼睛、流眼泪、眼睛斜视、双眼不能协调活动等情况。

（三）防止发生眼外伤

随着婴幼儿的成长，其活动范围越来越大，因此要加强对婴幼儿的安全教育，比如告诫幼儿不要拿着尖锐物品奔跑。家里使用强酸、强碱等洗涤剂时避开婴幼儿，以免婴幼儿眼睛被液体灼伤，如果洗涤剂等液体不慎进入婴幼儿眼中，应马上用清水彻底清洗，并立即去医院进行进一步处理。如果眼内进了昆虫、灰尘等异物，让婴幼儿闭眼，应尽量用眼泪将异物冲出，家长切忌用不干净的手绢或其他物品揉搓，以免造成眼球划伤和继发感染，如果无法通过眼泪冲出，请尽快就医。

（四）注意婴幼儿生理性远视及病理性远视

婴幼儿的眼睛在生长发育过程中是变化的。婴儿出生后，眼球小，眼轴短，所以几乎都是远视，或兼有远视散光，随着生长发育，到 6 ~ 8 岁时，才逐渐长成为正视型眼球。婴幼儿远视的正常值为：3 ~ 4 岁远视 200 度以内，4 ~ 5 岁远视 150 度以内，6 ~ 8 岁远视 100 度以内，超过正常范围的，才为病理性远视。对病理性远视要有足够的重视，早发现早治疗。

二、前庭蜗器的保健

（一）定期进行听力检查

婴儿出生后 3 ~ 5 天需要进行常规的听力筛查，称为初筛，在出生的医院就可以进行。如果听力筛查没有通过，在出生后42天，需要到指定的、有资质的医疗机构进行听力复查，称为复筛。如果仍然没有通过，在出生后的3个月，需要进行第一次听力确诊。如果呈轻中度的耳聋，需要在出生后的6个月进行第二次听力确诊。如果仍然耳聋，需要及时采取助听措施，如佩戴骨导助听器。如果在第一次听力确诊时，发现是重度、极重度的耳聋，需要提前到出生后4个月时进行第二次听力确诊。

（二）常见疾病的保健要求

1. 油耳

外耳耵聍腺分泌耵聍过多，呈黄褐色或淡黄色黏胶性油状，无异味，俗称油耳。油耳不属于疾病，平时多注意用棉签进行清洁即可。平时应注意防止耳朵进水，耳道进水可使耵聍泡胀甚至感染，引起疼痛，严重时可引起外耳道炎症，甚至形成肉芽。

当发现婴幼儿耳朵痒时，切忌用尖锐物体盲目掏挖，稍有疏忽或不慎被他人碰撞，极容易戳破耳道深处的鼓膜，造成鼓膜破裂、穿孔，引起耳痛、出血，同时容易将细菌引入耳内引发感染，影响婴幼儿听力。

2. 外耳道湿疹

外耳道湿疹是耳郭、外耳道及周围皮肤的变应性皮肤浅表性炎症，多见于过敏体质的婴幼儿。当婴幼儿因感到皮肤瘙痒而烦躁，并出现摇头晃脑、拽拉耳朵等行为时，应及时去医院对症治疗。

3. 中耳炎

婴幼儿在感冒状态下或以平仰姿势吸吮乳汁、恶心呕吐或者耳部进水得不到及时清理时，常常会引起中耳腔的细菌感染，发生急性化脓性中耳炎。当耳腔内脓液不断增多时，婴幼儿会因耳痛而大哭，同时脓液的增多也会引起鼓膜穿孔、破裂。如果不及时就医或治疗不彻底，会造成慢性化脓性中耳炎。如果鼓膜不断遭到破坏，穿孔越来越大，将对听力造成较大影响。

具体保健要求如下：

（1）母亲注意正确的喂奶姿势。喂奶时应保持婴幼儿头部稍高的姿势，喂奶后应继续保持这种体位片刻，不要立即放平。

（2）正确擤鼻涕。当婴幼儿感冒或患有鼻炎时，不能捏着鼻子两侧一起擤，否则压力太大，带菌的鼻涕会通过耳咽管潜入中耳，诱发炎症。正确的做法应该是用干净手帕或餐巾纸轻轻地揩去鼻涕等分泌物。

（3）预防感冒、麻疹、腮腺炎、风疹等急性传染病。这些疾病比较容易诱发中耳炎，应该按时接种疫苗，防止这几种传染病上身。

（4）不要让水流入耳道内。洗澡或游泳时若耳内灌了水，应及时用棉签或棉球蘸出耳内的水。

（三）避免噪声的影响

婴儿在出生后 1 个月就已具备较完善的听觉。由于婴幼儿的鼓膜、中耳、内耳的听觉细胞较为脆弱，对噪声十分敏感，因此长期处在 70 分贝以上的噪声环境中，听觉系统就会受到损害。如果噪声经常达到 80 分贝，就会使婴幼儿出现头痛、头昏、耳鸣、情绪紧张、记忆力减退等症状，引起精神萎靡、烦躁不安、消化不良、食欲不振等现象，并使内分泌发生紊乱，妨碍婴幼儿身心健康与智力发育。高分贝的噪声还会导致听力的永久性损伤。

三、皮肤的保健

（一）使用专用洗浴用品和毛巾

婴幼儿的肌肤角质层较薄，抵抗外界刺激的能力较弱，只依靠皮肤表皮的一层酸性薄膜保护皮肤，所以保护好这层薄膜非常关键。应尽量使用 pH 为中性的婴幼儿专用的沐浴产品进行洗浴和护肤。

另外，婴幼儿真皮层较薄，皮肤纤维组织较少，弹性差，容易摩擦受伤，因此应尽量给婴幼儿用柔软的纯棉毛巾，且不与成人混用。

（二）不同季节的保健要求

在冬季和夏季，婴幼儿的皮肤护理要求较高。冬天天气较为干冷，尤其是裸露在外的脸部和手部的皮肤容易干燥、脱屑，甚至两颊发红形成“红苹果”。所以在洗手洗脸时应该注意尽量不用肥皂等碱性清洁用品，清洗后及时擦涂专用的乳液，避免干燥。在平时应该多做些室内外活动，多活动手足关节，促进血液循环，增强皮肤耐寒能力。

夏季由于阳光强烈、高温潮湿，婴幼儿的汗腺尚未发育完全，容易生成痱子及汗疹。夏季可以适当使用空调，营造凉爽舒适的环境，同时及时给婴幼儿增减衣物，防止生痧子和着凉。另外，夏季多蚊虫，过敏体质的婴幼儿在遭受蚊虫叮咬后可能会出现皮肤红肿、瘙痒等现象，婴幼儿若抓破红肿部位易引发细菌感染，所以应该预防蚊虫叮咬，若已被叮咬形成丘疹，应及时就医。此外，夏季日照强烈，紫外线较强，为了保护婴幼儿娇嫩的皮肤，应避免在早上 10 点至下午 2 点阳光最强烈的时候在户外活动，外出时应给婴幼儿做好防护，可以选择 SPF 15 ～ 20 的防晒乳液涂抹于婴幼儿裸露皮肤上，或给婴幼儿穿戴专用防晒衣或遮阳帽等。

（三）注意饮食营养

维生素 A 具有促进上皮生长、保护皮肤、防止皴裂等作用，因此在日常饮食中可适当添加富含维生素 A 的食物，例如胡萝卜、豆类、绿叶蔬菜、鱼肝和牛奶等，同时还可以适当多吃脂肪类、糖类食物，促进皮脂分泌。

本章小结

本章主要介绍了婴幼儿视觉器官、听觉器官以及皮肤的组成、结构特点、生理功能和保健要求。眼是视觉器官，婴幼儿眼处在发育阶段，应结合神经系统功能的发育和完善，科学预防眼部疾病，做好眼部保健。婴幼儿听觉器官功能已基本完善，听力的早期筛查意义重大。婴幼儿皮肤结构与成人略有不同，容易出现皮肤问题，要注意保护皮肤，预防疾病。通过本章的学习，同学们可以从婴幼儿感觉器官和皮肤的生理结构特点出发了解卫生保健的主要内容，掌握正确的保健措施。

同步练习

一、选择题

1. 下列哪个不是感觉器官？(　　)

A. 皮肤　　B. 耳　　C. 眼睛　　D. 肝脏

2. 巩膜属于眼球的(　　)。

A. 外膜　　B. 内膜　　C. 眼副器　　D. 中膜

3. 晕车、晕船主要是下列哪个结构起作用？(　　)

A. 半规管　　B. 骨迷路　　C. 膜迷路　　D. 单核细胞

4. 下列哪一项不是皮肤的结构？(　　)

A. 表皮　　B. 真皮　　C. 皮下组织　　D. 膜迷路

5. 生理性远视发生在什么时期？(　　)

A. 学前儿童时期　　B. 小学阶段　　C. 中学阶段　　D. 大学阶段

二、判断题

1. 夏日应在中午太阳强烈的时候多带婴幼儿在户外晒太阳。(　　)

2. 如果发现婴幼儿耳部有耵聍，可以自行用尖头镊子取出。(　　)

3. 婴幼儿角质层较薄，不能够强烈摩擦。(　　)

4. 婴幼儿体温调节中枢发育不完善，应注意及时增减衣物。(　　)

5. 给婴幼儿进行物理降温时，应用酒精擦拭额头、手部、脚部。(　　)

三、简答题

1. 简述听觉的形成过程。

2. 简述婴幼儿耳朵的结构。

3. 简述皮肤的功能。

四、思考题

请思考如何根据婴幼儿皮肤的结构特点做好卫生保健工作。

第十一章 免疫系统

学习目标

知识目标

1. 掌握免疫系统的结构。
2. 熟悉免疫系统的生理功能。
3. 掌握婴幼儿免疫系统的特点。
4. 了解婴幼儿免疫系统的保健要求。

能力目标

1. 能够运用婴幼儿免疫系统的卫生保健方法，有效开展保育工作。
2. 能在日常工作中发现婴幼儿免疫系统的卫生问题。

素养目标

1. 培养托育服务工作者的责任心和认真细致的工作品德。
2. 培养托育服务工作者的卫生健康素养。

案例导入

国庆节放假，爸爸妈妈带着三岁的磊磊去北京玩，从大栅栏到故宫，行程有点赶，不过磊磊玩得还是很开心的。第三天，磊磊发烧了，体温39℃，伴有嗓子痛。爸爸妈妈赶紧带磊磊去了医院，通过检查发现，磊磊扁桃体充血、肿大，扁桃体上还附着白色的脓点，血液检查也显示细菌感染，医生诊断为化脓性扁桃体炎。这是今年磊磊第三次患扁桃体炎了，妈妈很担心，她听人说把扁桃体摘除后就没事了。但医生告诉她，扁桃体不能随便切除，需要详细评估后再决定。

问题：扁桃体有什么作用？为什么不能随便切除？

第一节 免疫系统概述

一、“免疫”的由来

在漫长的历史长河中，人们在同传染病做斗争的过程中发现了两个奇妙的现象。第一个现象是，每当一种疾病流行的时候，总有一部分人会得病，但也总有一部分人不会得病。这种现象在家畜家禽中表现得更加明显，如“鸡瘟”病，主要是在家禽类动物中发生，而马、牛、羊等家畜类及犬等动物就很少受染。第二个现象是，一个人得过一种疾病以后，可以在几年内不再罹患相同的疾病，甚至可以终生不再患此种疾病，如水痘、麻疹等。由此可见，受过某种病原侵害的机体，会产生一些抵御该种病原的特殊能力，即只要与某种病原有过接触，人们就可能免遭相应疾病的侵扰，这就是“免疫”的含义及由来。

历史上，天花的流行曾经造成了巨大的灾难。我们的祖先总结了小儿得过一次天花后不会再得的经验，创造了“种痘术”预防天花，即用含有天花病原的天花皮痂制成粉末吹进小儿的鼻内，使其在轻微感染天花的过程中，获得对天花病原的抵抗力，从而在天花疾病流行时避免受到侵害。数百年后，中国人发明的“种痘术”传到了欧洲。有一位叫琴纳的英国医生受到中国“种痘术”原理的启发，发现挤奶姑娘常在工作中接触到牛痘皮疹，会引起一过性轻微的局部痘疹，但痊愈后其对同类的天花病原就产生了免疫，结果是挤奶姑娘很少得天花。为了证实这一判断，琴纳将牛痘浆液有意识地种到没有得过天花的小儿皮肤上，使其出了牛痘，等牛痘好了以后，再接种天花痘痂，发现受试的小儿不会再感染天花。琴纳的发现很快得到了认同与推广，随着“牛痘”的广泛接种，人群中天花的感染也逐渐减少。1980 年世界卫生组织正式宣布天花已被消灭，这是人类历史上免疫成就的一个里程碑。为了扩大免疫防病的成果，近百年来科学家们都在努力研制类似“牛痘”效果的疫苗，从而有效遏制了传染病的感染与流行。

机体的免疫是一个十分精密与复杂的系统，它通过对自身成分的识别和对异体成分的抵抗及排斥，维护着人体的健康与机体的完整性。在日常生活中，我们也经常会遇到一些免疫反应的问题，如食物过敏、药物过敏、花粉过敏及生活用品过敏等，可见免疫反应与人类的生活息息相关，免疫功能对维护人体的健康非常重要。

二、免疫的概念

免疫是人体的一种生理功能，人体依靠这种功能识别“自己”和“非己”成分，从而破坏和排斥进入人体的抗原性异物（如细菌、病毒），以维持人体的健康。

机体的免疫系统与神经系统、循环系统、内分泌系统等一样，都是在生物种系发生和发展过程中逐步进化而建立起来的，它是机体免疫应答的物质和结构基础。免疫系统由免疫器官、免疫细胞和免疫分子组成；根据免疫获得的方式也可把免疫系统分为天然免疫系统和获得性免疫系统。它们的存在和功能正常是维持机体免疫功能相对稳定的基本保障，任何组分的缺乏或过度增生都可能引起免疫功能失调、抗感染能力降低或各种类型的免疫疾病。

第二节　免疫系统的结构

免疫系统是机体产生免疫功能的物质和结构基础，由免疫器官、免疫细胞和免疫分子三个部分组成。

一、免疫器官

免疫器官按其功能不同，可分为中枢免疫器官和外周免疫器官。中枢免疫器官是免疫细胞分化、发育及成熟的场所，包括胸腺和脾脏。外周免疫器官是免疫细胞定居、增殖和产生免疫应答的场所，包括扁桃体、淋巴结和黏膜免疫系统。

（一）胸腺

1. 胸腺的发育

胸腺是产生最早的免疫器官，出现于胚胎第 9 周，至第 20 周时结构大致已发育成熟。出生时胸腺重量为 10 ～ 20g，青春期达到顶峰，为 30 ～ 40g；以后随年龄增长而逐渐萎缩，且多为脂肪组织替代，但仍残留一定功能。胸腺可以分泌多种激素，刺激淋巴细胞生长。胸腺对婴幼儿免疫功能的建立和生长发育起着重要作用。

2. 胸腺的结构

胸腺位于纵隔前、胸骨后，分两叶。胸腺表面有结缔组织组成的被膜，伸入胸腺实质形成小叶间隔，把胸腺分成许多不完全分隔的胸腺小叶。每一个胸腺小叶由外层的皮质和内层的髓质组成，相邻的小叶髓质彼此相连。胸腺皮质分为深皮质区和浅皮质区。

皮质区主要为未成熟的 T 细胞（未成熟的胸腺细胞，占胸腺皮质细胞的 85% ～ 90%），还有胸腺上皮细胞、巨噬细胞和树突状细胞等。胸腺浅皮质区的上皮细胞可包绕胸腺细胞，成为哺育细胞，在胸腺细胞的分化、发育中发挥重要作用。髓质中含大量上皮细胞和分散分布的较成熟的胸腺细胞、巨噬细胞和树突状细胞。胸腺中具有丰富的血液供应和与淋巴结相连的输出淋巴管。胸腺的位置与结构如图 11－1 所示。

（二）脾脏

脾脏是人体内最大的免疫器官，位于腹腔左上方，具有造血、储血和过滤作用。脾脏还是胚胎时期的造血器官。

脾脏无输入淋巴管，也无淋巴窦，但有大量血窦。脾脏由结缔组织被膜包裹，被膜向下伸展成若干小梁。脾脏可分为白髓、红髓以及二者交界处的边缘区。脾脏的结构如

图 11－2 所示。

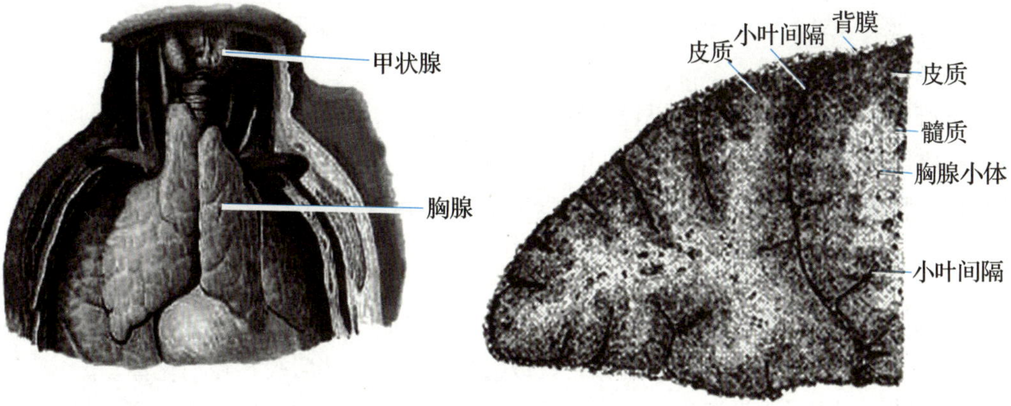

图 11－1　胸腺的位置与结构

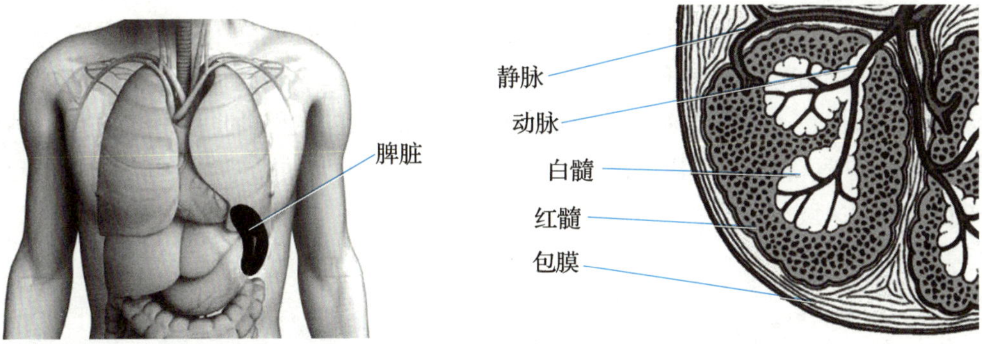

图 11－2　脾脏的结构

1. 白髓

白髓由密集的淋巴细胞构成，分为小动脉周围淋巴鞘和淋巴滤泡两部分。入脾动脉穿过被膜，逐级分为小的分支，贯穿白髓部的小梁，称为中央小动脉。包绕在中央小动脉周围的厚层淋巴组织称为小动脉周围淋巴鞘，相当于淋巴结的深皮质区，主要由 T 淋巴细胞、树突状细胞及少量巨噬细胞组成，为脾脏的胸腺依赖区。位于小动脉周围淋巴鞘内的淋巴滤泡与淋巴结的淋巴滤泡相同，内含大量 B 淋巴细胞和少量巨噬细胞，为脾脏的非胸腺依赖区。初级淋巴滤泡受抗原刺激后形成次级淋巴滤泡，次级淋巴滤泡内有生发中心。当被随血流而来的抗原刺激后，T、B 淋巴细胞经克隆扩增，数量明显增加，使脾脏的胸腺依赖区和非胸腺依赖区扩大，脾脏体积亦相应地扩大。

2. 红髓

红髓分布在白髓的周围，由脾索和脾窦组成。脾索主要是 B 淋巴细胞聚集区，也有许多树突状细胞和巨噬细胞等。脾索围成无数脾窦（血窦），窦内为循环的血液。侵入血中的病原体等异物可被密布在脾索内的巨噬细胞和树突状细胞捕捉、吞噬和杀灭。

3. 边缘区

红髓和白髓交界处为边缘区，含有 T、B 淋巴细胞及巨噬细胞。抗原活化的 Th 细胞（辅助性 T 细胞）经边缘区进入淋巴滤泡，进行 T、B 细胞相互协同作用。边缘区为淋巴细胞再循环的通道。

脾脏内有血液循环，但无淋巴循环。脾脏中有小淋巴管，它与中央小动脉平行，脾脏内的淋巴细胞进入小淋巴管，它们汇集成输出淋巴管，将淋巴细胞输出脾脏。脾脏内的淋巴细胞输出脾脏的另一途径是经脾索至小静脉输出。

（三）扁桃体和淋巴结

扁桃体是呼吸道及消化道的“门户”，内含白细胞及吞噬细胞，正常情况下会分泌少量黏液，细菌、病毒从这里经过时，就被吸附在上面，然后被吞噬消化掉。

淋巴结呈圆形，由淋巴细胞集合而成。几个淋巴结聚集在一起组成淋巴结群，在颈部、枕部、腋窝、腹股沟处可以摸到。正常状态下，淋巴结像黄豆大小，柔软，可略微活动。淋巴结广泛分布于全身淋巴通道，其中 T 细胞约占 75%，B 细胞约占 25%。淋巴结是 T 细胞、B 细胞定居和接受抗原刺激后产生特异性免疫应答的重要场所。

淋巴结表面由薄层致密纤维结缔组织构成的被膜包绕，有数条输入淋巴管穿越被膜通入被膜下淋巴窦。被膜结缔组织深入实质形成小梁。在淋巴结的门部，有较多的结缔组织深入，血管、神经及输出淋巴管由此进出。淋巴结的实质可分为外周部的皮质和中心部的髓质两区域。淋巴结的结构如图 11－3 所示。

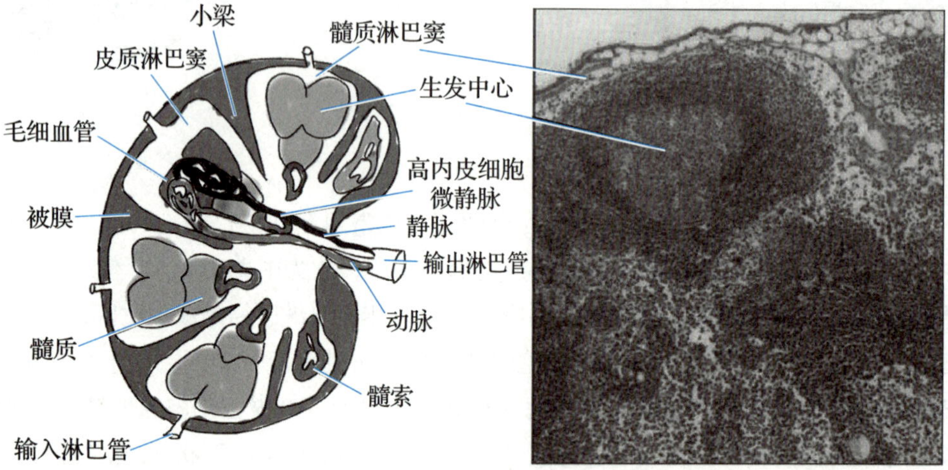

图 11－3 淋巴结的结构

皮质位于被膜的下方，由浅皮质区、副皮质区及皮质淋巴窦等构成。在浅皮质区，B 淋巴细胞聚集组成淋巴滤泡，有些淋巴滤泡含有生发中心，在一般的组织化学染色中着色较浅，称为次级淋巴滤泡；不含有生发中心的称为初级淋巴滤泡。包绕淋巴滤泡的皮质组成索状结构，其中含有淋巴细胞以及树突状细胞和单核－巨噬细胞。淋巴细胞和这些抗原提呈细胞彼此相邻，却没有细胞间连接，这对维持淋巴细胞在淋巴结、血液和组织中的迁移和再循环起到重要作用。不同种类的淋巴细胞分布在淋巴结的不同部位。淋巴滤泡是B细胞定居的场所，也称为非胸腺依赖区或B细胞区。初级淋巴滤泡中多为未受抗原刺激的初始B细胞；受抗原刺激后的淋巴滤泡出现生发中心，含有大量增殖分化的B淋巴母细胞，B细胞在此分化、选择产生高亲和力抗体的B细胞及形成记忆性B细胞。生发中心中还有淋巴滤泡树突状细胞，相互交错形成网络状结构，对B细胞的分化成熟起重要作用。

副皮质区位于浅皮质区和髓质之间，是T细胞定居的场所，也称为胸腺依赖区或T细胞区。约70%的T细胞为$CD4^+$的辅助T细胞，少量树突状细胞也分布在此区。副皮质区常见高内皮微静脉，是血液中淋巴细胞进入淋巴组织的重要通道，参与淋巴细胞再循环。髓质由髓索和髓窦组成。髓索内含有B细胞和部分T细胞、浆细胞、肥大细胞和巨噬细胞。髓窦中巨噬细胞较多，有较强的过滤作用。

二、免疫细胞

免疫细胞泛指所有参与免疫应答或与免疫应答有关的各类成熟细胞和前体细胞，各种免疫细胞均由骨髓造血干细胞分化发育而来，包括造血干细胞、淋巴细胞、单核－巨噬细胞及其他抗原提呈细胞、粒细胞、红细胞和肥大细胞等。

（一）淋巴细胞

淋巴细胞是构成机体免疫系统的主要细胞群体，占外周血白细胞总数的20%～40%。淋巴细胞的显著特征是其异质性，可分为不同表型及功能各异的群体，如T细胞、B细胞、自然杀伤细胞等，而T细胞和B细胞还可以再分为若干的亚群。T细胞和B细胞在机体免疫应答中起核心作用，它们在抗原刺激下可活化、增殖和分化，表现免疫活性，故又将T细胞和B细胞称为免疫活性细胞。

1. T淋巴细胞

T淋巴细胞来源于骨髓中的淋巴样干细胞，在胸腺中分化成熟，故称为胸腺依赖性淋巴细胞，简称T细胞，可直接介导适应性细胞免疫应答，并在胸腺依赖性抗原诱导的体液免疫应答中起重要的辅助作用。根据其表面标志和功能特征，T细胞可分为不同的亚群。T细胞在外周血中占淋巴细胞总数的65%～80%。

2. B淋巴细胞

B淋巴细胞是在骨髓内发育成熟的细胞，因此又称为骨髓依赖性淋巴细胞，简称B细胞。B细胞的主要功能是产生抗体、介导适应性体液免疫应答、提呈抗原等。B细胞在外周血中占淋巴细胞总数的8%～15%。

（二）其他免疫细胞

1. 自然杀伤细胞

自然杀伤细胞（NK细胞）来源于骨髓淋巴样干细胞，主要分布于外周血液和脾中，占外周血液中淋巴细胞总数的5%～7%，为不同于T细胞、B细胞的第三类淋巴细胞。

NK 细胞不表达特异性抗原识别受体（如 TCR、SmIg 等），无须抗原预先致敏，也不受 MHC（主要组织相容性复合体）限制，即可直接杀伤某些如肿瘤细胞等的靶细胞，在机体免疫监视和早期抗感染免疫过程中发挥重要作用。其杀伤机制有：NK 细胞与靶细胞密切接触，通过分泌穿孔素和颗粒酶直接导致靶细胞溶解；通过 Fas/FasL 途径诱导靶细胞凋亡；通过表面 IgG Fc 受体介导，杀伤与 IgG 抗体特异性结合的肿瘤细胞或病毒感染的靶细胞。这种以 IgG 抗体作为中间桥梁定向介导 NK 细胞对靶细胞的杀伤作用，称为抗体依赖性细胞介导的细胞毒作用。此外，它还可分泌 IFN-γ（γ 抗干扰素）、IL-2（白细胞介素－2）和 TNF（肿瘤坏死因子）等细胞因子发挥免疫调节作用。

2. 抗原提呈细胞

抗原提呈细胞（APC）是指能摄取、加工、处理抗原，并将抗原信息提呈给 T 淋巴细胞的一类免疫细胞，主要包括单核－巨噬细胞、树突状细胞（包括并指状细胞、朗格汉斯细胞等）、B 细胞等。

除前述的细胞外，血液中的中性粒细胞、嗜酸性粒细胞、嗜碱性粒细胞、红细胞、血小板及组织中的肥大细胞等也参与免疫应答，在免疫应答中发挥各自的作用。

三、免疫分子

人体免疫系统除各种免疫器官和免疫细胞外，还包括参与免疫效应的免疫分子。免疫分子是指由一些免疫活性细胞或相关细胞分泌的参与机体免疫反应或免疫调节的蛋白质及多肽物质，包括免疫球蛋白、补体、细胞因子、细胞黏附分子、人类白细胞分化抗原等。其中，细胞因子是由免疫原、丝裂原或其他因子刺激细胞而产生的具有多种生物学活性的小分子多肽或糖蛋白，为细胞间的信息传递分子。细胞因子根据结构和功能可分为白细胞介素、干扰素、肿瘤坏死因子、集落刺激因子、趋化性细胞因子和生长因子。

细胞因子常以游离形式存在于体液中，有些以膜结合形式表达于细胞表面。大多数细胞因子以自分泌的方式作用于产生细胞因子的细胞本身或以旁分泌的方式作用于邻近的细胞，少数细胞因子可通过内分泌的方式作用于远处的靶细胞。细胞因子通过结合细胞表面高亲和力受体发挥生物学效应，具有多效性、重叠性、协同性、拮抗性和双向性的特点。在体内，众多的细胞因子相互促进、相互抑制，形成复杂的细胞因子调节网络。

细胞因子在免疫调节、免疫应答、炎症反应、促进造血和促进损伤组织的修复等方面发挥着重要作用。细胞因子可调节免疫识别，促进单核－巨噬细胞的抗原提呈作用，促进 B 细胞、T 细胞及巨噬细胞的活化、增殖和分化。在免疫应答过程中，免疫细胞之间通过分泌细胞因子相互刺激、相互约束，起到免疫调节作用。骨髓和胸腺中产生的细胞因子尤其是集落刺激因子对调控血细胞的增殖和分化起着关键作用。部分细胞因子可加速靶细胞的凋亡或直接杀伤靶细胞。多种细胞因子具有促进损伤组织修复的功能。例如：转化生长因子 β 可通过刺激成纤维细胞和成骨细胞促进损伤组织的修复；血管内皮细胞生长因子可促进血管和淋巴管的生成。

知识拓展

全面提升免疫力

免疫力拒绝“养尊处优”：饥饿、寒冷、轻度冻伤、碰伤、烫伤、瘀血等，都是锻炼免疫力的机会。以瘀血为例，当出现瘀血时，淋巴系统就被积极调动起来，去执行自己的使命，消灭病灶。这时，血液中的白细胞数量大大增加，吞噬机体内的病菌。冬泳者是用寒冷来锻炼自己的免疫系统，对于提高人体对疾病的抵抗力具有很好的效果。

第三节 免疫系统的功能

一、免疫功能

免疫功能是指机体免疫系统在识别和排除抗原性异物过程中所发挥的各种生物学效应。在正常情况下，免疫功能能够维持机体内环境的平衡与稳定，对机体是有利的；异常情况下，免疫功能可损害机体引起疾病。在一定条件下，免疫功能对机体有利还是有害都是相对的。概括起来，免疫功能可分为以下四种。

（一）免疫防御

免疫防御是指机体防御病原微生物和外来抗原性异物侵袭的抗感染免疫。在正常情况下，免疫系统可防御病原微生物及其毒性产物或其他异物的侵害，以保护机体免受感染。在异常情况下，如果防御反应过低（或有缺陷），机体易发生反复感染或免疫缺陷病；如果防御反应过强，可引起超敏反应。

（二）免疫稳定

免疫稳定是机体免疫系统维持内环境稳定的一种生理功能。在正常情况下，免疫系统能及时清除体内损伤、衰老或死亡的细胞或抗原抗体复合物，而对自身组织成分不发生免疫应答，处于免疫耐受状态。若此功能失调，则可出现自身免疫病。

（三）免疫监视

免疫监视是机体免疫系统及时识别、清除体内出现的突变细胞和异常的有害细胞的一种生理功能。如果此功能降低或失调，则可发生肿瘤或持续性感染。

（四）免疫调节

免疫调节是指机体的免疫系统、神经系统及内分泌系统共同构成神经内分泌免疫网络调节系统，其不仅有调节机体的整体功能，亦有调节免疫系统本身的功能。

二、免疫作用的种类

（一）非特异性免疫

非特异性免疫是指生来就有的，对多种病原体都有防御作用的免疫功能。例如，皮肤和黏膜可以阻挡病原微生物的入侵；吞噬细胞可以吞噬、清除侵入血液的病原体微生物；体液中含有抑菌、杀菌物质，如唾液中的溶菌酶；中枢神经系统的毛细血管能限制血液中某些物质进入脑内，只允许脑代谢所需的物质顺利进入脑内，而阻止异物的进入，保证脑组织免受病毒、细菌等病原微生物的侵害，称血脑屏障作用。

（二）特异性免疫

特异性免疫是指病原体侵入人体后，刺激人体的免疫细胞产生的一系列反应。特异性免疫具有很强的针对性，能抵抗同一种微生物的重复感染。

特异性免疫可分为以下两种情况：

1. 主动免疫

机体接受抗原刺激后产生的特异性免疫反应。它的产生需要一定的潜伏期，但建立后维持的时间比较长，可能是终生的。例如，感染麻疹，病愈后可获得终生免疫。人体所接种的疫苗则保留了病原菌的抗原特性，并能刺激机体产生免疫反应和保护性抗体，但它没有致病性，对身体无害。因此接种疫苗是预防传染病的重要举措，也属于主动免疫。

2. 被动免疫

机体被动接受抗体等所获得的特异性免疫能力。其特点是效应快，不需经过潜伏期，但维持时间短。例如，把患过某种传染病后得到免疫的人或动物的血清或其制品，注射到没有免疫力的人体内，可以增强人体免疫力，预防该种疾病。比如被狂犬咬伤后，需紧急注射抗狂犬病免疫球蛋白，被毒蛇咬伤后需立即注射抗蛇毒血清，这些都属于被动免疫。注射后，病人可立即获得免疫力，清除抗原，但效力短暂，还需进行相应治疗，使人体进行主动免疫，自身产生抗体。

知识拓展

细胞免疫和体液免疫的区别

细胞免疫和体液免疫是特异性免疫的两种方式。B 淋巴细胞可以分泌抗体，随体液运输，遇到抗原则与之结合成抗原－抗体复合物，被吞噬细胞消灭，这是体液免疫；若抗原侵入细胞之内，则由 T 淋巴细胞将其宿主细胞破坏掉，将抗原释放暴露于体液中，使其被消灭，这是细胞免疫。淋巴细胞有记忆功能，可将再次潜入机体的病原体“认出”并消灭。

（三）免疫系统活动机制

我们生存的环境中存在着大量的微生物，这些微生物要突破人体免疫系统使人体生病其实也是很难的。病原微生物侵袭人体要突破免疫系统的三道防线。

1. 第一道防线：非特异性免疫的物理屏障

第一道防线主要由皮肤、黏膜及其分泌物构成，皮肤和黏膜可以阻挡病原体入侵，分泌物有杀菌作用，呼吸道黏膜上的纤毛可以清除异物。只要皮肤、粘膜健康无损伤，这道防线就可以让绝大多数病原微生物死在自然界了。

2. 第二道防线：非特异性免疫的杀菌物质

第二道防线包括体液中的杀菌物质和巨噬细胞，包括中性粒细胞、单核吞噬细胞、自然杀伤细胞、肥大细胞、嗜酸性粒细胞、嗜碱性粒细胞等。这些细胞大多属于白细胞，其分工不同，平时在身体各处“巡逻”，顺便清除人体内一些衰老和废弃的细胞。当病原微生物突破第一道防线侵入人体时，这些细胞会迅速发现入侵者，并通过吞噬、同归于尽等方式及时清除入侵者。

3. 第三道防线：特异性免疫

有些病原微生物毒力比较强，或善于伪装，它们可以突破第二道防线，进入了人体细胞体内进行复制和繁殖，此时可利用第三道防线对其进行防御。第三道防线由免疫器官、免疫细胞构成。在病原微生物侵入第二道防线时，第二道防线中的白细胞传递出的信号会被免疫系统捕捉，刺激淋巴细胞增生。其中的 T 淋巴细胞就会根据“信号”准确定位到被感染的细胞，将病原体和被感染的细胞一起清除。还有一些 T 淋巴细胞会将这些病原体的特征传递给 B 淋巴细胞，B 淋巴细胞在骨髓中分化成浆细胞，并产生专门针对这种病原体的抗体，释放入血。这些抗体就象导弹一样，紧追着这种抗原，下次这种抗原再侵犯人体时，刚突破“城门”就会被抗体粘住，这种结合分子量太大，以致在人体中太过显眼，会很快就被白细胞消灭。在这一过程中，T 淋巴细胞介导的免疫过程，也叫细胞免疫。B 淋巴细胞介导产生抗体的免疫过程，也叫体液免疫。

第四节 免疫系统的保健

一、婴幼儿免疫系统的特点

（1）非特异性免疫功能尚未完善。婴幼儿皮肤、黏膜薄嫩，屏障作用差。其血脑屏障的功能是随着年龄的增长而逐渐完善的，因此，婴幼儿中枢神经系统感染的发病率高于成人。

（2）婴幼儿免疫系统发育不成熟，免疫功能不完善，对有些致病力较弱的细菌也有易感性。由于母体的抗体能通过胎盘传递给胎儿，因此婴儿出生后最初几个月内较少患麻疹之类的传染病，但几个月后这些母体抗体逐渐消失，婴儿对这些传染病的易感性就会增加。

二、婴幼儿免疫系统的卫生保健

（1）新生儿母乳哺养。母乳比代乳品含有更多的免疫活性物质，它们可以增强免疫功能，阻止有害菌的生长。

（2）计划免疫，预防接种。早期有效的预防接种可防止传染病对婴幼儿的危害。

（3）注意保护淋巴器官。扁桃体、阑尾是人体重要的淋巴器官。当这部分的淋巴组织受感染、出现炎症时，若非急腹症，建议进行保守治疗，不要轻易将其割除。

（4）注意适度锻炼和合理营养，满足身体需求，提高免疫力。日常生活中要注意保护婴幼儿的皮肤和黏膜，避免受损。

知识拓展

随意增强免疫力是危险的

在对抗重症急性呼吸综合征病毒的疫苗出现之前，人们除了通过各种预防措施避免感染之外，提高机体免疫力成了唯一的选择。根据从各大医院药店得到的反馈，非典型肺炎病毒（SARS）流行期间，各种具有增强机体免疫力作用的干扰素销量增长迅猛。然而，正常的免疫系统在平时实际上处于一个平衡的状态，如果随意地通过吃药来增强免疫力，就会打破这种平衡，影响免疫系统的正常工作，情况严重时还会导致一些自身免疫疾病。

对免疫系统来说，平衡才是关键。在锻炼时一定要注意适度、持续和循序渐进，避免锻炼间隔太长或强度太大，不要在过度疲劳、休息不足时强迫锻炼，这样不但没有效果，还会使免疫力不升反降。不要把免疫球蛋白之类的免疫增强剂作为护身的法宝，健康的人是没有必要经常使用免疫增强剂的。免疫力与多方面的因素有关，包括人的情绪，因此要保持健康的心理状态。人只有在健康平衡的状态下免疫力才是最强的，而胡乱进补以及不健康的心理状态，都会破坏各生理系统功能的长期稳定，这时即使吃得再多、再好，人体也不会处在最健康的状态。

本章小结

本章主要介绍了免疫系统的结构特点、生理功能和婴幼儿免疫系统的保健要求。免疫系统是婴幼儿在生长发育过程中抵御和消灭入侵的病原体来保护自己的主要渠道。通过本章的学习，同学们可以了解免疫系统的组成，认识胸腺、脾脏、扁桃体、淋巴结、免疫细胞、免疫分子的结构和功能，免疫作用的种类，以及婴幼儿免疫系统的生理特点。婴幼儿免疫系统卫生保健应从母乳喂养、免疫接种、保护免疫器官、适度锻炼、营养均衡等几个方面来进行。

同步练习

一、选择题

1. 接种乙肝疫苗属于（　　）。

A. 主动免疫　　B. 被动免疫　　C. 过继免疫　　D. 抗感染免疫

2. 下列不属于免疫功能的是（　　）。

A. 防御功能　　B. 自身稳定功能

C. 监控功能　　D. 造血功能

3. 人体最大的免疫器官是（　　）。

A. 胸腺　　B. 脾脏　　C. 扁桃体　　D. 淋巴结

4. 识别和清除突变的细胞是免疫系统的哪项功能？（　　）

A. 监控功能　　B. 防御功能

C. 自身稳定功能　　D. 调节功能

5. 关于体液免疫的特点，下列说法中不正确的是（　　）。

A. 有抗体参与

B. 主要针对细胞内的病原微生物

C. 主要针对细胞内的病原微生物异种抗原

D. 在抗感染中起主要作用

二、判断题

1. B 细胞分化成熟的主要场所是胸腺。（　　）

2. T 细胞分化成熟的主要场所是胸腺。（　　）

3. B 细胞执行功能的主要场所是外周免疫器官。（　　）

4. 免疫预防的主要措施是吃保健药。（　　）

5. 阑尾对人体没有什么作用，可以随意切除。（　　）

三、简答题

1. 简述免疫系统的组成。

2. 简述免疫系统的功能。

3. 简述免疫作用的种类。

四、思考题

请思考婴幼儿免疫系统的保健要求。

参考文献

［1］喻正莹，代晓明，秦东方，等. 学前卫生学［M］. 长沙：湖南师范大学出版社，2015.

［2］董永绥. 儿科免疫学［M］. 武汉：湖北科学技术出版社，1998.

［3］吕世静，毕胜利. 医学免疫学［M］. 北京：科学出版社，2007.

［4］觅康. 人体战争［M］. 南昌：江西高校出版社，2009.

［5］胡野. 病原学基础［M］. 2 版. 北京：人民卫生出版社，2018.

［6］陆颖，刘筱，李慧瑾. 学前儿童人体解剖生理［M］. 西安：陕西师范大学出版社，2019.

［7］刘斌. 人体解剖生理学［M］. 4 版. 北京：人民卫生出版社，2018.

［8］夏广军，郝立宏. 人体形态与结构［M］. 2 版. 北京：人民卫生出版社，2019.

［9］万湘桂，李攀，宋泊文. 0～3 岁婴幼儿动作发展与教育［M］. 长沙：湖南师范大学出版社，2021.

［10］孟亭含. 婴幼儿卫生与保健［M］. 上海：同济大学出版社，2018.

［11］徐千惠. 0～3 岁婴幼儿照护与保育［M］. 上海：复旦大学出版社，2020.

［12］葛均波，徐永健，王辰. 内科学［M］. 9 版. 北京：人民卫生出版社，2018.

［13］王卫平，孙锟，常立文. 儿科学［M］. 9 版. 北京：人民卫生出版社，2018.

［14］陈孝平，汪建平，赵继宗. 外科学［M］. 9 版. 北京：人民卫生出版社，2018.

［15］李继承，曾国山. 组织学与胚胎学［M］. 9 版. 北京：人民卫生出版社，2018.